CONTENIDOS

PRÓLOGO

La historia de las enfermedades infecciosas es la historia del hombre mismo. Desde el primer momento en que el ser humano se enfrenta al mundo, aparecen toda una serie de microorganismos (algunos no tan microscópicos) que tratan de vivir a sus expensas. Algunos lo hacen desde el prisma de colaboración y aportan a cambio algunos beneficios importantes. Otros, sin embargo, en su desarrollo producen daño al hombre causando la enfermedad infecciosa.

En algunos casos este daño se produce por una mayor virulencia del microorganismo; en otros por una situación inadecuada del mismo (la bacteria que en el intestino resulta beneficiosa, en sangre o en orina dará lugar a un proceso maligno). En otros casos, ese microorganismo que se había «adaptado» a la especie humana y que convivía pacíficamente con ella a través de una cordial relación por la que el sistema inmune del hombre impedía su excesiva multiplicación, encuentra un individuo con las defensas inmunes disminuidas y le ocasiona una enfermedad infecciosa que le lleva a la muerte.

La lucha del hombre contra estos agentes comenzó antes incluso de su descubrimiento. De forma empírica se conocieron algunos procedimientos para evitar la infección, así como para tratarla una vez aparecida. El hombre aprendió de los propios microorganismos la forma de defenderse de ellos; la bacteria a su vez puso en marcha mecanismos de evasión o de clara defensa frente a estos fármacos y la historia volvía a comenzar. Es evidente que en esta lucha el hombre ha ganado mucho terreno a la bacteria, pero conviene recordar que en una noche de cultivo bacteriano se consiguen múltiples generaciones de estos microorganismos, mientras que para una sola generación el hombre necesita aproximadamente treinta años. La bacteria puede permitirse múltiples equivocaciones y por azar o selección obtener una generación resistente al antimicrobiano; este no es el caso del hombre.

El diagnóstico de las enfermedades infecciosas es fundamental para un tratamiento específico y eficaz, así como para prevenir la extensión de la enfermedad. Las posibilidades diagnósticas han mejorado extraordinariamente y a través de cultivos, de técnicas rápidas, del estudio de la respuesta inmune o de otros procedimientos más sofisticados conseguimos llegar a un diagnóstico preciso. Sin embargo, nada es más importante que la sospecha diagnóstica del médico experto que sabe intuir la presencia del microorganismo por algunos signos y síntomas del enfermo y que permite encauzar apropiadamente las pruebas diagnósticas para su confirmación y un tratamiento precoz.

En este sentido, el agente infeccioso deja en muchas ocasiones para el observador experimentado una *huella* muy clara y precoz de su presencia. El aspecto externo del enfermo, el estudio de esas *huellas*, permite un «diagnóstico a primera vista» de gran utilidad para la evolución clínica del paciente.

El ATLAS DE ENFERMEDADES INFECCIOSAS que se presenta a continuación me causó un gran impacto desde el momento de su aparición en la primera edición. Resulta difícil imaginar una más completa recopilación de *huellas* que la que aquí se presenta. Debemos felicitarnos por la iniciativa de traducir esta obra al castellano que permitirá una mayor extensión. De este modo, los agentes serán reconocidos mejor y más precozmente y podremos defendernos con mayor eficacia.

Juan J. Picazo de la Garza
Catedrático de Microbiología Médica
Hospital Universitario San Carlos
Madrid

PREFACIO

En el siglo XX se han registrado enormes progresos en el conocimiento de las enfermedades infecciosas, pero siguen existiendo numerosos problemas. Algunas de las antiguas plagas han desaparecido con el flujo y reflujo natural de las infecciones y otras se han vencido gracias al creciente nivel de vida y a los grandes avances de la medicina preventiva. Sin embargo, la experiencia nos indica que no se ha logrado la victoria final sobre la infección, ya que al eliminar un problema aparece otro y el delicado equilibrio entre los microorganismos y el hombre permanece. Además, la velocidad de los viajes en avión es tal que las infecciones erradicadas en un punto pueden invadir desde tierras lejanas. Es imprescindible mantener una vigilancia constante, pero son pocos los estudiantes que tienen la posibilidad de estudiar las enfermedades infecciosas junto al lecho del enfermo y casi todos comienzan a ejercer su profesión con escasa preparación para reconocer siquiera las enfermedades más frecuentes, que formarán una parte muy importante de su práctica diaria.

Este atlas se propone ser, para el estudiante y el médico recién licenciado, una guía para el diagnóstico de los exantemas más comunes, y proporcionar al médico experimentado un conjunto de fotografías clínicas de otras enfermedades menos comunes, pero importantes. No es posible cubrir la totalidad del tema en un solo atlas, ya que muchos procesos son raros y otros no se prestan a la ilustración fotográfica. Se ha dado importancia a los aspectos clínicos de la enfermedad, pero ello no sería suficiente sin una breve descripción del microorganismo causal y de la patología más evidente. Los textos que acompañan a las ilustraciones son necesariamente breves, pero, si se leen uno tras otro, proporcionarán una información sencilla y coherente sobre cada enfermedad. Cuando el tamaño sea importante en una ilustración, el texto dará la oportuna información.

COMPONENTES DE LAS ERUPCIONES

Las erupciones son características importantes de numerosas enfermedades infecciosas y estados tóxicos o alérgicos. La erupción cutánea que aparece en el contexto de una enfermedad infecciosa se denomina exantema, y la correspondiente afectación de las membranas mucosas recibe el nombre de enantema. No siempre es posible hacer el diagnóstico exacto de un exantema tras un examen preliminar, de manera que, en caso necesario, se deberá posponer el juicio hasta que la erupción desarrolle por completo. La equivocación de atribuir a ésta una entidad independiente, en lugar de considerarla como un rasgo más del proceso infeccioso, ha sido la causa de numerosos errores. Conviene tener en cuenta que muchas enfermedades trasmisibles no van acompañadas de exantema.

El diagnóstico basado en la naturaleza de una erupción debe tener en cuenta distintos factores: duración del período prodrómico entre el comienzo de la infección y la aparición del exantema, el lugar en que éste se inicia, la distribución y densidad de las lesiones cutáneas y, por último, los elementos fundamentales de que se compone.

1 Componentes de las erupciones: mácula. Una mácula es un cambio de coloración circunscrito de la piel y que no sobresale de la superficie de piel que la rodea. Las máculas evolucionan con frecuencia a pápulas y muchas erupciones están compuestas por una combinación de ambas lesiones. Estas erupciones se denominan maculopapulosas.

2 Componentes de las erupciones: pápula. La pápula es una pequeña elevación nodular de la piel. Estas lesiones son habituales en la varicela.

3 Componentes de las erupciones: vesícula. Una vesícula es una pequeña ampolla que contiene líquido transparente. Las vesículas pueden estas irregularmente distribuidas por toda la superficie cutánea, como sucede en la varicela, o agruparse en racimos, como en el herpes zóster o el herpes simple.

4 Componentes de las erupciones: pústula. La pústula es una pequeña elevación de la superficie de la piel que contiene pus. Puede formarse directamente, como consecuencia de un proceso séptico local, o evolucionar a partir de una vesícula.

1

2

3

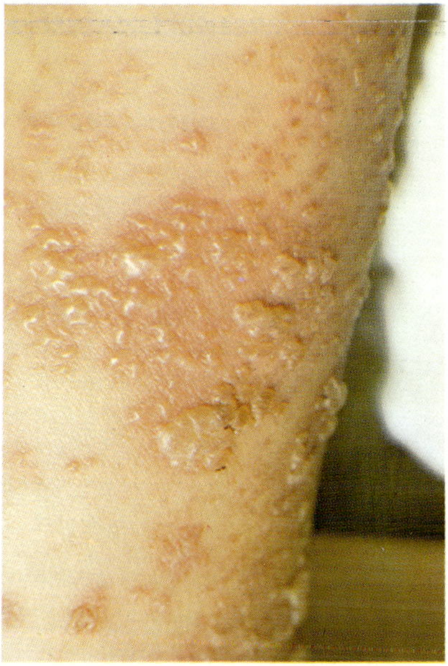

4

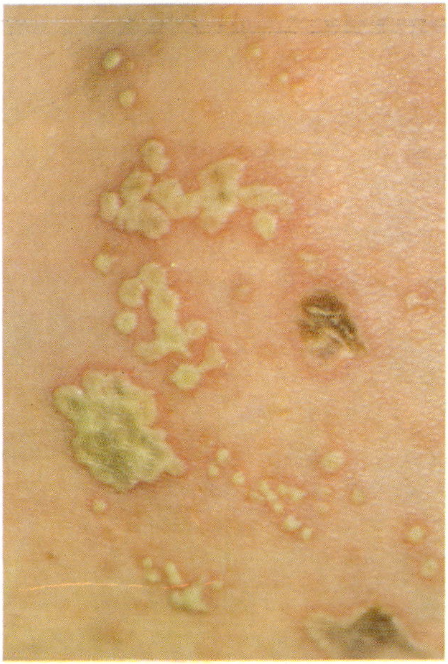

5 Componentes de las erupciones: costra. La costra es el depósito de exudado seco sobre la piel. Las costras son una característica prominente del impétigo y constituyen el estado evolutivo terminal de las erupciones vesiculosas.

6 Componentes de las erupciones: roncha. La roncha es una zona de edema localizada en la piel que produce un área elevada, blanca o rosada, rodeada de un halo de eritema. Las ronchas son de tamaño variable y nunca se rompen. Son características de las erupciones alérgicas y particularmente floridas en la enfermedad del suero.

7 Componentes de las erupciones: eritema. El eritema es el enrojecimiento difuso o localizado de la piel. Su carácter varía considerablemente en las distintas enfermedades. La placa eritematosa con centro claro y bordes de color rojo intenso se denomina circinada. El eritema marginado presenta bordes irregulares. Los eritemas palidecen al ejercer presión sobre ellos.

8 Componentes de las erupciones: petequias y equimosis. Las erupciones purpúricas están compuestas por petequias y equimosis. Una petequia es una pequeña hemorragia situada bajo la epidermis, mientras que la equimosis es un área hemorrágica mayor. En las enfermedades infecciosas, estas lesiones pueden preceder a la erupción específica o desarrollarse durante la evolución del exantema. Cuando un eritema es muy intenso, puede producirse escape de los eritrocitos de los vasos capitales, causando la pigmentación o tinción de la piel, aunque no exista hemorragia focal.

5

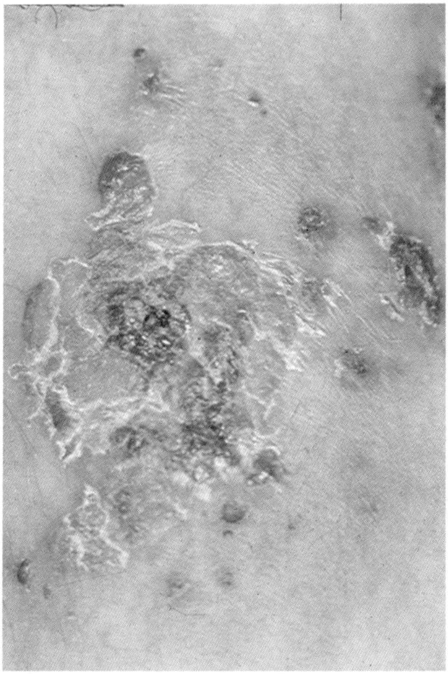

6

7

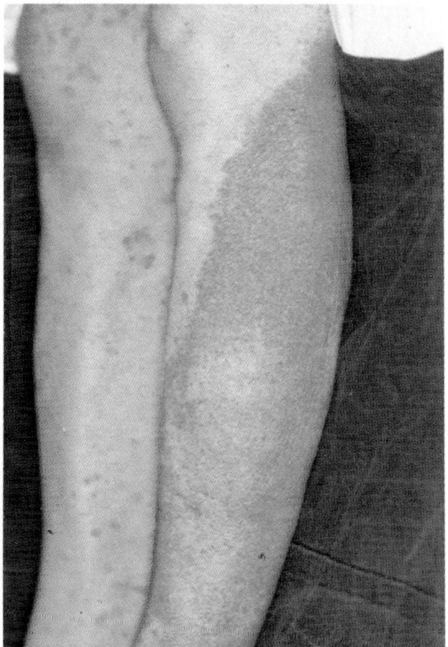

8

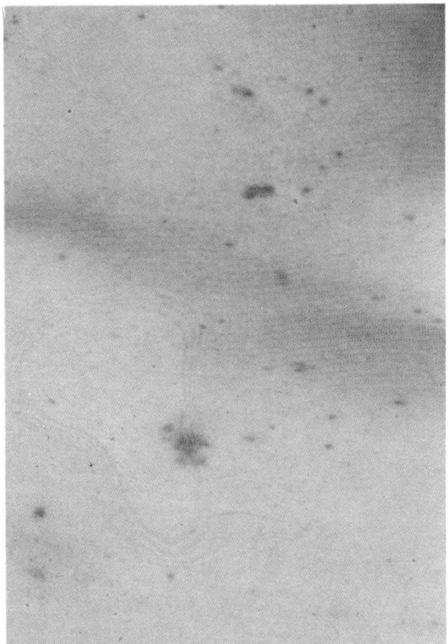

INFECCIONES BACTERIANAS Y MICÓTICAS

Infección estreptocócica

Streptococcus pyogenes es la causa de numerosas enfermedades en el hombre y en los animales. El origen de la infección humana puede ser un portador o un paciente que padezca la enfermedad, sobre todo si ésta se localiza en las vías respiratorias altas. La infección tiende a propagarse por los niños, más que por los adultos. Los portadores convalecientes son más contagiosos que los crónicos. Los portadores nasales son más frecuentes que los faríngeos, pero estos últimos expelen mayores cantidades de microorganismos y son, por tanto, más peligrosos.

La infección suele diseminarse a través de gotitas de secreciones expelidas de las vías respiratorias al estornudar, toser, etc., aunque los microorganismos también pueden transmitirse de forma indirecta por el polvo o los fomites. A partir de la leche contaminada se pueden producir brotes epidémicos de amigdalitis o escarlatina.

La evolución de la infección estreptocócica depende de la virulencia del germen y de la resistencia del huésped. Si la inmunidad antibacteriana es alta, el estreptococo fracasará en su intento de colonización o quedará confinado a la superficie de la mucosa o a la piel; si la resistencia es baja o el estreptococo muy virulento, la invasión de la superficie causará amigdalitis o impétigo y la de regiones más profundas dará lugar a linfadenitis o septicemia. En presencia de grandes cantidades de toxina eritrogénica y cuando la inmunidad antitóxica es también baja, aparece la escarlatina.

Casi todas las infecciones humanas se deben a *Streptococcus pyogenes*, un microorganismo asociado a enfermedades tan distintas como la amigdalitis, la escarlatina, las erisipelas o el impétigo. La sensibilización frente al germen produce fiebre reumática aguda o glomerulonefritis aguda. Otro microorganismo, *Streptococcus viridans*, es causa importante de endocarditis bacteriana, mientras que los estreptococos anaerobios desempeñan un papel importante en las sepsis quirúrgica y puerperal.

Microorganismo

9 Extensión de pus con presencia de estreptococos (tinción de Gram). Los estreptococos son células esféricas u ovaladas grampositivas que miden de 0,5 a 0,75 μm de diámetro y se agrupan en parejas o cadenas de longitud variable. No son móviles ni forman esporas. En los cultivos recientes pueden observarse cápsulas, pero nunca de forma prominente; casi todos son aerobios o anaerobios facultativos, pero algunos son anaerobios o microaerofílicos.

10 Cultivo en agar-sangre mostrando la hemólisis β. Algunos estreptococos aerobios producen una hemolisina soluble que induce la formación de una zona clara de hemólisis en el agar-sangre reciente. Este fenómeno se denomina hemólisis β. Los estreptococos β-hemolíticos se clasifican según el sistema Lancefield por el antígeno carbohidrato C presente en ellos. Hay 15 grupos Lancefield y los estreptococos β-hemolíticos del grupo A de Lancefield se denominan también *Streptococcus pyogenes.* Las colonias miden menos de 1 mm de diámetro y están rodeadas por una zona clara, incolora, en cuyo interior los eritrocitos se han lisado por completo. Esta hemólisis es más llamativa cuando *Streptococcus pyogenes* se cultiva en anaerobiosis, mientras que a veces falta en los cultivos aerobios. Pueden producirse también varias exotoxinas, como hemolisina, fibrinolisina, hialuronidasa y toxina eritrogénica.

Infecciones superficiales

Infección estreptocócica de las vías respiratorias altas

11 Aspecto de los labios y la boca en la amigdalitis estreptocócica. La infección estreptocócica de la garganta suele ir acompañada de cambios en el aspecto de los labios, que se tornan vidriados y adquieren un color rojo cereza, apareciendo grietas húmedas en las comisuras.

12 Linfadenitis cervical. La infección puede propagarse desde las amígdalas a los ganglios linfáticos cervicales, produciendo una linfadenitis purulenta. En niños pequeños, la tumefacción del cuello suele ser muy superior al grado de inflamación faríngea y el cuadro se confunde con el de las paperas; sin embargo, la exploración meticulosa revela que la tumefacción es caudal con respecto a las glándulas salivales.

9

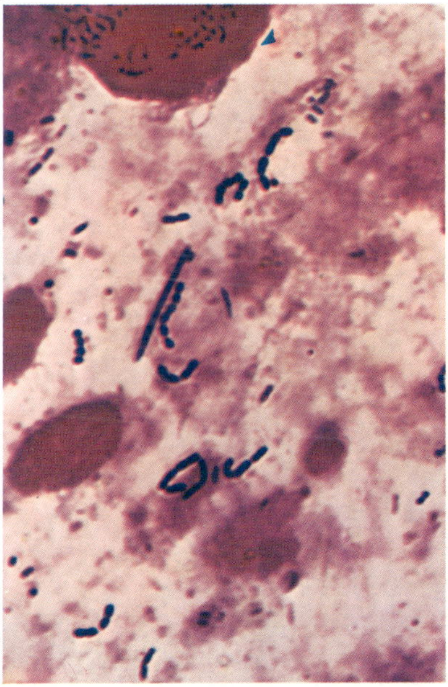

10

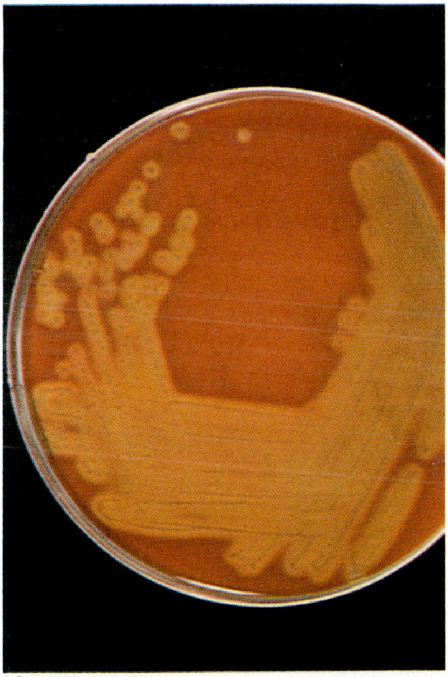

11

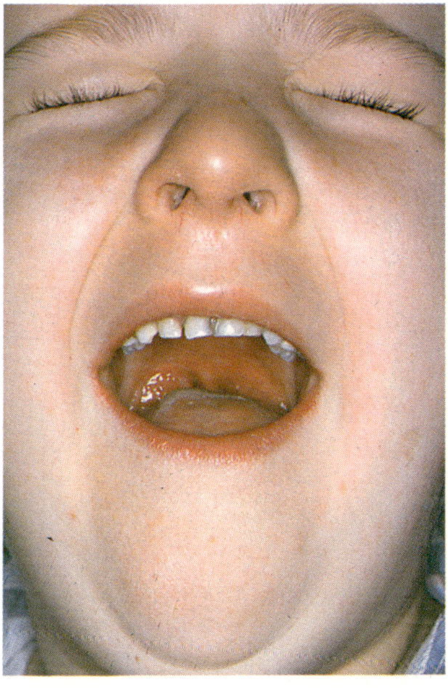

12

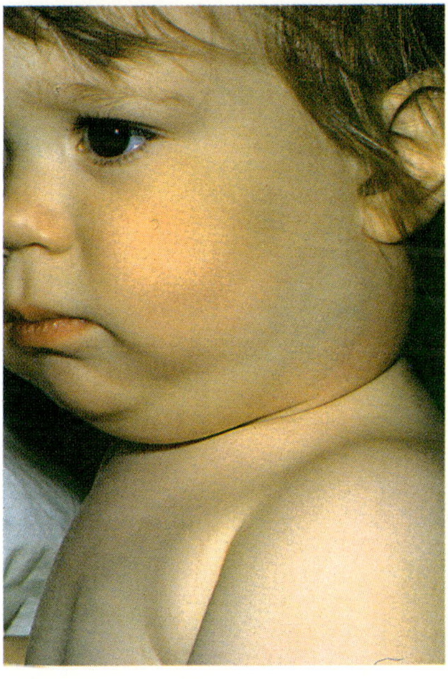

13 Inflamación de las amígdalas sin exudado. Sin pruebas analíticas, es difícil saber con certeza cuál es la etiología de una amigdalitis leve. Las infecciones víricas y estreptocócicas dan un aspecto similar a la garganta. El eritema y la congestión se extienden por el arco del paladar blando hasta la úvula edematosa.

14 Inflamación de las amígdalas con exudado. Cuando el ataque es más grave, aumenta la congestión del paladar y aparecen placas de exudado, blancas o amarillentas, en la superficie de las amígdalas. La deglución se vuelve dolorosa.

13

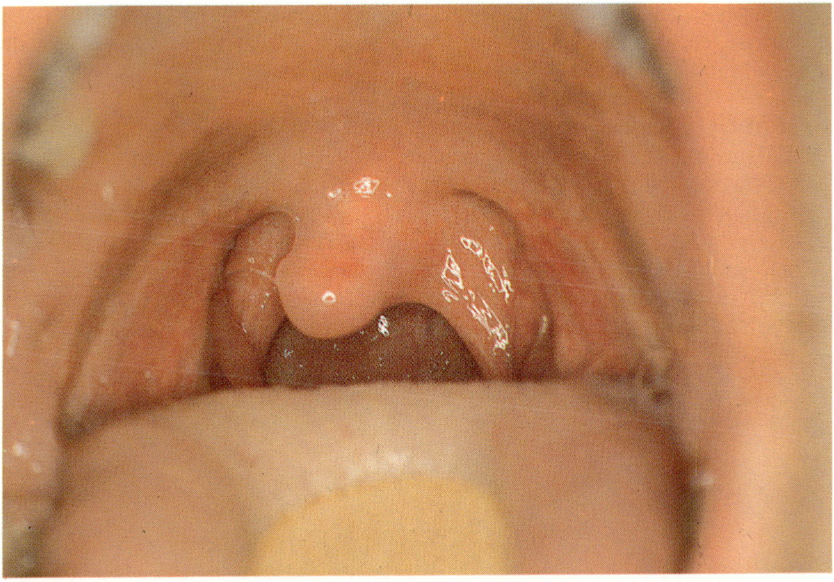

14

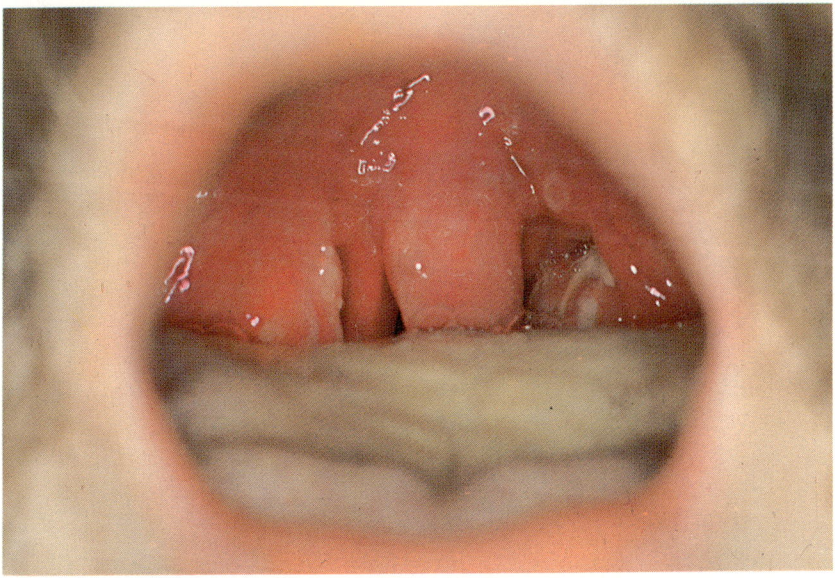

15 Amigdalitis folicular. El grado de congestión varía considerablemente y puede aparecer un exudado folicular en las amígdalas, con mínima reacción de los tejidos vecinos.

16 Absceso periamigdalar. Cuando el estreptococo se propaga desde las amígdalas a los tejidos blandos adyacentes, el grado de congestión y edema aumenta rápidamente y suele aparecer supuración. El paciente tiene grandes dificultades para abrir la boca, sufre un dolor extraordinario al tragar y la voz adquiere una tonalidad nasal. La pared anterior del paladar se desplaza hacia adelante y la úvula se desvía hacia el lado opuesto. El pus formado busca camino hacia el exterior, donde se observa como una zona puntiaguda amarilla que termina por abrirse.

15

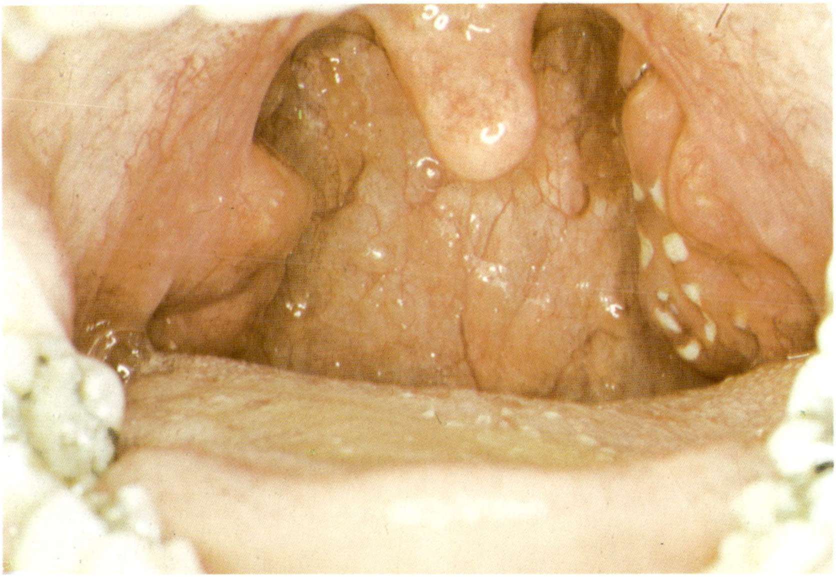

16

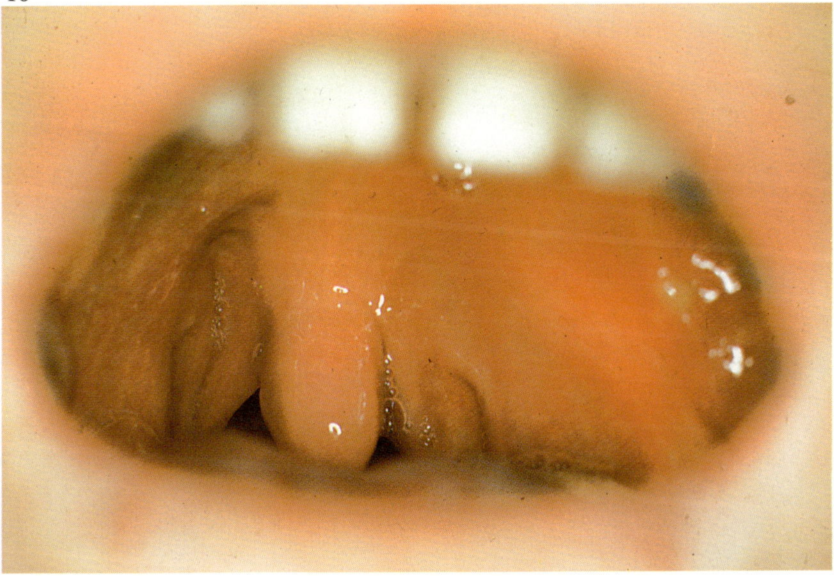

17 Angina de Ludwig: visión frontal. La angina de Ludwig es el nombre que suele recibir la celulitis grave de la región de la glándula submaxilar. Suele deberse a la infección de los planos de tejido conectivo a partir de un ganglio linfático purulento secundario, a su vez, a una amigdalitis o a una infección dental. El patógeno habitual es el estreptococo, aunque a veces se encuentra en infecciones mixtas con anaerobios.

18 Angina de Ludwig: visión lateral.

19 Angina de Ludwig: suelo de la boca. El edema inflamatorio distorsiona el suelo de la boca y dificulta la deglución. Puede aparecer un edema repentino de la glotis con una peligrosa obstrucción respiratoria.

17

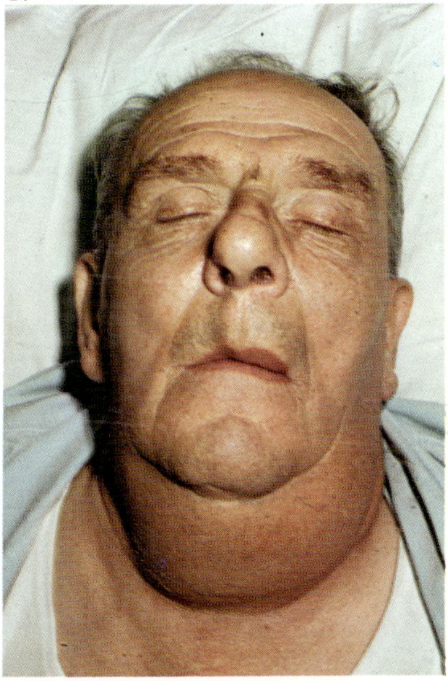

18

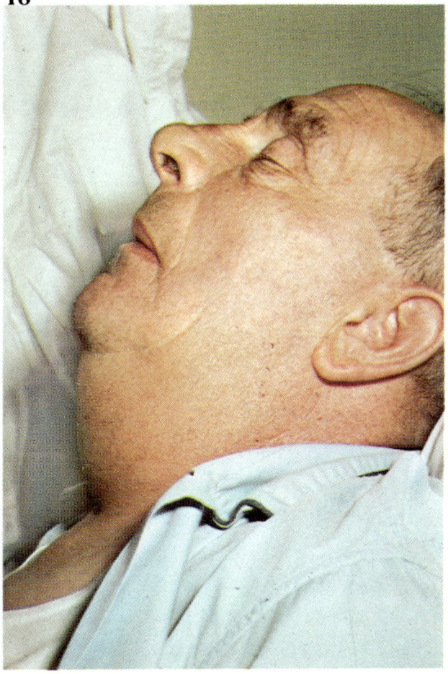

19

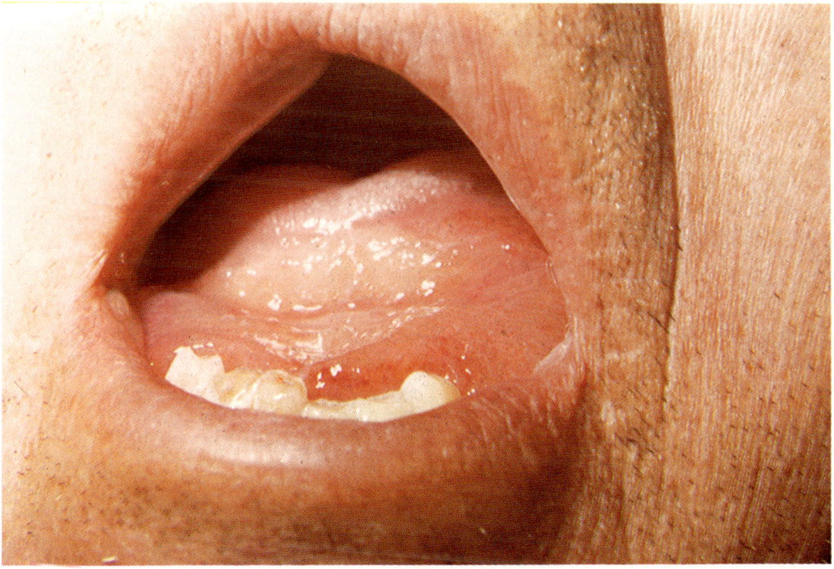

Escarlatina

20 Palidez circumoral y erupción en el tronco. La escarlatina se debe a una cepa eritrogénica de estreptococos que han invadido a un huésped susceptible. La puerta de entrada suele ser la garganta, pero el cuadro puede aparecer también tras la infección de una herida, una quemadura u otra lesión dérmica, como las vesículas de la varicela. Este tipo suele denominarse «escarlatina quirúrgica», en tanto que la infección del aparato genital da lugar a la llamada «escarlatina puerperal».

El comienzo de la escarlatina es súbito, con reacción febril aguda, dolor de garganta y vómitos. En los ataques leves pueden faltar estos últimos y algunos niños no manifiestan dolor de garganta. Entre 24 y 36 horas más tarde aparece el exantema, que se desarrolla de arriba abajo. Aparece una congestión brillante de las mejillas y la barbilla, contrastando vivamente con la palidez que rodea la boca. En el resto del cuerpo se observa un fondo eritematoso de intensidad variable con diminutos puntos rojos sobreimpresos. Este eritema puntiforme destaca sobre todo en el cuello y en la parte superior del tórax. En la parte más distal de las extremidades, la erupción puede dar lugar a máculas discretas. La palidez circumoral aparece en otros muchos procesos, especialmente en la neumonía lobar.

20

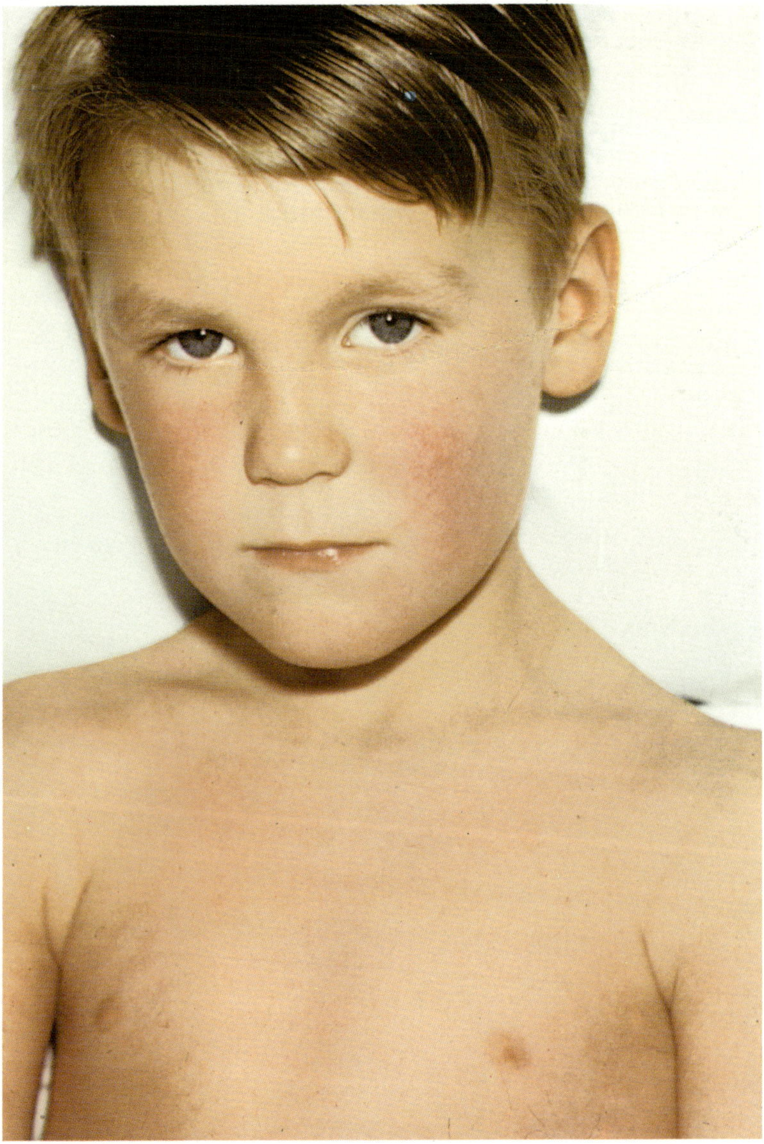

21 Eritema puntiforme del tronco. La erupción eritematosa puntiforme predomina en el cuello y parte superior del tórax, con un aspecto que recuerda a una «carne de gallina» enrojecida.

22 Erupción en los muslos. La erupción de los miembros es parcheada y puede dar lugar a máculas discretas en las partes más distales. A veces, no resulta fácil de diferenciar de la erupción de la rubeola, si bien el aspecto característico de la boca y la garganta suelen indicar el diagnóstico (véase **364**).

21

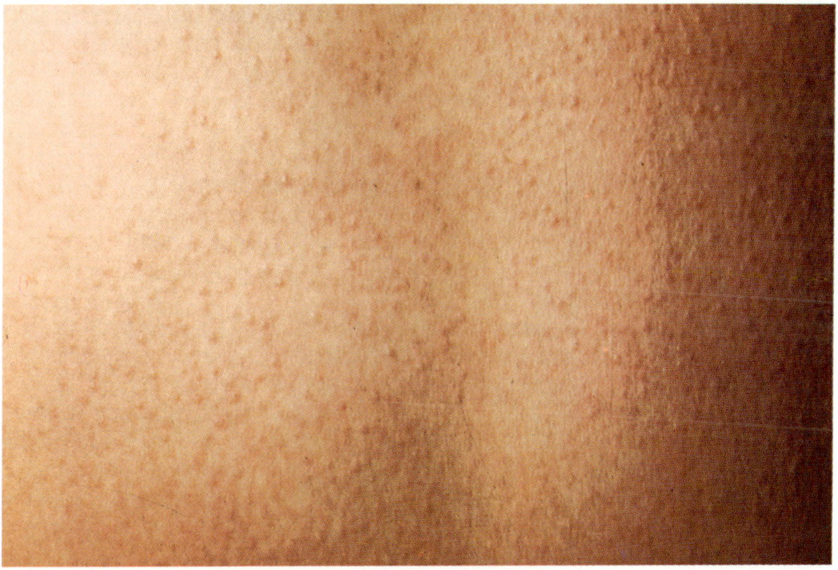

22

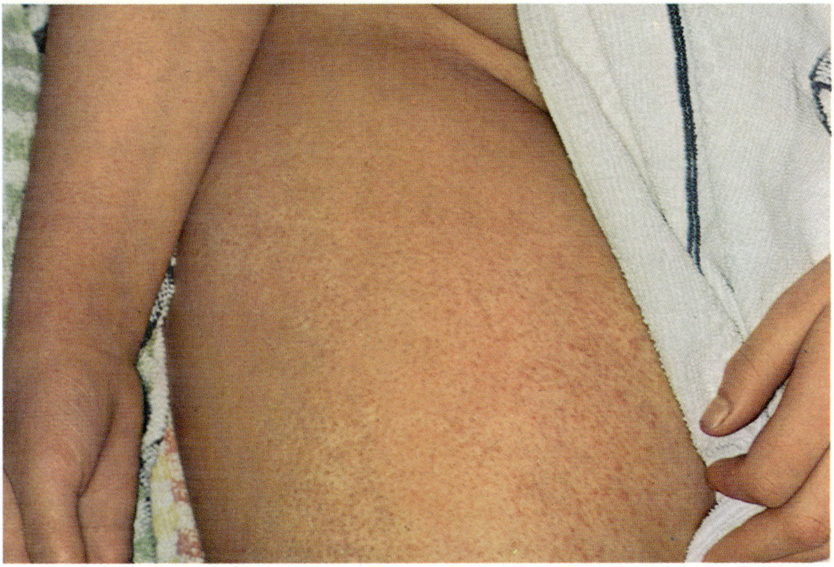

23 «Escarlatina quirúrgica» a partir de una herida infectada. La absorción de toxina toxigénica a partir de una herida o una lesión cutánea infectadas produce escarlatina en la persona susceptible. Aparece el típico exantema, aunque el microorganismo permanezca confinado a la lesión de la piel (véase también escarlatina en la varicela: **223** y **224**).

24 Signo de Pastia. Si la erupción es intensa, pueden aparecer petequias en la fosa antecubital. La pigmentación persiste una vez desaparecido el eritema y recibe el nombre de signo de Pastia. Su interés es fundamentalmente histórico.

25 Descamación de las manos. Unos cuatro o cinco días después del comienzo de la erupción, la piel empieza a descamarse. Aparecen pequeñas placas descamativas en el cuello y el tórax, que se extienden en sentido descendente a las manos y a los pies hacia el final de la segunda semana. Aunque la descamación es variable, suele ser más marcada en los casos de eritema intenso. Una vez desaparecida la erupción, la descamación resulta una útil clave diagnóstica, aunque no es patognomónica de la escarlatina. Se inicia con un diminuto ojal central, rodeado de un pequeño collarete de epidermis que se separa para formar escamas.

26 Descamación de las manos. Hacia el final de la segunda semana, la piel que rodea los lechos ungueales se separa y la gruesa epidermis de las manos y los pies se desprende en grandes capas.

23

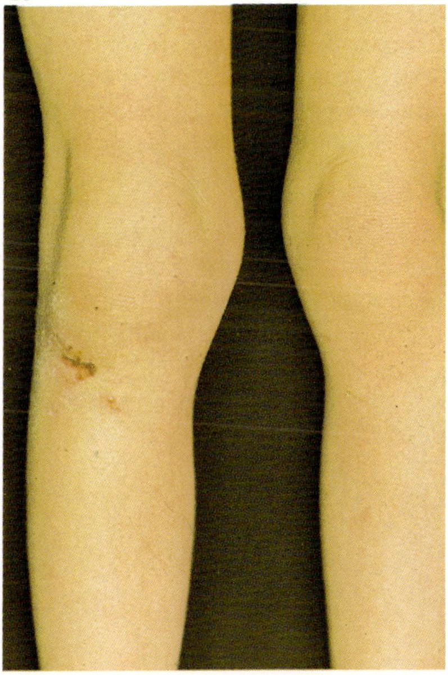

24

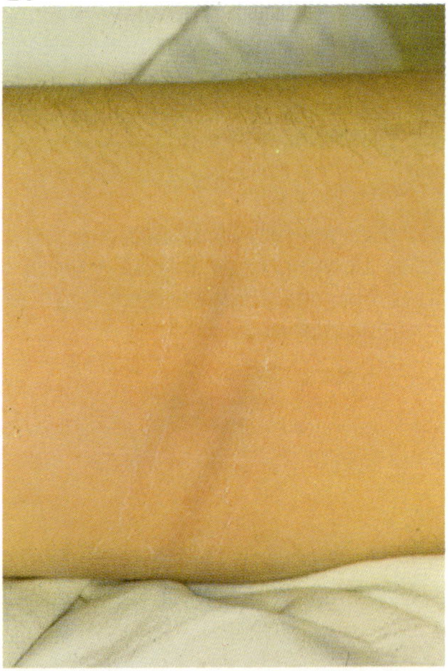

25

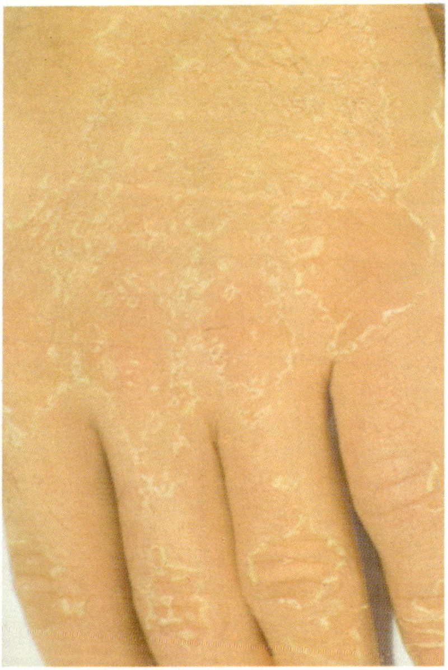

26

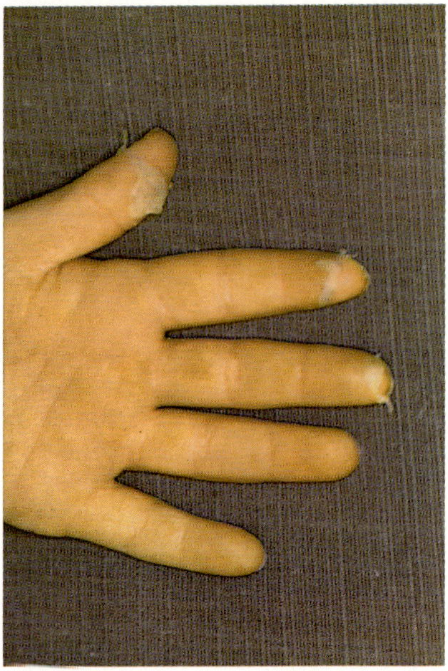

27 Lengua aframbuesada blanca. Durante los días primero y segundo, la lengua está cubierta por una espesa capa blanca de la que protruyen las papilas, rojas y aumentadas de tamaño. El paladar está salpicado de máculas rojo oscuro y, ocasionalmente, muestra algunas petequias. El paladar presenta tumefacción y un color intensamente rojo; puede haber placas de exudado blanco en las amígdalas.

28 Lengua aframbuesada roja. Al cabo de algunos días, la capa blanquecina se desprende de la punta y los bordes de la lengua, que pasa a la fase aframbuesada roja. La ilustración muestra la superficie roja, vidriada, y las prominentes papilas de la lengua, junto con los restos de la capa blanca inicial.

27

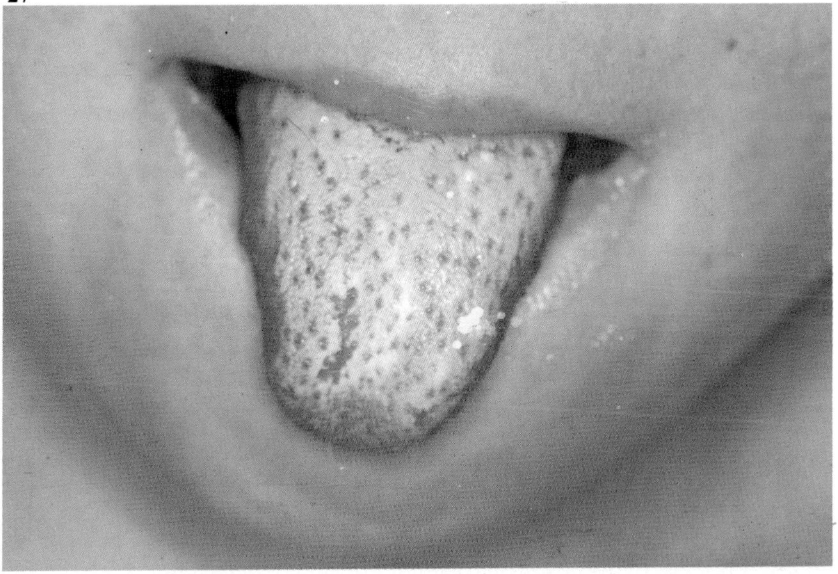

28

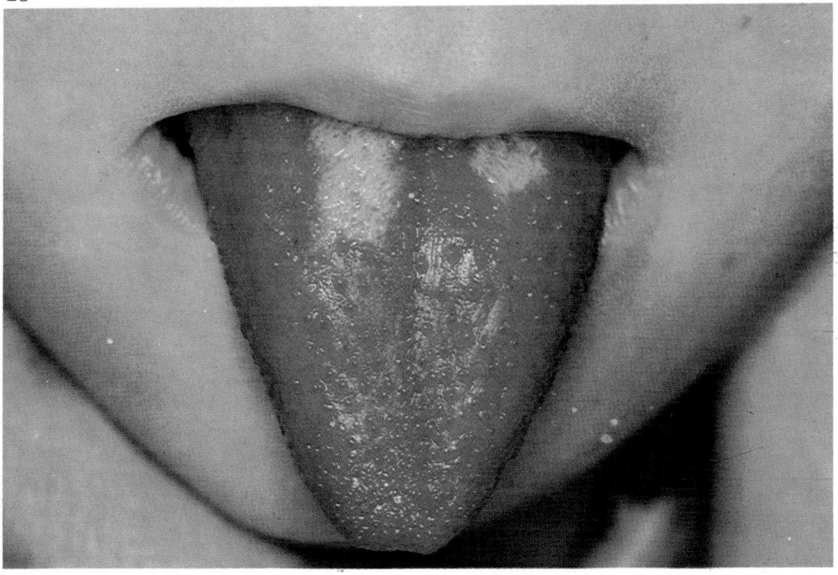

Erisipelas

29 Erupción facial en alas de mariposa. Las erisipelas suelen ir precedidas por infecciones respiratorias altas y son más frecuentes en personas de edad madura que ya tienen cambios degenerativos de la piel, ya que éstos facilitan la penetración del estreptococo. Aparecen en la cara o en las piernas y parece probable que la infección se disemine a través de los dedos del paciente hacia las «áreas de rascado» del cuerpo. El estreptococo suele penetrar a través de una rotura invisible de la piel y se propaga en dirección centrífuga desde la puerta de entrada a través de los linfáticos. La infección puede quedar limitada a la piel o extenderse a los tejidos subcutáneos. En ocasiones, el microorganismo invade a través de una herida quirúrgica, una úlcera de la pierna o el muñón umbilical de un recién nacido.

Tras un corto período de incubación, inferior a una semana, la enfermedad se manifiesta bruscamente con síntomas generales. Al cabo de algunas horas, aparece una desagradable sensación de constricción y ardor en la zona de la invasión, seguida rápidamente por una placa de eritema que se extiende hacia los márgenes. El extremo en expansión muestra bordes muy bien delimitados, elevados y palpables. En la zona eritematosa central pueden formarse ampollas que se rompen, dejando áreas denudadas húmedas.

Las erisipelas de la cara suelen comenzar en una mejilla y estenderse hacia la otra a través del puente de la nariz, dando el característico aspecto en alas de mariposa, aunque a veces permanecen confinadas en un solo lado.

29

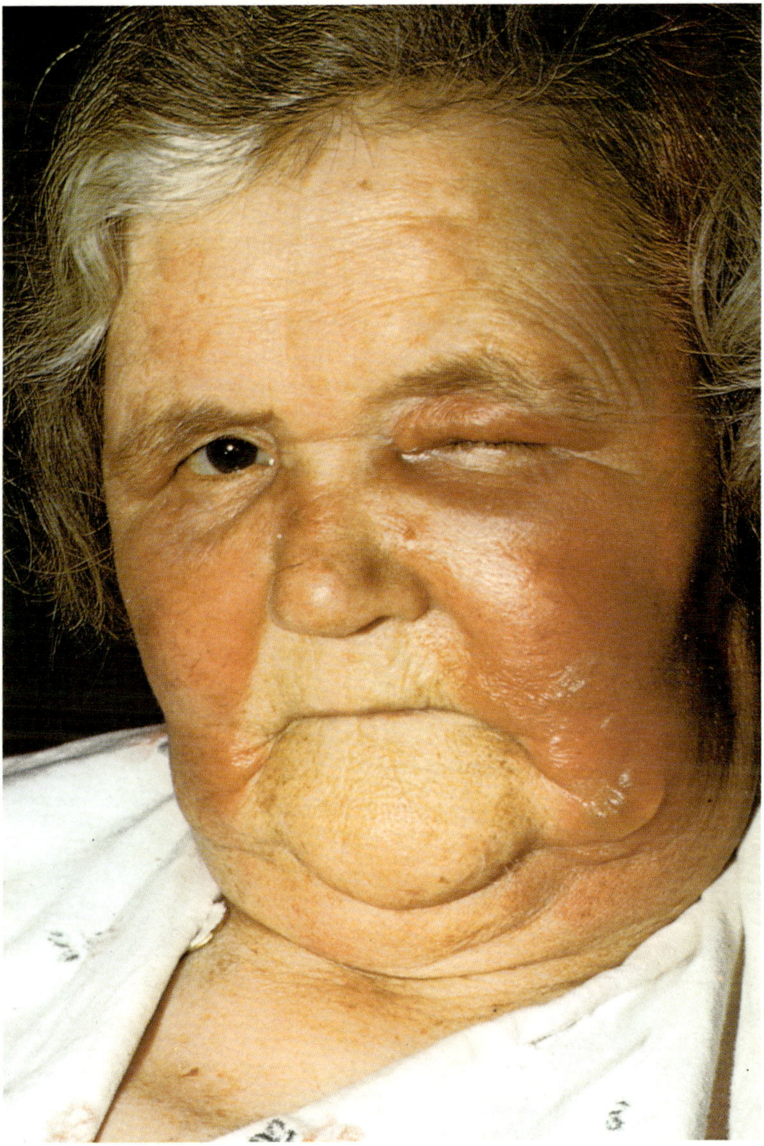

30 Erisipela de la cara: fase aguda. Durante la fase aguda, puede aparecer tumefacción de los párpados, a veces tan hinchados que impiden abrir los ojos, con secreción purulenta en la raíz de las pestañas. Se confunde a menudo con el herpes oftálmico, pero la distribución hemicraneal de este último permite evitar los errores diagnósticos (véase **239**).

31 Erisipela de la cara: convalecencia. Una vez desaparecida la infección y cuando la inflamación cede, quedan pigmentación y descamación en el área afectada. Durante meses, la exposición a vientos fríos o a la luz solar fuerte puede causar eritema local.

32 Erisipela de las piernas: fase aguda. La infección puede propagarse hacia los tejidos subcutáneos y producir una erisipelocelulitis. Es frecuente el desarrollo de ampollas, que se abren y exudan un líquido seropurulento. A veces aparece necrosis.

33 Erisipela de las piernas: convalecencia. Sus características más importantes son la pigmentación y la descamación. La lesión de los vasos linfáticos puede obstruir el flujo de linfa y causar un edema persistente, que predispone al paciente a sufrir nuevos ataques.

30

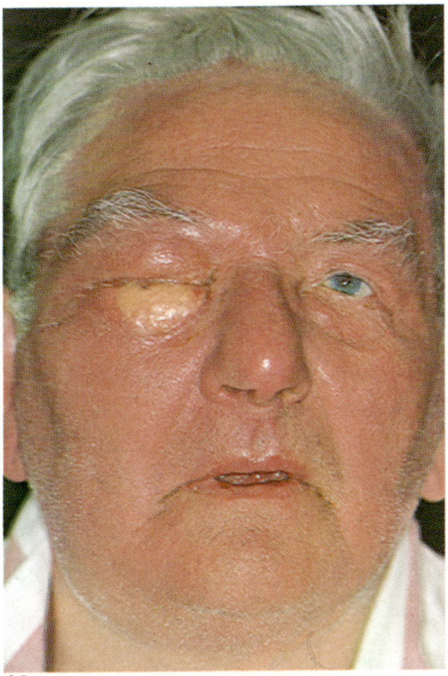

31

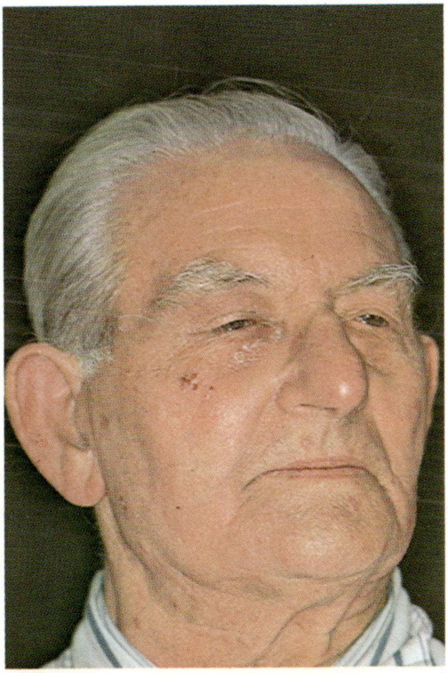

32

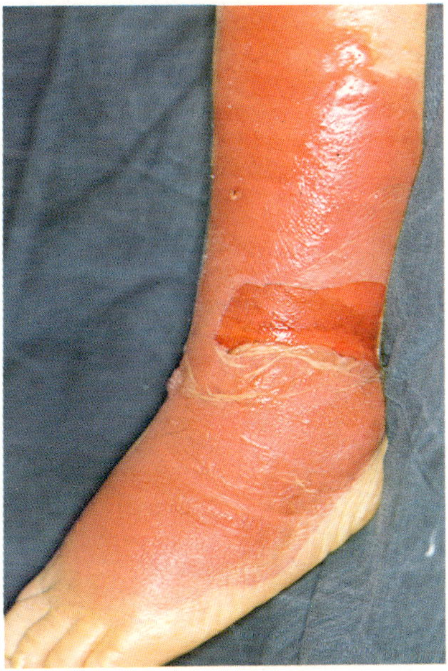

33

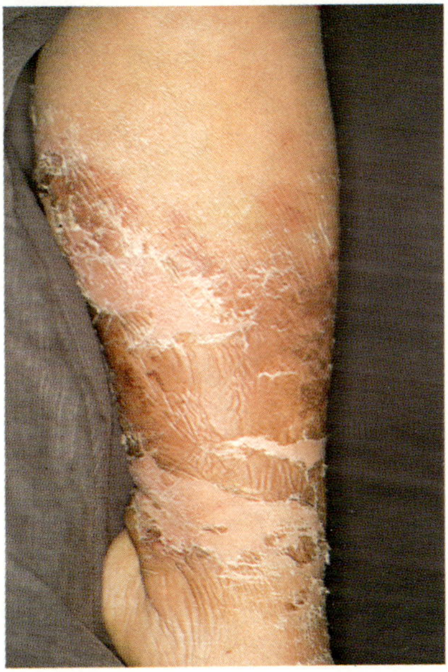

Impétigo

34 Impétigo contagioso de la cara. El impétigo es una infección superficial de la piel muy contagiosa, que puede ser causada por estreptococos o por estafilococos. Se desarrolla sobre una piel aparentemente normal o sobre una lesión cutánea subyacente, como pediculosis, sarna, eccema o micosis aguda. Suele comenzar en la cara, rodeando la boca y la nariz, y se extiende con alarmante rapidez a otras regiones. En el impétigo estreptocócico, el exudado se seca, formando una gruesa costra de color amarillo dorado. (Comparar con el impétigo estafilocócico: **52** a **54**.)

35 Impétigo contagioso de la pierna. La gruesa costra protege al microorganismo frente a la aplicación tópica de medicamentos. Las infecciones cutáneas por cepas nefritogénicas pueden causar brotes de nefritis aguda.

Invasión de los tejidos profundos

Celulitis

36 Celulitis. Cuando el estreptococo atraviesa la barrera de la piel o de alguna mucosa, puede causar una reacción local de celulitis o propagarse por la sangre, produciendo septicemia. La zona de inflamación es menos delimitada en la celulitis que en las erisipelas y la supuración es más frecuente.

34

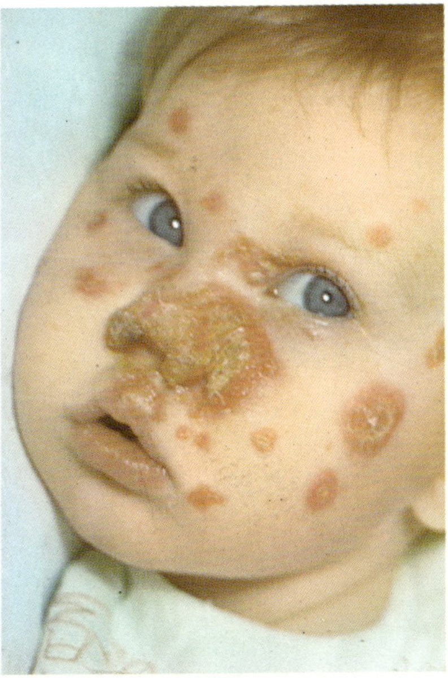

35

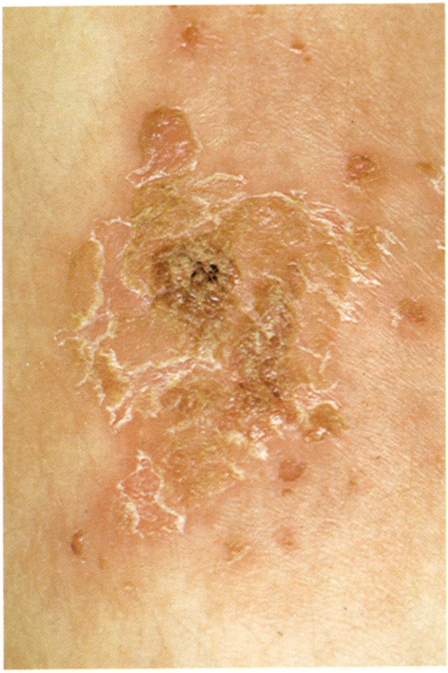

36

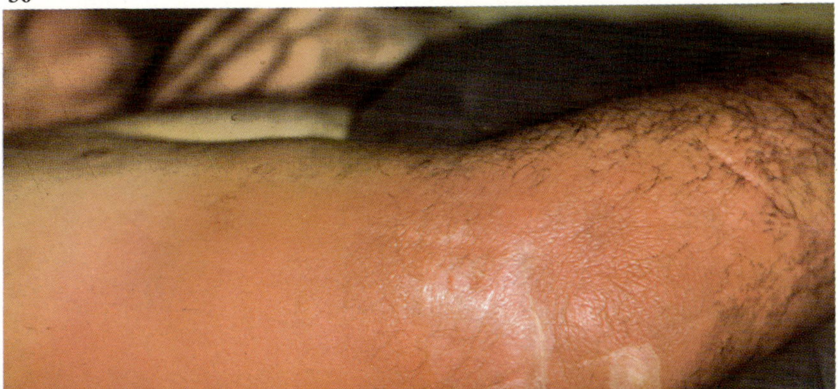

Septicemia

37 **Septicemia.** La invasión por *Streptococcus pyogenes* del torrente sanguíneo produce lesiones secundarias, con hemorragia y celulitis focal. La lesión local queda eclipsada por las manifestaciones generales.

38 **Absceso cerebral.** Los estreptococos de baja virulencia y que penetran en la sangre en escaso número producen pocas alteraciones generales, pero pueden alojarse en cualquier órgano, por ejemplo el cerebro, causando lesiones locales y abscesos. Estos estreptococos suelen ser microaerofílicos o anaerobios. El proceso puede permanecer silente durante mucho tiempo antes de desarrollar síntomas clínicos.

37

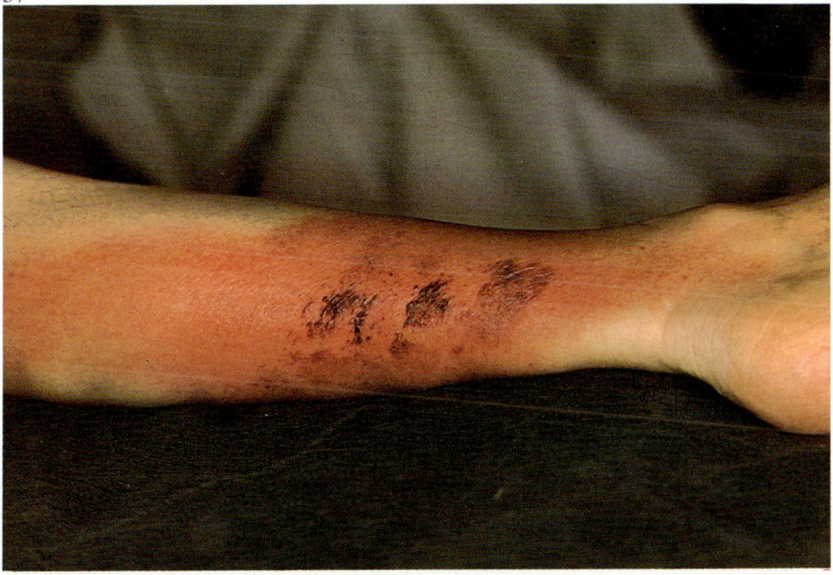

38

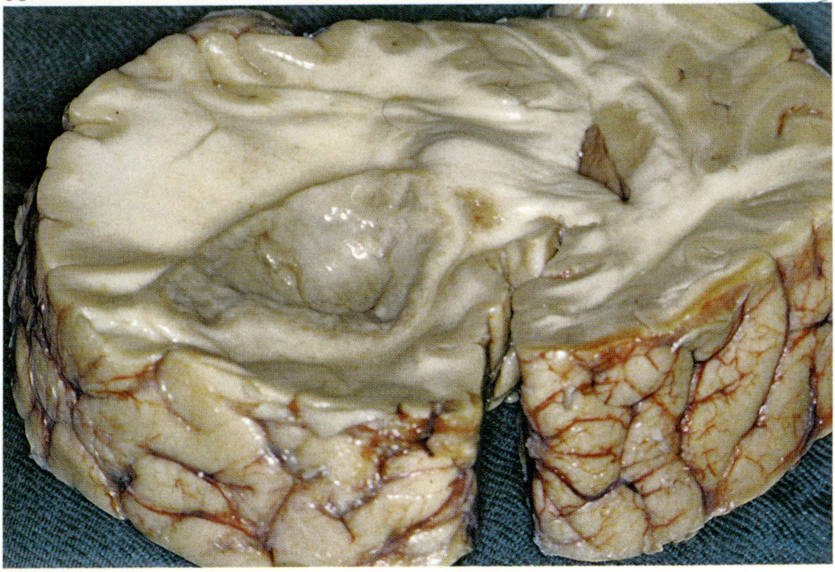

39 Endocarditis bacteriana subaguda. Muchas infecciones estreptocócicas se deben a cepas β-hemolíticas, pero algunas enfermedades graves pueden ser causadas por otros estreptococos. Los estreptococos viridans, frecuentes en la boca, pueden acceder a través de los dientes o las encías al torrente sanguíneo y producir endocarditis, sobre todo si existe una válvula cardíaca defectuosa. La enfermedad se manifiesta como una fiebre de origen desconocido, que sólo puede ser diagnosticada con seguridad, en vida, cuando se encuentran hemocultivos positivos.

Las vegetaciones formadas en las válvulas cardíacas son más grandes, más blandas y tienden a deshacerse con mayor facilidad que las de fiebre reumática. Suelen distribuirse por la superficie endocárdica, donde producen menos lesiones destructivas que la endocarditis bacteriana aguda. Las embolias son frecuentes, pero los infartos no supuran. La flecha indica una vegetación.

40 Endocarditis bacteriana subaguda: imagen histológica de una válvula cardíaca. La vegetación tiene tres capas. La más externa muestra un aspecto eosinófilo granular y está formada por plaquetas en una matriz de fibrina. Los estreptococos ocupan la zona media y la base está formada por la valva inflamada. La capa externa emite numerosos émbolos pequeños, característicos de la endocarditis bacteriana subaguda. (A = miocardio, B = valva, C = capa externa.)

41 Endocarditis bacteriana subaguda: hemorragias en astilla. Los pequeños émbolos procedentes de la capa externa de la vegetación rara vez contienen gérmenes, y, por tanto, producen infartos blancos.

Una elevada proporción acaban alojados en los riñones y en el encéfalo, pero algunos lo hacen bajo las uñas de los dedos, donde dan lugar a hemorragias lineales.

39

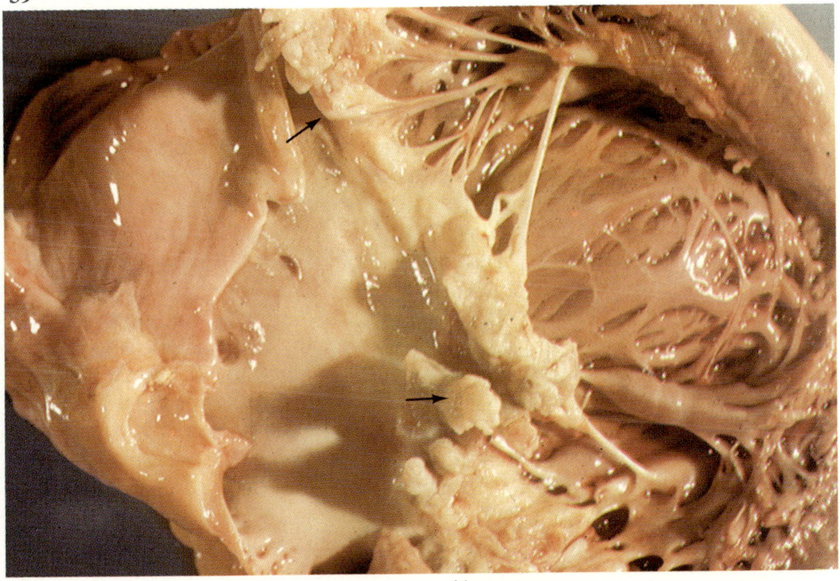

40

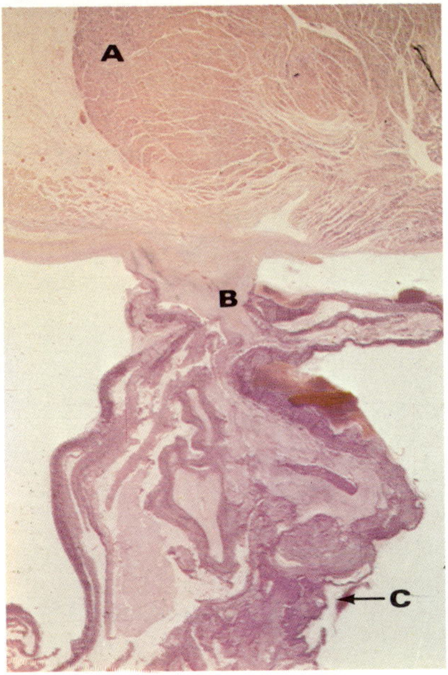

41

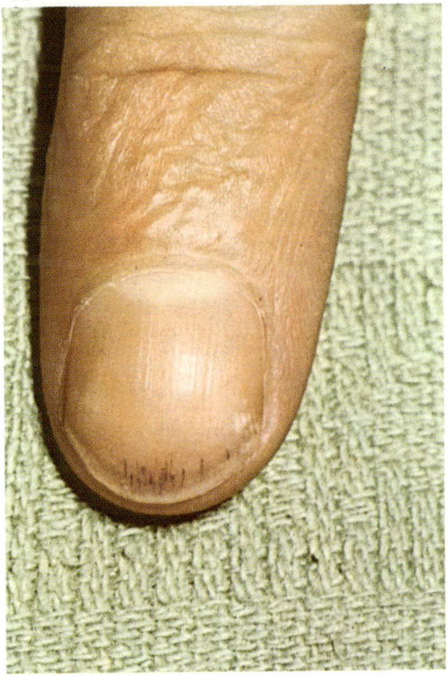

Reacciones de sensibilización frente a estreptococos

42 Eritema nodoso: distribución de la erupción. La erupción del eritema nodoso consiste en nódulos dolorosos de un diámetro de 1 a 5 cm. Esta erupción aparece sobre todo en la cara anterior de las piernas, aunque también puede hacerlo en la cara y en los brazos. Afecta sobre todo a adultos jóvenes y puede ser consecuencia de la sensibilización frente a varios agentes, entre ellos los estreptococos β-hemolíticos. La alteración general es variable, pero suele aparecer fiebre y puede haber adenopatías.

43 Eritema nodoso: erupción en las piernas. Los nódulos son rojos y dolorosos durante el estadio agudo, pero, a medida que la erupción cede, la coloración pasa por todos los tonos que se observan en la evolución de los cardenales. Los nódulos nunca se ulceran y no producen cicatrices residuales.

44 Eritema marginado. El eritema marginado, también conocido como eritema reumático, es un eritema circinado secundario a la sensibilización al estreptococo. Esta fluctuante erupción aparece sobre todo en niños y afecta fundamentalmente al tronco; a veces se asocia a una fiebre reumática subaguda.

42

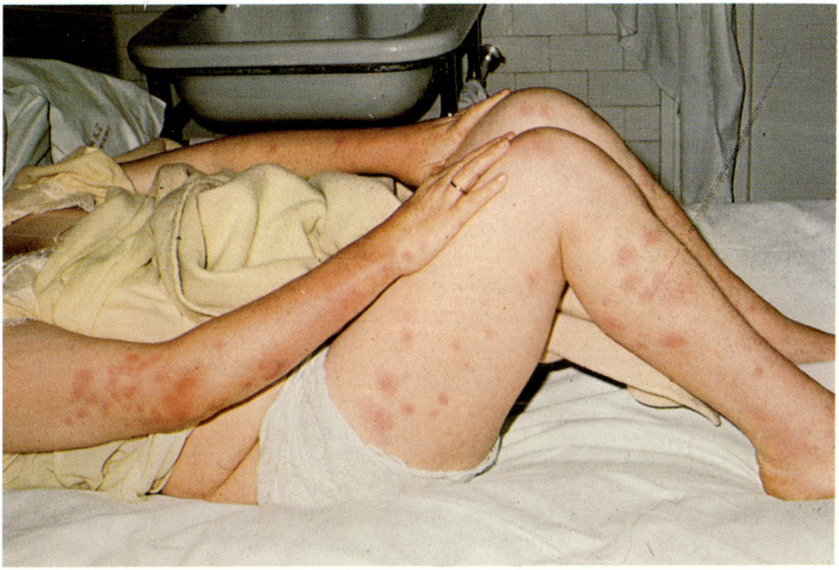

43

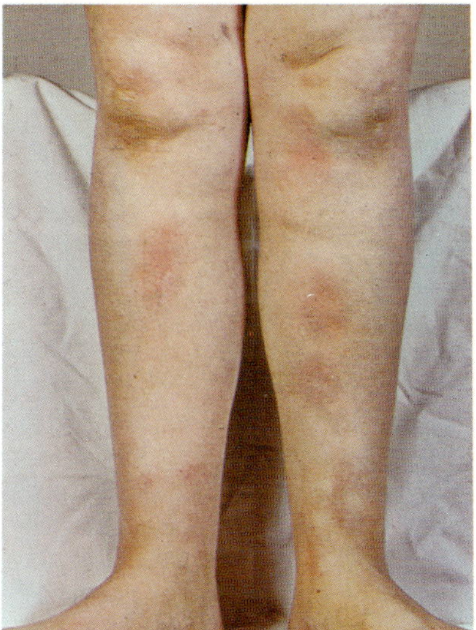

44

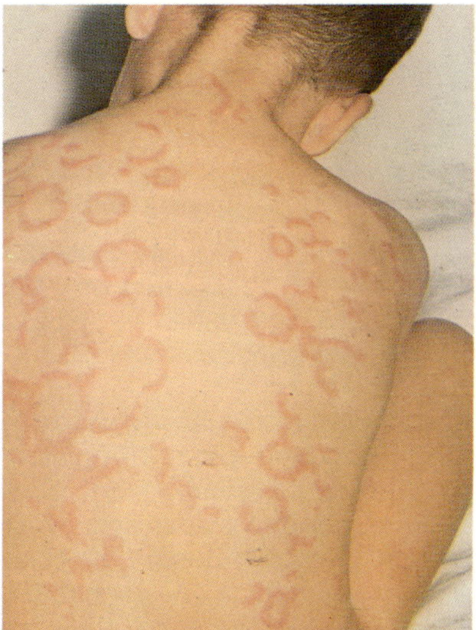

Infección estafilocócica

Los estafilococos son gérmenes ampliamente distribuidos. Muchos son saprofitos y pueden cultivarse a partir del agua y el suelo; otros son parásitos y pueden encontrarse como patógenos o comensales en los seres humanos o en los animales. Recién aislados, la mayoría de los estafilococos patógenos producen un pigmento dorado, por lo que pertenecen a especies de *Staphylococcus aureus*. La producción de pigmento no es una indicación infalible de su patogenicidad, ya que algunos de los estafilococos patógenos crecen en colonias blancas o cremosas. Las capas patógenas pueden identificarse por su capacidad para coagular el plasma sanguíneo.

Staphylococcus aureus puede encontrarse en la superficie corporal del 30 al 40% de las personas sanas. Los lugares de mayor colonización son el vestíbulo nasal, el perineo o las ingles, las axilas y el ombligo. Las personas con alteraciones cutáneas y piel seca y escamosa tienden a portar mayor número de microorganismos. La invasión de la piel puede producir un impétigo o forúnculos, mientras que la afectación de tejidos más profundos puede provocar celulitis o neumonía. La invasión del torrente sanguíneo es una grave complicación que da lugar a septicemia y abscesos metastásicos. Algunas cepas producen una enterotoxina responsable de epidemias de intoxicación alimenticia. Determinados estafilococos resistentes a los antibióticos se diseminan fácilmente en los hospitales y unidades maternales, provocando graves brotes epidémicos.

Microorganismo

45 Extensión de pus que contiene estafilococos (tinción de Gram). Los estafilococos son cocos esféricos grampositivos que miden alrededor de 1 μm de diámetro. Se agrupan en agregados que recuerdan racimos de uvas, aunque también se encuentran aislados o en parejas.

46 *Staphylococcus aureus*: cultivo a agar sangre. Los estafilococos crecen fácilmente en agar sangre, formando colonias relativamente grandes con un diámetro de 2 a 4 mm, que se observan después de 24 horas. Las colonias maduras son discos circulares opacos y convexos que tienen una superficie brillante y un color dorado. En el agar sangre de conejo o de carnero se produce hemólisis, pero ésta es mínima o inexistente en el agar sangre de caballo.

45

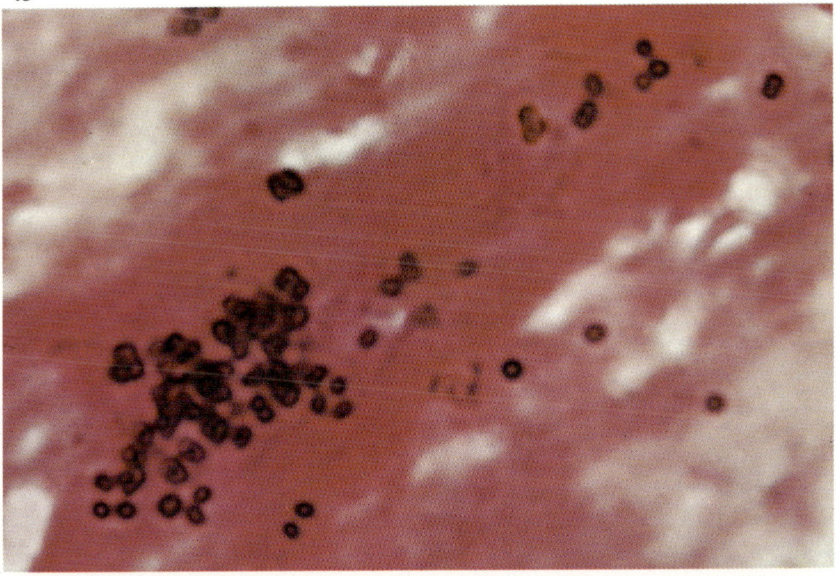

46

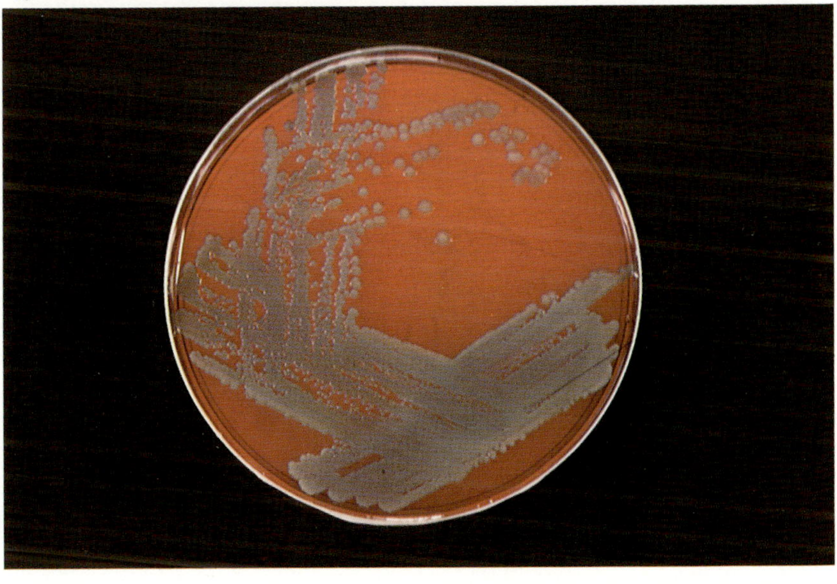

47 Prueba de la coagulasa. Las cepas patógenas pueden identificarse por su capacidad para coagular el plasma sanguíneo. Es probable que la producción de coagulasa sea la mejor guía *in vitro* de su patogenicidad. Los estafilococos elaboran otras muchas toxinas, pero se conoce poco sobre su papel en la producción de enfermedades. Algunas cepas de *Staphylococcus aureus* producen una enterotoxina responsable de brotes epidémicos de intoxicación alimenticia.

En los dos tubos de plasma que se muestran en la ilustración, el de control permanece líquido, pero el inoculado con *Staphylococcus aureus* se ha coagulado.

48 Tipificación por fago: patrón típico utilizando fagos estándar. Los bacteriófagos son virus capaces de proliferar en células bacterianas, en las que provocan lisis. Casi todas las cepas de *Staphylococcus aureus* pueden ser destruidas por varios fagos distintos, pero algunas no son tipificables. Utilizando una combinación de la tipificación por fagos, se han podido identificar varios cientos de cepas, habiéndose demostrado la utilidad de esta tipificación como herramienta epidemiológica.

Se han colocado gotitas que contienen cada uno de los fagos de tipificación, siguiendo un patrón determinado sobre la superficie del medio, una vez sembrado de manera uniforme con el estafilococo. Se produce lisis en los lugares en los que el microorganismo ha sido atacado por determinados fagos.

Los estafilococos pueden clasificarse en varios grupos según el patrón de la lisis. Los del grupo II producen sepsis menores en pacientes extrahospitalarios. Los de los grupos I y III, sobre todos los lisados por los fagos 80 y 81, provocan sepsis hospitalarias y suelen ser resistentes a numerosos antibióticos.

Infecciones estafilocócicas cutáneas

49 Orzuelo. La invasión estafilocócica del folículo piloso da lugar a un pequeño absceso o forúnculo. Si se afecta la glándula sebácea de un folículo piloso de las pestañas, el absceso resultante recibe el nombre de orzuelo. Se llama forunculosis a la recidiva de los granos o forúnculos. La diabetes mellitus es un factor predisponente importante, aunque infrecuente, en la forunculosis.

50 Ántrax. Cuando se afectan varios folículos pilosos adyacentes, los abscesos correspondientes forman un ántrax. El núcleo central necrótico se desprende, dejando una gran úlcera que se traduce en una cicatriz desfigurante. Siempre hay que excluir la posibilidad de que exista diabetes mellitus subyacente.

47

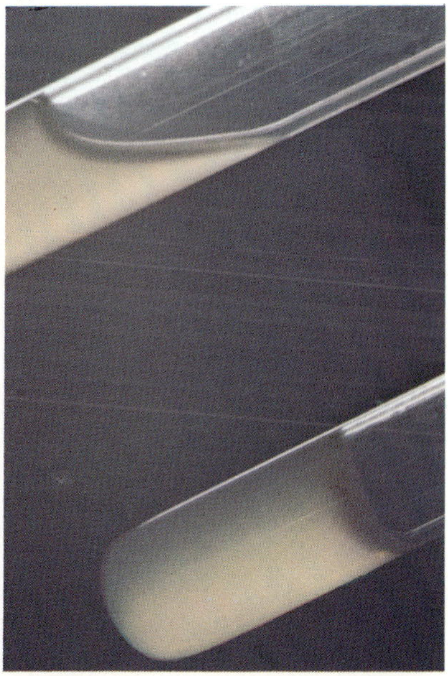

48

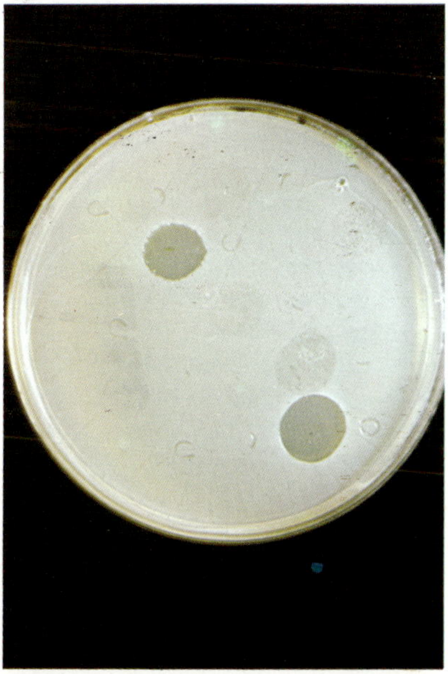

49

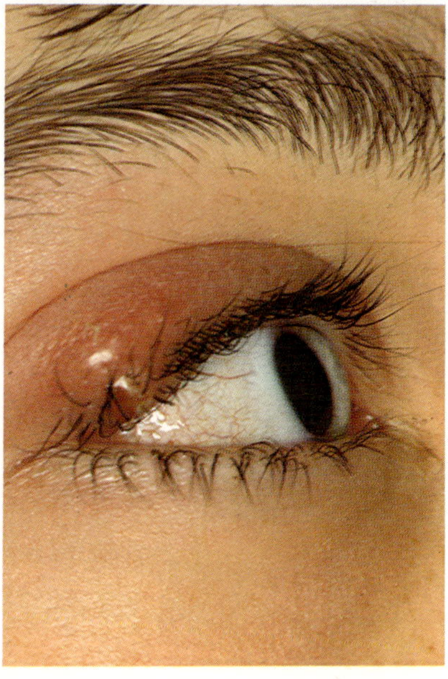

50

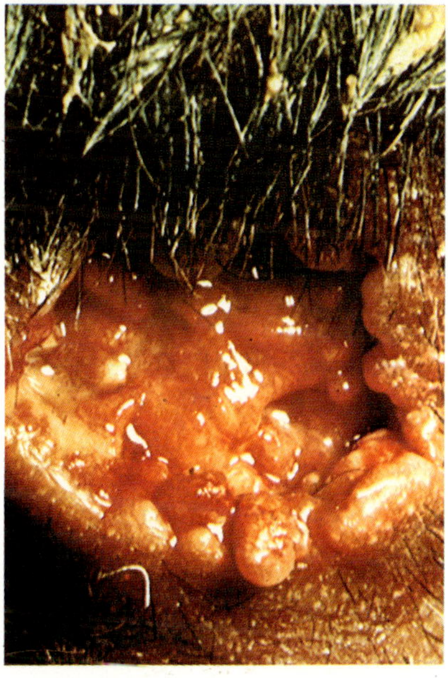

51 Histología de los abscesos cutáneos (H y E). La invasión local de la piel va seguida rápidamente de una reacción inflamatoria con infiltración por células de pus y formación de abscesos nítidamente delimitados. La pared externa está formada por una capa de fibroblastos que crean una eficaz barrera a la diseminación de los estafilococos, a menos que se rompa, se comprima o sea alterada por la cirugía.

Los estafilococos coagulasa positivos son fácilmente ingeridos por los fagocitos, pero pueden sobrevivir y multiplicarse en el interior de estas células, a las que acaban por destruir, escapando de ellas. La producción de anticuerpos no parece desempeñar un papel importante en la prevención de la infección.

Obsérvese el llamativo contrase entre la infección estafilocócica que se extiende a través de la piel, afectando el tejido subcutáneo, y la infección vírica, por ejemplo la varicela, en la que las alteraciones se limitan a la epidermis (véanse **208** y **209**). La flecha indica el límite entre la dermis y el tejido subcutáneo.

52 Impétigo ampolloso de la cara. La infección superficial de la piel por *Staphylococcus* produce diversos tipos de impétigo (véase **34**). La erupción suele comenzar alrededor de la nariz o la boca y se extiende rápidamente a otras partes del cuerpo. El impétigo estafilocócico puede adoptar una forma ampollosa con pus, en la que las ampollas se rompen, dando lugar a costras.

El impétigo estafilocócico es muy contagioso en lactantes y niños pequeños; la invasión sistémica puede provocar la muerte.

53 Impétigo pustuloso. En pacientes de más edad, predominan las lesiones pustulosas, siendo rara la diseminación sistémica. Los estafilococos del grupo II fago suelen ser los que producen estas lesiones y muchos son resistentes a la bencilpenicilina.

54 Impétigo costroso. Las ampollas suelen evolucionar a costras después de algunas horas, pero pueden transcurrir un día o dos antes de que aparezcan. Las costras estafilocócicas no tienen el tono amarillo dorado de las lesiones estreptocócicas (véase **34**).

51

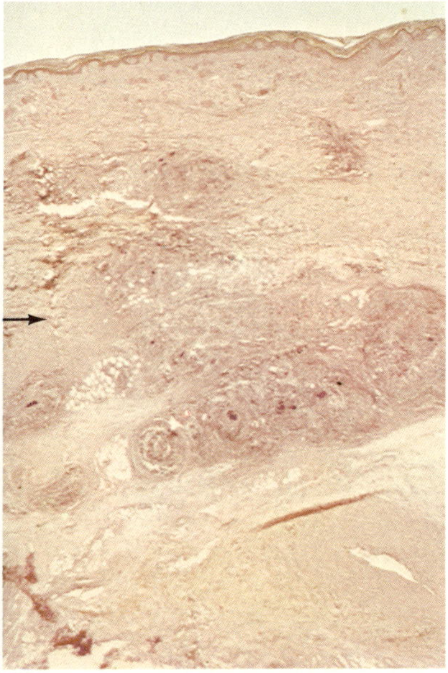

52

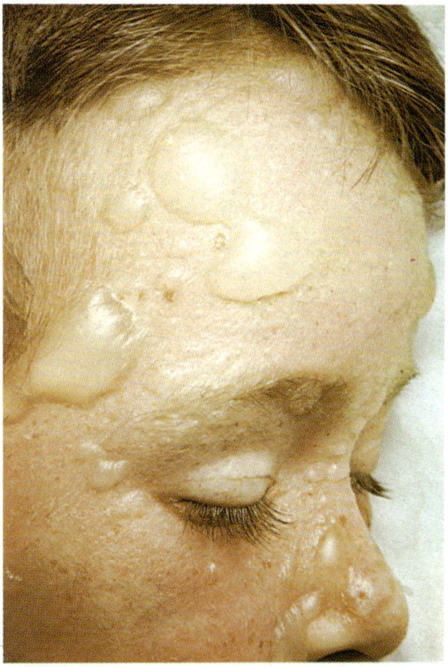

53

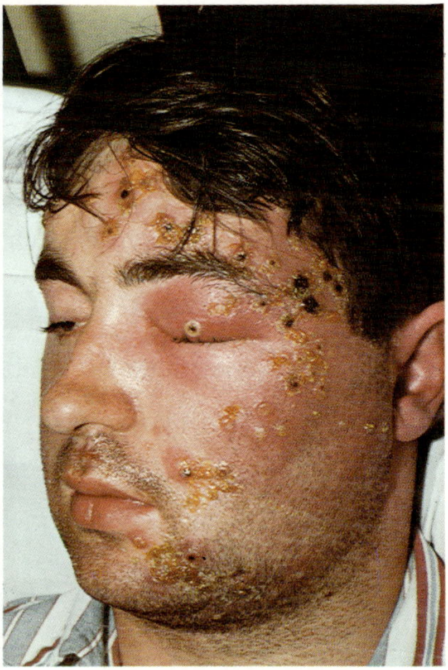

54

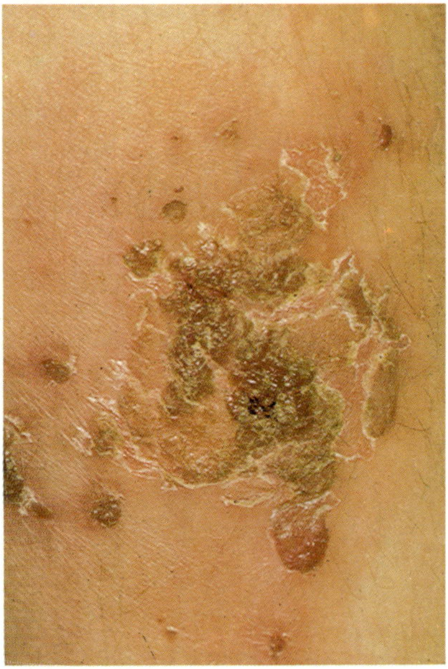

55 Necrolisis epidérmica aguda (síndrome de Lyell; síndrome de la piel escaldada). La necrolisis epidérmica aguda se parece mucho al síndrome de Stevens-Johnson. Ambos cuadros se caracterizan por conjuntivitis, estomatitis, uretritis y erupción, pero se diferencian en el tipo de lesión cutánea. En el síndrome de Lyell, la piel es extraordinariamente dolorosa y se observan grandes placas de epidermis necrótica que se deslizan sobre las capas subyacentes a la menor presión, dejando amplias zonas desnudas (signo de Nikolsky). Su aspecto recuerda mucho a una grave quemadura. Parecen existir dos variedades de necrolisis epidérmica, una asociada a estafilococos del grupo II, sobre todo al fagotipo 71, y la otra por hipersensibilidad a fármacos. Los estafilococos, al crecer sobre la superficie de la piel o de las mucosas, producen una exotoxina epidermolítica, la exfoliatina, que lesiona la piel, provocando el despegamiento de la epidermis (véase **462**).

56 Enfermedad de Ritter. La enfermedad de Ritter parece ser una forma neonatal de necrolisis epidérmica tóxica. Comienza de forma brusca, con enrojecimiento y formación de costras alrededor de la boca, a la que sigue, al cabo de uno o dos días, una erupción eritematosa generalizada. La piel es dolorosa y aparecen ampollas fláccidas. La superficie de la piel se despega a la menor presión, dejando áreas desnudas. Durante la fase aguda, existe afectación general con fiebre. Rara vez se afectan las mucosas. Después de varios días, el eritema comienza a ceder y se produce una descamación; la piel vuelve a la normalidad en 7 a 10 días. La invasión sistémica por el microorganismo puede provocar la muerte.

Síndrome del shock tóxico

57 Erupción. Casi todos los casos de shock tóxico se han producido por el uso de tampones durante la menstruación. *Staphylococcus aureus* elabora en la vagina una enterotoxina F que al ser absorbida provoca una amplia lesión hística. La enfermedad se caracteriza por fiebre, erupción eritematosa, diarrea, mialgia (acompañada por un nivel sanguíneo elevado de creatinfosfoquinasa), taquicardia e hipotensión. La enfermedad puede resultar fatal. La erupción no presenta características especiales.

55

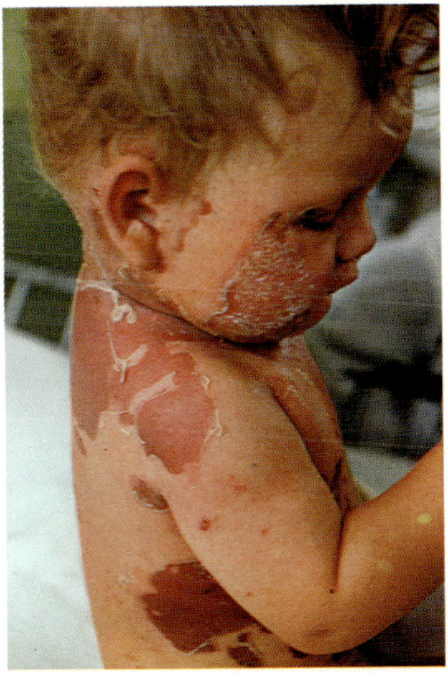

56

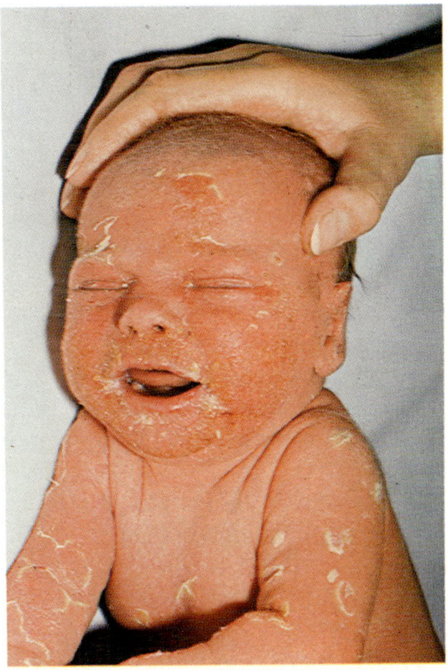

57

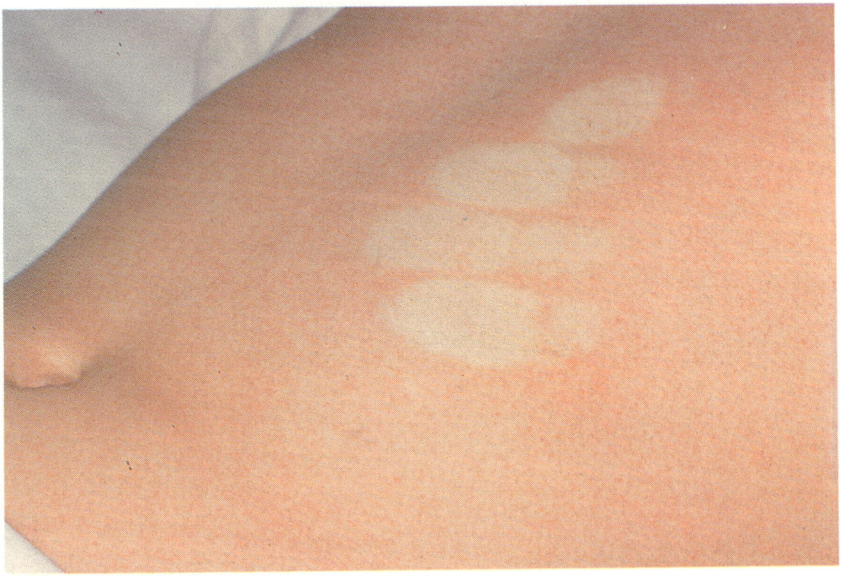

Septicemia estafilocócica

58 Hemorragias bajo las uñas. La septicemia estafilocócica puede tener su origen en una infección de la piel o del aparato genital. Sin embargo, es frecuente que no exista una puerta de entrada evidente. En sus primeros estadios predominan los síntomas generales, pero, si el paciente sobrevive, suelen aparecer abscesos metastásicos. La lesión tóxica del endotelio de los capilares o las embolias múltiples a partir de una endocarditis aguda producen hemorragias en la piel y bajo las uñas. Estas lesiones son más floridas que las de endocarditis bacteriana subaguda (véase **41**).

59 Hemorragias en los dedos de los pies. Se encuentran hemorragias cutáneas en muchos tipos de septicemias, pero son especialmente frecuentes en las infecciones estafilocócicas y meningocócicas.

60 Gangrena de los pies. La embolia masiva o una trombosis arterial pueden complicar una infección fulminante, sobre todo en ancianos o en pacientes debilitados.

58

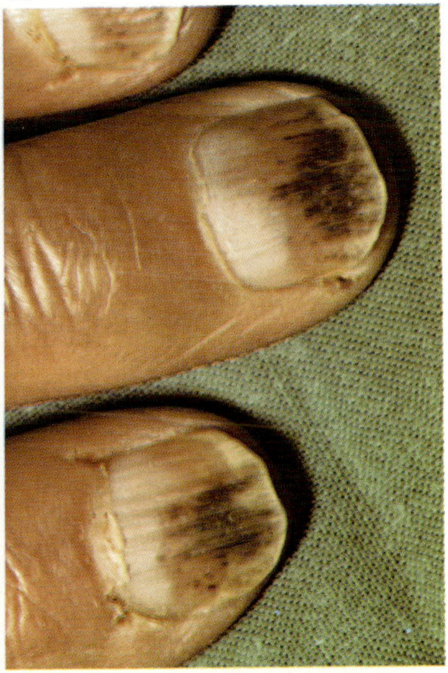

59

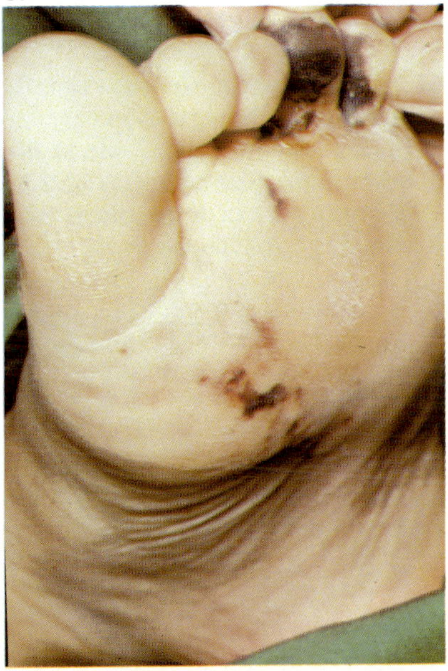

60

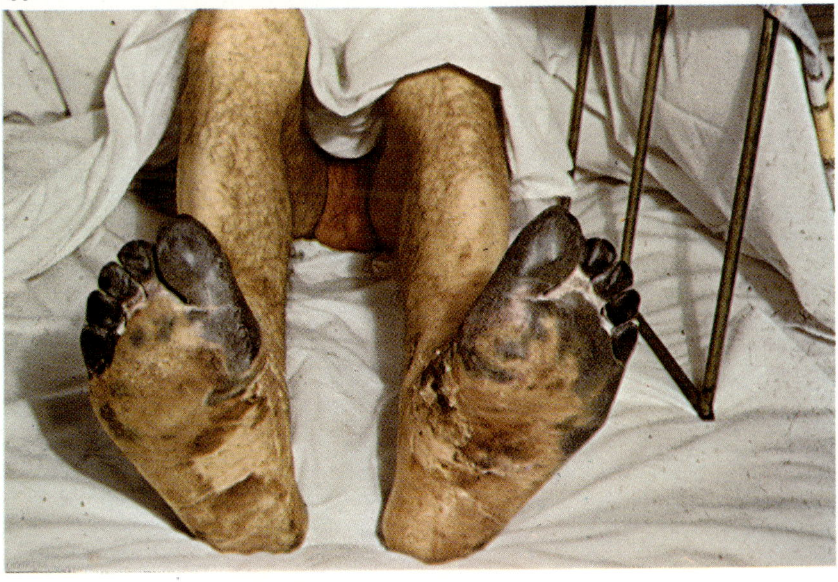

Escarlatina estafilocócica

61 Mano séptica. Algunas cepas de estafilococos parecen producir una toxina eritrogénica que da lugar al cuadro clínico de la escarlatina.

En las lesiones sépticas de la mano de este paciente, se aisló un cultivo puro de *Staphylococcus aureus.* Las siembras de la garganta y la mano no mostraron presencia de estreptococos hemolíticos y el título de antiestreptolisina 0 no aumentó.

62 Erupción: aproximación. La erupción se parece mucho a la de la escarlatina estreptocócica, pero el punteado no es tan pronunciado. A continuación, se produjo descamación.

63 Aspecto de la lengua. En los primeros estadios de la escarlatina, tanto estreptocócica como estafilocócica, existe una palidez peribucal con lengua aframbuesada blanca (véase **27**). Posteriormente, se produce una descamación que deja a la vista un aspecto típico de lengua aframbuesada roja.

Sepsis puerperal

64 Sepsis puerperal: mastitis estafilocócica. Si se introduce en una unidad maternal una cepa epidémica de estafilococos, el grueso del contagio se lo llevan los recién nacidos. El ciclo se mantiene de un niño a otro, actuando los más antiguos como reservorios de la infección. La nariz de los niños es rápidamente colonizada y más del 90% pueden estar infectados en el momento de ser dados de alta. La proporción de sepsis en los neonatos suele ser del 10 al 20%. La mayoría de estas infecciones son leves y consisten en pústulas y ampollas sépticas, sobre todo alrededor de los pliegues ungueales, aunque a veces las consecuencias son más graves, produciendose invasión de tejidos más profundos.

En las madres lactantes, los estafilococos provenientes de sus hijos pueden invadir la mama, provocando mastitis con supuración. Estos abscesos mamarios suelen desarrollarse entre 6 a 8 semanas después del parto y pueden ser la primera indicación de un brote estafilocócico en una unidad maternal. Obsérvense las pústulas superficiales sobre la piel situada alrededor de la mama inflamada.

61

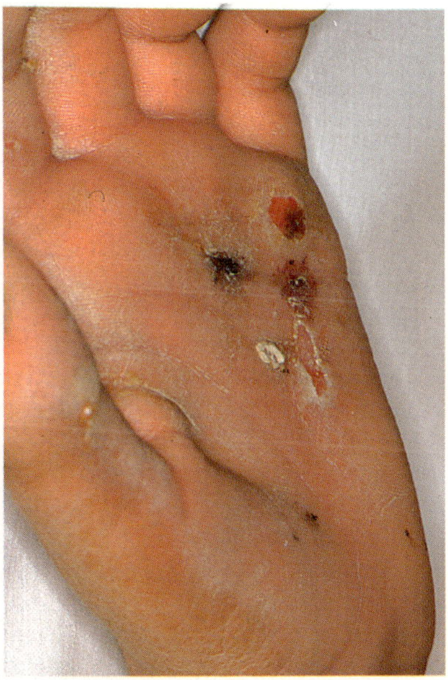

62

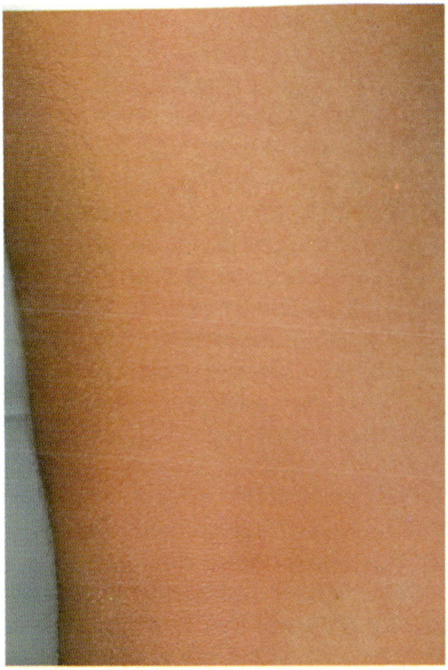

63

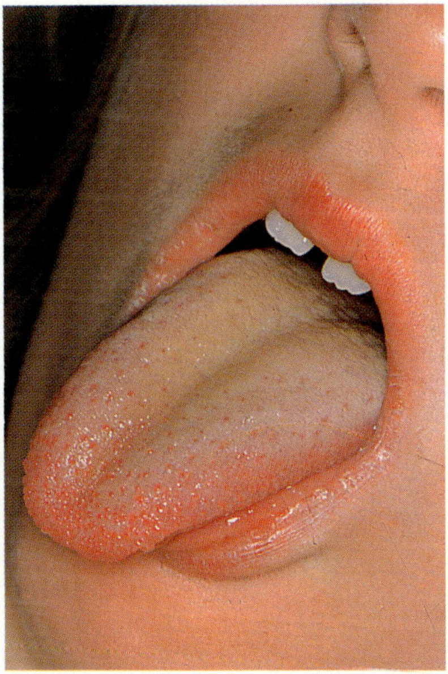

64

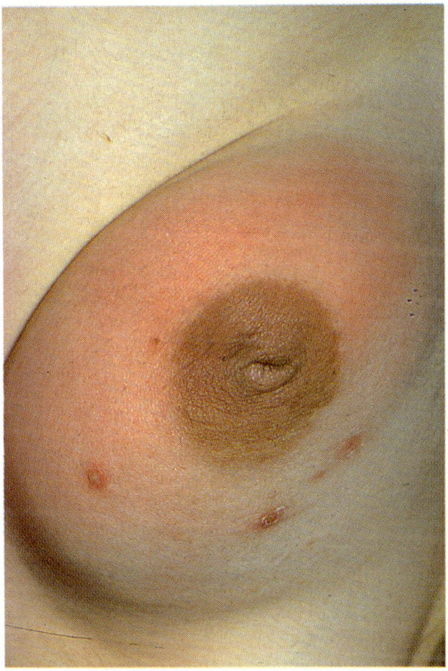

Osteomielitis

65 Osteomielitis: radiografía de la tibia. La invasión del torrente sanguíneo puede producirse a partir de una lesión focal de la piel o la nasofaringe, aunque es frecuente no encontrar una puerta de entrada evidente. En niños con septicemia, los estafilococos pueden alojarse en las metáfisis de un hueso largo, produciendo osteomielitis. Inicialmente, la enfermedad está dominada por toxemia, con fiebre elevada y delirio, pero después el hueso afectado se hace agudamente doloroso a la palpación y el más ligero movimiento provoca una intenso malestar. Durante las primeras fases septicémicas, el recuento leucocitario suele ser normal o incluso bajo, pero a medida que la infección se localiza en el hueso se produce una leucocitosis por polimorfonucleares. Suelen transcurrir una o dos semanas antes de que se pueden detectar las alteraciones radiológicas.

Las alteraciones características consisten en descalcificación parcheada y reacción perióstica, con depósito de hueso neoformado. En los casos no tratados, la infección se extiende al periostio y aumenta la tensión en el interior de la cavidad medular, lo que puede interferir en su irrigación, causando necrosis del hueso. Por último, se alcanza un equilibrio entre la neoformación ósea y la destrucción de hueso antiguo. En la osteomielitis estafilocócica crónica, el título de antiestafilolisina en el suero puede estar elevado.

65

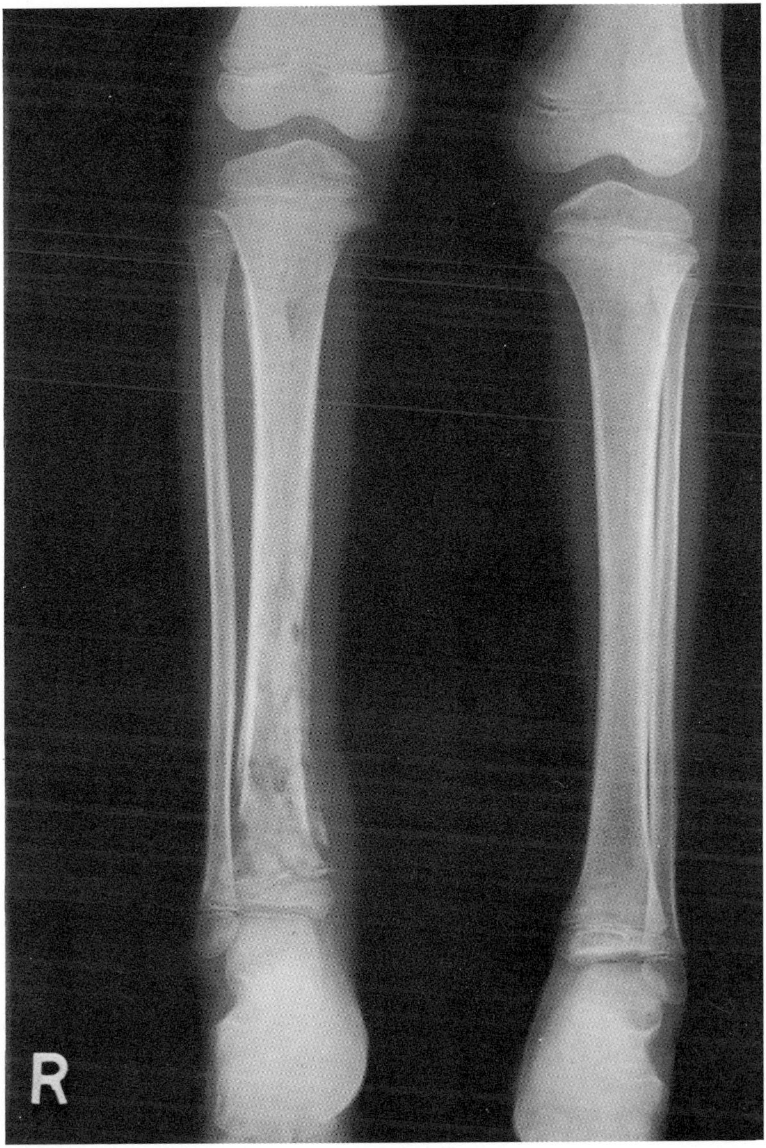

66 Neumonía estafilocócica: radiografía de tórax. Las neumonías estafilocócicas pueden aparecer como complicaciones de la influenza y de otras infecciones víricas, sobre todo en pacientes con bronquitis crónica o reuma. También pueden ser consecuencia de tratamientos quirúrgicos o aparecen tras un brote de sepsis en una unidad maternal. La invasión de los pulmones a partir de la vía aérea superior puede producir traqueobronquitis, bronconeumonía o abscesos múltiples. La infección estafilocócica lesiona las paredes de los bronquios más pequeños, que pueden romperse, permitiendo que el aire salga al tejido intersticial. En ese momento, el aire se acumula a tensión como consecuencia de una acción de válvula y se forman los típicos neumatoceles de la neumonía estafilocócica grave. La rotura de un absceso pulmonar a la cavidad pleural produce un empiema o un pioneumotórax.

La radiografía del tórax del niño muestra un colapso del pulmón derecho, con un importante desplazamiento del mediastino hacia la izquierda debido al pioneumotórax del lado derecho. Se aspiró pus estafilocócico de la cavidad pleural (véase **225**).

66

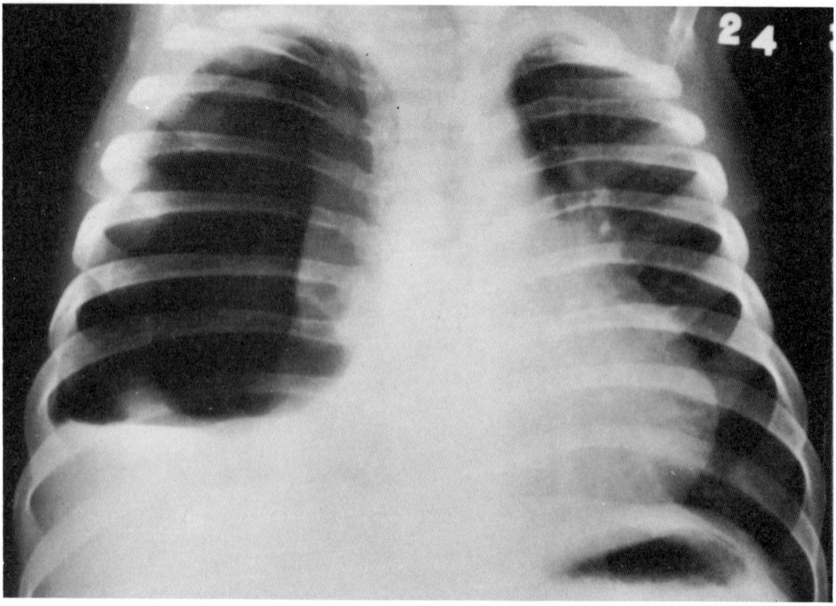

Infección meningocócica

La meningitis aguda es una inflamación de las membranas que rodean el encéfalo y la médula espinal. En los pacientes con meningitis se han encontrado una gran variedad de microorganismos de diferente complejidad, desde los virus a los protozoos, pero la enfermedad se clasifica clínicamente en aséptica y piógena. La meningitis aguda piógena se debe a bacterias formadoras de pus, sobre todo a meningococos, neumonococos y *Haemophilus influenzae*.

La meningitis meningocócica puede aparecer con carácter epidémico, sobre todo en situaciones de hacinamiento. Los niños y los adultos jóvenes son los más afectados, aunque no hay ningún grupo de edad que pueda considerarse exento. El hábitat natural del meningococo es la nasofaringe, donde puede encontrarse en una pequeña proporción de personas sanas. El estado de portador varía mucho y puede alcanzar al 70 u 80% durante las epidemias, aunque una elevada proporción de portadores no significa que se produzca indefectiblemente un brote epidémico de meningitis. El meningococo queda confinado casi siempre a la nasofaringe, en la que la reacción es escasa o nula, pero en ocasiones invade el torrente sanguíneo o se disemina a las meninges con consecuencias desastrosas.

Microorganismo y anatomía patológica

67 Extensión del líquido cefalorraquídeo purulento con meningococos (tinción de Gram). El microorganismo *Neisseria meningitidis* es un delicado diplococo gramnegativo con caras adosadas aplanadas. No muestra cápsula. En el líquido cefalorraquídeo de los pacientes con meningitis meningocócica, el microorganismo se encuentra a menudo en el interior de las células. Aunque es un germen aerobio, los cultivos primarios son más fáciles de obtener en una atmósfera que contenga un 10% de anhídrido carbónico. La adición de sangre o suero facilita su crecimiento.

68 Líquido cefalorraquídeo purulento. Los meningococos se diseminan en gotitas a partir del aparato respiratorio, foco habitual de los portadores asintomáticos. El microorganismo se clasifica serológicamente y son los grupos A, B y C los que se asocian a epidemias. Las cepas resistentes a las sulfamidas suelen pertenecer a los grupos B y C.

El hallazgo de un líquido cefalorraquídeo turbio extraído por punción lumbar confirma el diagnóstico provisional de meningitis piógena. Puede sospecharse la naturaleza de la infección por el brusco comienzo de la meningitis en una persona joven o por la existencia de una erupción hemorrágica, pero hay que hacer una cuidadosa búsqueda en la extensión del líquido cefalorraquídeo o en el material procedente del rascado de la piel para detectar diplococos gramnegativos intracelulares. El meningococo puede cultivarse a partir del líquido cefalorraquídeo o de la sangre.

69 Aspecto del encéfalo y de las meninges. Se cree que el meningococo suele alcanzar las meninges a través del torrente sanguíneo, pero no se ha excluido por completo la posibilidad de que exista una diseminación directa desde la nasofaringe.

Una vez invadidas las meninges, se produce una reacción inflamatoria aguda con congestión y edema, hemorragias petequiales e importante dilatación venosa. A las 48 horas, una fina capa de pus recubre el encéfalo, sobre todo en la base, y los ventrículos aparecen distendidos por un líquido turbio. Los forámenes pueden bloquearse por el líquido viscoso y posteriores adherencias pueden impedir el libre flujo del líquido cefalorraquídeo.

Aunque la enfermedad es sobre todo una leptomeningitis, también se encuentran alteraciones en el tejido cerebral, en el que hay edema, congestión vascular y lesión tóxica de las células nerviosas.

67

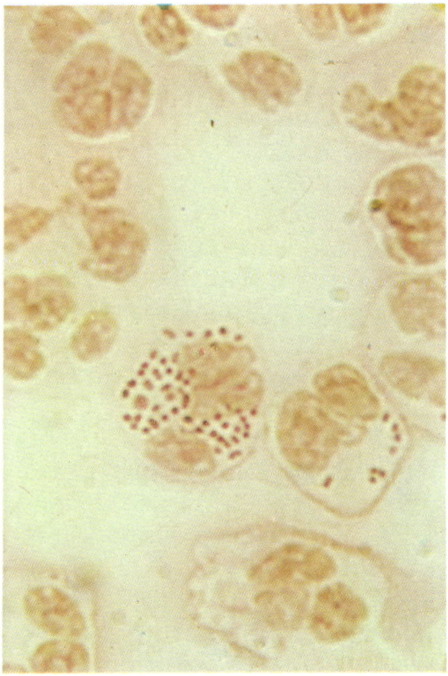

68

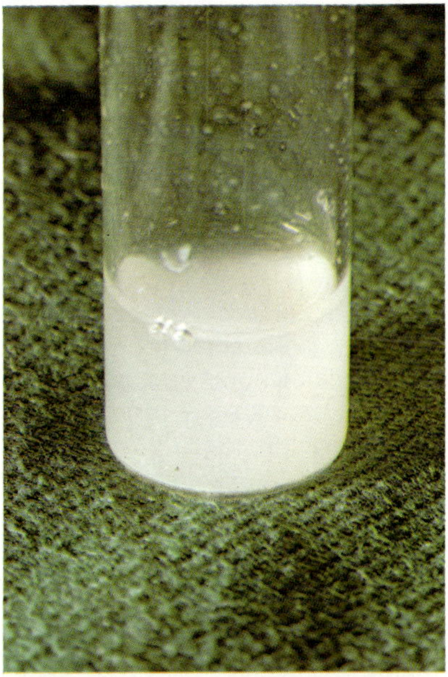

69

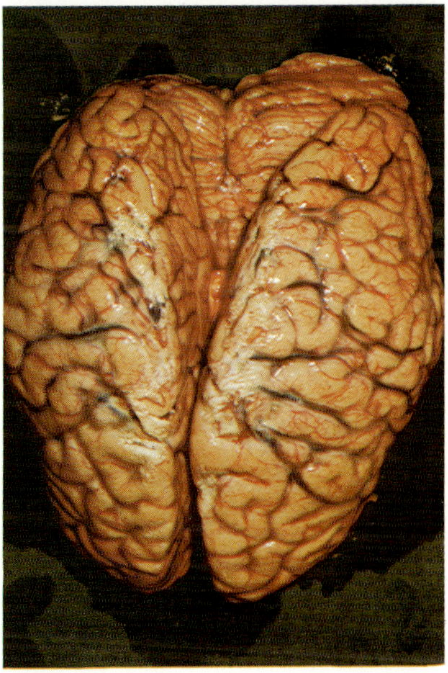

Características clínicas

70 Meningitis: rigidez de nuca y retracción de la cabeza. La aparición de una meningitis meningocócica en niños mayores y adultos suele ser brusca, con una violenta cefalea, fiebre y vómitos como síntomas iniciales. En los primeros estadios de la enfermedad, puede aún flexionarse el cuello, pero rápidamente aparece rigidez y esta maniobra ocasiona un gran malestar.

La rigidez de cuello es característica de todas las formas de irritación meníngea y se encuentra en situaciones distintas, como meningitis, abscesos y tumores cerebrales, hemorragia subaracnoidea y meningismo asociado a infección de la vía aérea o del aparato urinario.

En niños menores de 2 años, las primeras manifestaciones de la meningitis son muy variables y rara vez es importante la rigidez de nuca.

Este paciente estaba muy irritable y prefería permanecer acostado sobre su costado, con la espalda hacia arriba. Son frecuentes grados menores de retracción de la cabeza, pero es raro observar un grado avanzado de opistótonos cuando el tratamiento es adecuado. La somnolencia progresiva, a veces acompañada de convulsiones, conduce al coma.

71 Erupción precoz. La incidencia de erupciones en los pacientes con meningitis meningocócica es muy variable. Durante los brotes epidémicos, puede alcanzar hasta un 50% de los pacientes, pero en los casos esporádicos es raro que supere el 20%. En niños pequeños, no es extraño observar erupciones maculosas o papulosas migratorias en los primeros estadios de la enfermedad, que pueden aparecer solas o preceder en unas horas a una erupción hemorrágica. En este niño, están empezando a aparecer hemorragias en las lesiones eritematosas. La erupción se hace rápidamente hemorrágica y consta de petequias y pequeñas equimosis. La combinación de líquido cefalorraquídeo purulento y erupción hemorrágica es prácticamente diagnóstica de meningitis meningocócica.

70

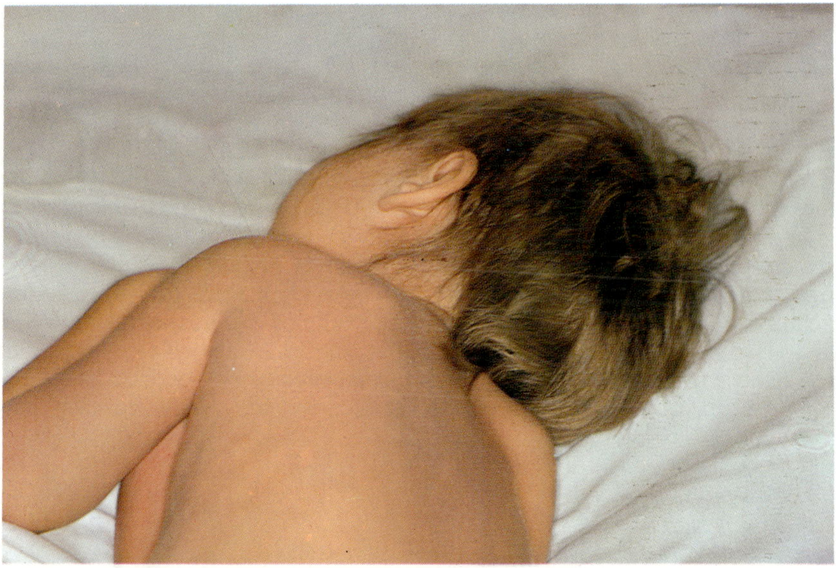

71

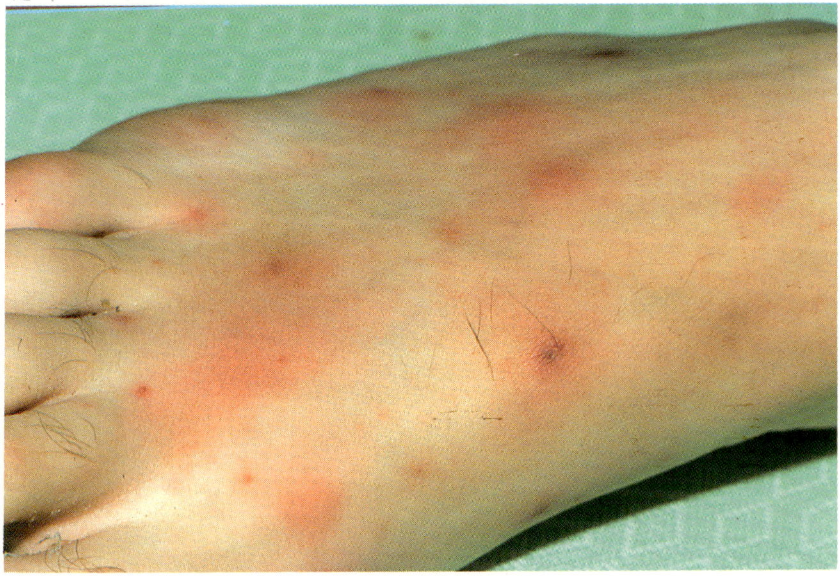

72 Meningitis: enfermo inconsciente con erupción. Este niño ingresó en el hospital inconsciente y con una erupción poco densa de petequias y pequeñas equimosis. Se cultivó *Neisseria meningitidis* en el hemocultivo y en el líquido cefalorraquídeo purulento. La respuesta al tratamiento fue buena y el niño se recuperó sin problemas.

73 Meningitis: erupción hemorrágica en una niña pequeña. En los niños muy pequeños, el inicio de la meningitis puede ser tan insidioso que pase inadvertido durante varios días. La fiebre o los vómitos inexplicables, con o sin diarrea, deben hacer pensar siempre en la meningitis. Puede no existir rigidez de nuca, aunque la fontanela anterior suele ser más o menos prominente. En alrededor de la tercera parte de los niños con meningitis purulenta aparecen convulsiones, aunque también son frecuentes en otros tipos de infección. La incidencia de meningitis meningocócica es menor en este grupo de edad, aunque se debe sospechar siempre que exista erupción hemorrágica.

72

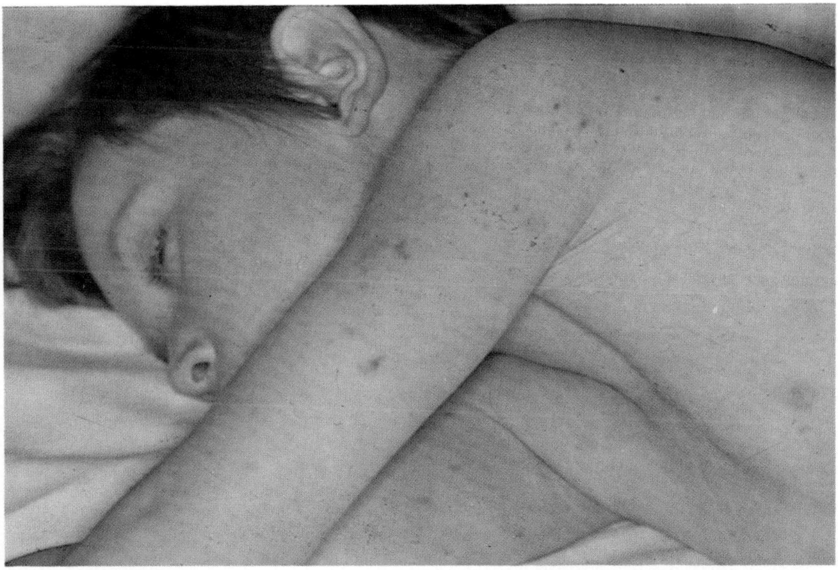

73

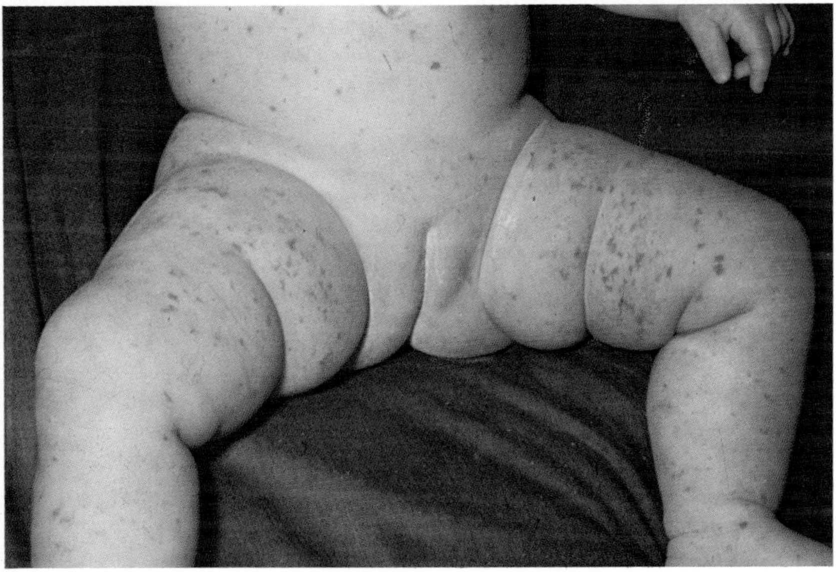

74 Meningitis: aproximación de la erupción. Los raspados de las lesiones hemorrágicas cutáneas teñidos con la técnica de Gram pueden mostrar meningococos y proporcionar una rápida confirmación del diagnóstico clínico.

En el estudio histológico se observan dilatación y congestión de los capilares y pequeñas arteriolas. El endotelio de los vasos está tumefacto y las células suelen estar llenas de meningococos. El infiltrado perivascular y la hemorragia completan el cuadro.

75 Infección fulminante. La infección es fulminante en alrededor del 10% de los pacientes con septicemia masiva y escasos o nulos signos de meningitis. La enfermedad se caracteriza por fiebre elevada, amplias lesiones purpúricas, sobre todo en la cara y extremidades, shock y signos de coagulación intravascular diseminada. Obsérvense las amplias hemorragias de la piel de la cara.

76 Coagulación intravascular diseminada (CID). En los casos fulminantes, la CID da lugar a lesiones isquémicas de los tejidos, mientras que las copiosas hemorragias contribuyen a la muerte. En los casos menos graves, los mecanismos de la coagulación vuelven a la normalidad a medida que la infección responde al tratamiento. El diagnóstico se confirma mediante determinaciones de varios parámetros. En las extensiones de sangre fresca, suelen encontrarse eritrocitos fragmentados, erizados, de aspecto microesferocítico o con forma de yelmo, mientras que desciende el número de plaquetas. Los tiempos de protrombina y de trombina se prolongan, y aumentan los productos de degradación de la fibrina.

74

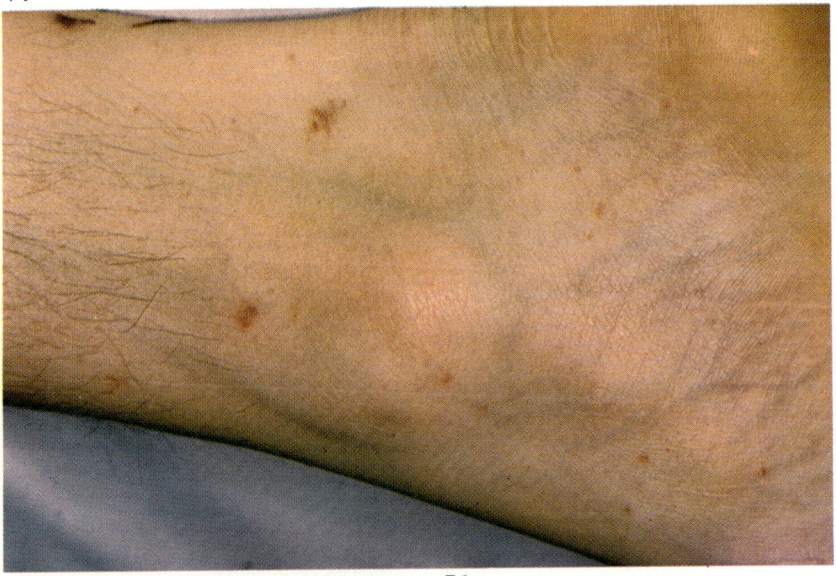

75

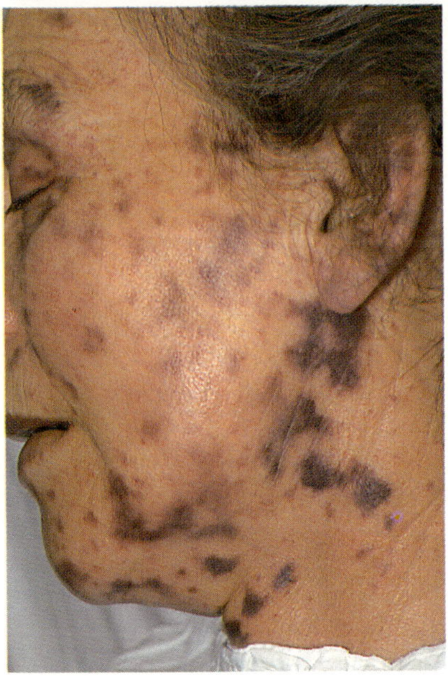

76

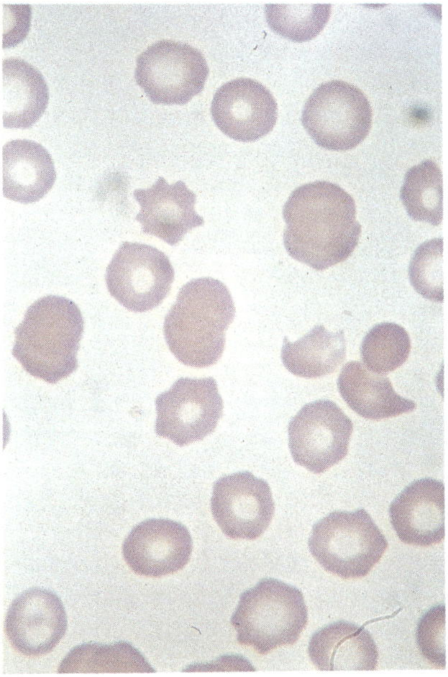

77 Septicemia meningococémica crónica. La enfermedad suele tener una evolución benigna prolongada, pero puede acabar en un ataque de meningitis. El patrón de la enfermedad se caracteriza por brotes recidivantes de fiebre, acompañada de dolores articulares erráticos y grupos de manchas. La erupción suele ser profusa y consiste en pequeñas máculas, pápulas, petequias e incluso pequeñas vesículas o pústulas. Puede también aparecer una erupción sobre las piernas que recuerda al eritema nodoso. A veces se observa un cuadro similar en la septicemia gonocócica crónica (véase **178**), pero en este caso las hemorragias cutáneas son menos importantes. El diagnóstico se establece mediante aislamiento del meningococo a partir de la sangre, aunque para ello pueden ser necesarios repetidos hemocultivos.

Complicaciones

78 Síndrome de Waterhouse-Friderichsen: hemorragias suprarrenales. Los pacientes con septicemia meningocócica fulminante pueden desarrollar signos de insuficiencia circulatoria periférica que evolucionan rápidamente a shock profundo y a la muerte. Cuando el paciente sobrevive durante el tiempo suficiente, se producen amplias hemorragias de la piel, pero cuando la muerte es precoz la erupción puede ser mínima.

En el estudio necrópsico, se observa a menudo hemorragia macroscópica de las glándulas suprarrenales, acompañada de trombosis de las grandes venas medulares. En algunos pacientes que mueren de shock septicémico puede no encontrarse una hemorragia franca, pero sí cambios degenerativos de la corteza suprarrenal; a veces no existen signos de lesión. El síndrome de Waterhouse-Friderichsen puede aparecer en otras infecciones graves. En ocasiones, la lesión suprarrenal es sólo una de las muchas causadas por la coagulación intravascular diseminada.

En la ilustración, las glándulas suprarrenales están sustituidas por dos grandes coágulos hemáticos. (A = coágulos hemáticos en las glándulas suprarrenales, B = riñones.)

79 Meningitis: artritis. En un estadio tardío de la enfermedad puede desarrollarse una artritis. Las grandes articulaciones, como la rodilla, suelen ser las afectadas, y el derrame es viscoso. Aunque predominan las células de pus, rara vez es posible identificar los microorganismos. Los dolores articulares erráticos son frecuentes en la septicemia meningocócica crónica.

El paciente de la ilustración desarrolló una artritis en ambas rodillas el quinto día de la enfermedad, cuando estaba siendo tratado de meningitis meningocócica. El derrame contenía células de pus, pero era estéril.

77

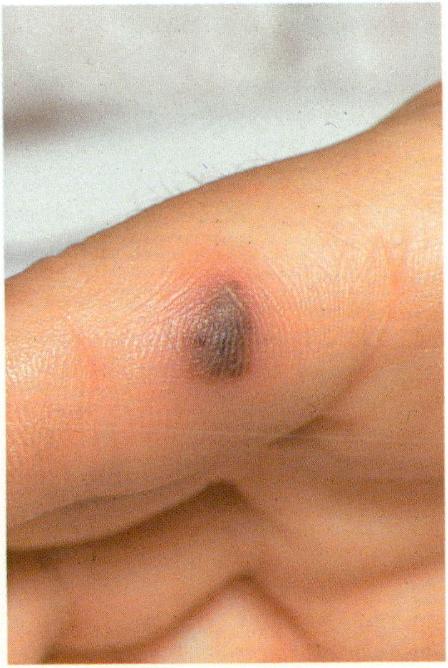

78

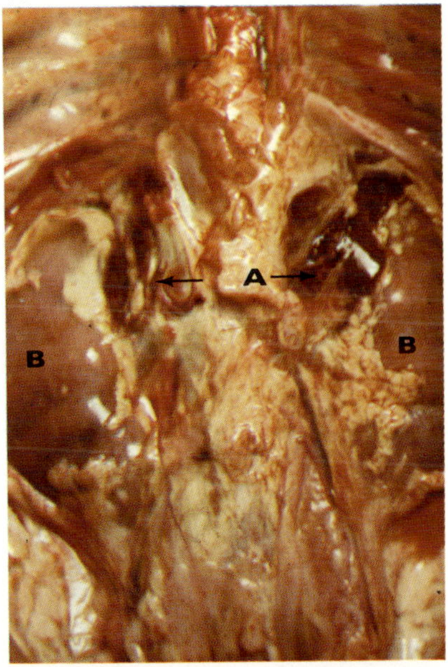

79

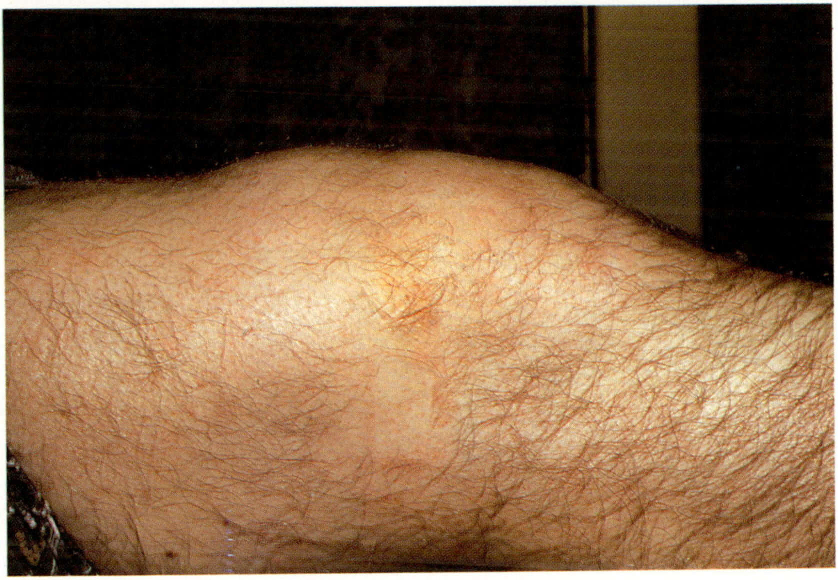

80 Meningitis: necrosis cutánea (púrpura necrótica). La profusa extravasación hemática de la piel puede dar lugar a una amplia necrosis, sobre todo en las nalgas, cuya consecuencia pueden ser úlceras profundas. La lesión subyacente es la trombosis de los vasos sanguíneos cutáneos intensamente inflamados.

81 Meningitis: ulceración de la piel. La cicatrización de las úlceras se retrasa a menudo y puede ser necesario recurrir a un injerto de piel. En la cicatriz puede formarse un queloide.

82 Estrabismo secundario a meningitis. Durante el estadio agudo de la enfermedad se pueden lesionar los nervios creaneales. El sexto par, en su largo camino a través de la base del cráneo, es especialmente vulnerable, y ya en los primeros estadios se puede detectar una parálisis del músculo recto externo. La debilidad del músculo suele mejorar rápidamente y en algunas semanas se produce una recuperación completa.

La extensión de la infección hacia el oído interno puede provocar sordera total o parcial.

83 Meningitis: iridociclitis. Afortunadamente, es muy raro que se produzcan lesiones graves del ojo con los modernos tratamientos. La conjuntivitis, que era frecuente, cede rápidamente con la terapéutica. La iridociclitis es más grave y puede progresar a panoftalmitis, con riesgo de ceguera permanente.

80

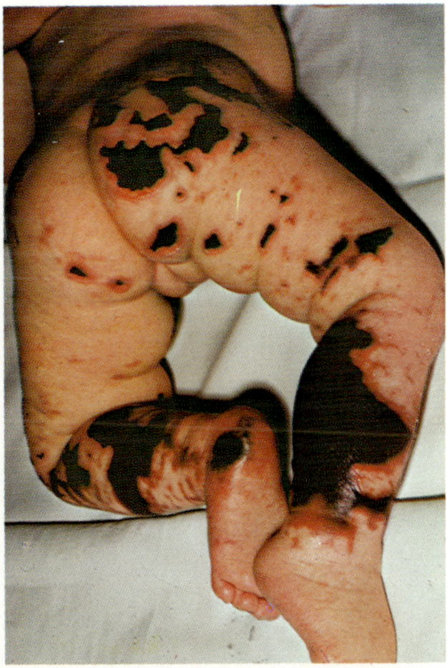

81

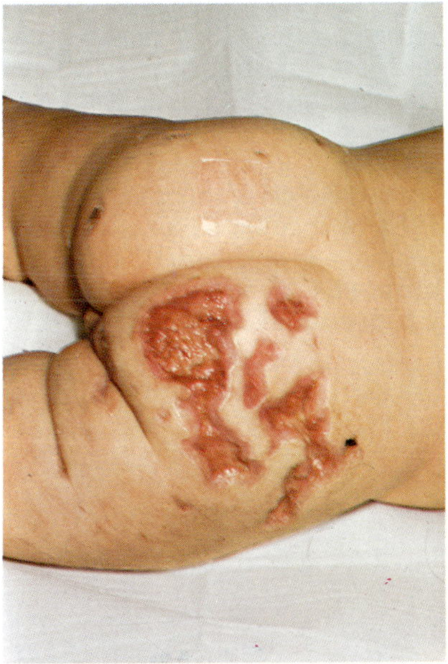

82

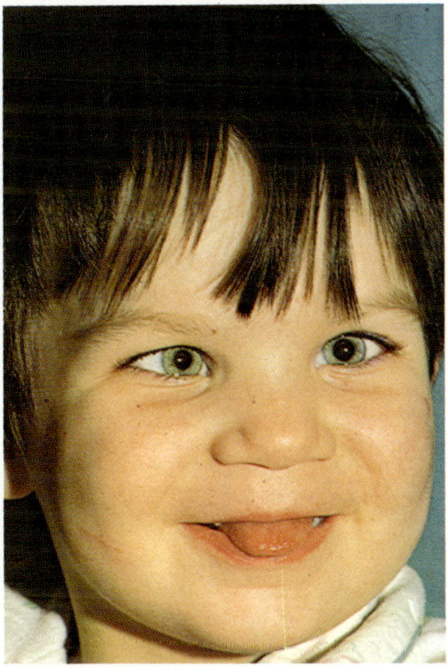

83

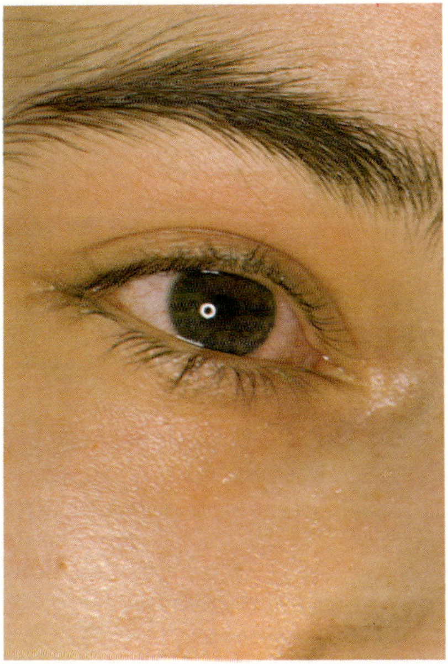

84 Pericarditis: radiografía de tórax. Durante la evolución de una infección meningocócica aguda pueden producirse endocarditis, miocarditis y pericarditis. La pericarditis es una complicación rara y puede constituir un hallazgo inesperado en la necropsia de los pacientes que mueren por infección brusca fulminante. En algunos casos, la pericarditis se desarrolla durante el tratamiento y tiene un estrecho parecido con la artritis que aparece en el mismo estadio de la enfermedad.

La radiografía de tórax muestra la típica sombra globulosa del derrame pleural, que se desarrolló durante las primeras fases de convalecencia de la meningitis mientras el paciente estaba aún en tratamiento; éste se mantuvo y la pericarditis acabó por ceder.

84

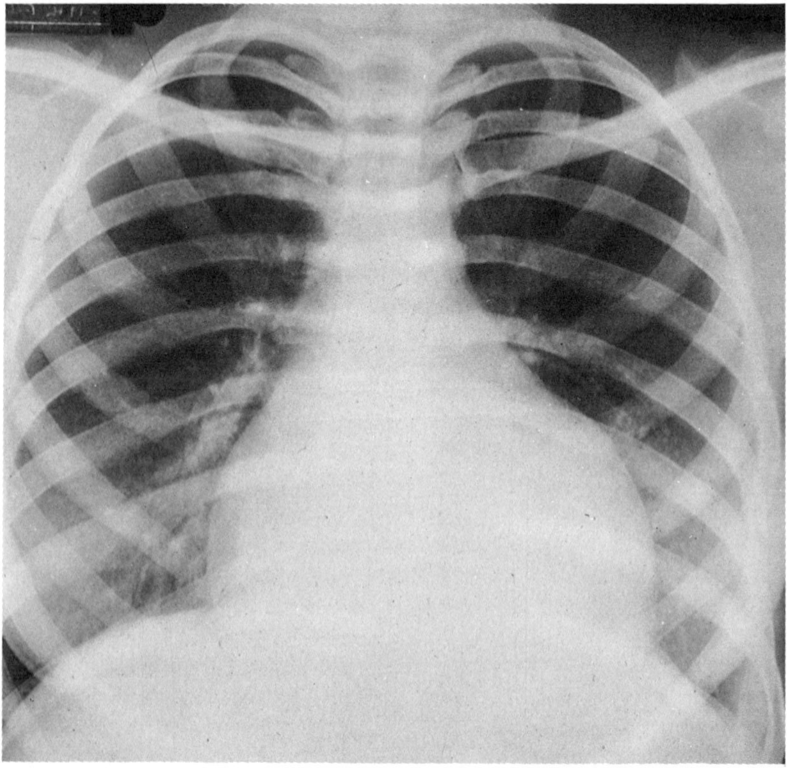

Tos ferina (pertussis)

La tos ferina se ha mantenido durante mucho tiempo entre las infecciones más graves y frecuentes de la infancia. Las complicaciones, como la bronconeumonía, el colapso pulmonar y la encefalopatía, pueden provocar incapacidades permanentes e incluso la muerte. Los ataques de apnea en los lactantes pueden dar lugar a lesiones encefálicas y llegar incluso a ser fatales.

Los microorganismos causales son *Bordetella pertussis* y *Bordetella parapertussis,* aunque algunos virus, en especial adenovirus, el de la parainfluenza y el sincitial respiratorio, se han asociado a cuadros clínicos indistinguibles de la tos ferina. La tos ferina es endémica y se produce durante todo el año. Las epidemias aparecen de forma imprevisible cada pocos años y pueden estar relacionadas con el desarrollo de cepas nuevas o virulentas del microorganismo. Puede afectar a cualquier grupo de edad, aunque ataca de forma preferente a niños pequeños.

La gravedad es muy variable, aunque tiende a seguir una evolución prolongada. La fase catarral inicial se manifiesta por tos, que va cambiando de carácter a medida que la enfermedad progresa gradualmente hacia el estadio paroxístico. Cuando éste está totalmente desarrollado, se caracteriza por un acceso de tos que acaba con un chillido característico, a menudo acompañado de vómito. La recuperación del estadio paroxístico es gradual y puede persistir durante muchos meses una tos residual con chillido.

Microorganismo

85 Colonias de *Bordetella pertussis* en la modificación de Lacey del medio de Bordet-Gengou. Tres días de incubación a 37 °C (× 4.4). La forma habitual de *Bordetella pertussis* es un bacilo corto, grueso y oval, que en cultivos antiguos puede adoptar una forma filamentosa. El microorganismo es gramnegativo y aerobio estricto. El aislamiento primario requiere un medio enriquecido. Al cabo de 24 horas, pueden detectarse pequeñas colonias transparentes que crecen si se prolonga la incubación, haciéndose opacas y grisáceas. Existen tres serotipos.

Bordetella pertussis se aisla sobre todo en las muestras pernasales tomadas durante las dos primeras semanas de enfermedad. Las placas sembradas con material procedente de la tos proporcionan peores resultados.

Características clínicas

86 Hemorragia subconjuntival. Las hemorragias subconjuntivales conservan su color rojo intenso, ya que el oxígeno difunde fácilmente a través de la fina membrana y satura la hemoglobina. La sangre se absorbe después de una o dos semanas, sin que se produzcan efectos permanentes.

87 Hemorragias subconjuntivales. Durante un violento paroxismo de tos, la presión intratorácica aumenta bruscamente y afecta el retorno venoso hacia el corazón. La repentina subida de la presión capilar puede causar la rotura de los vasos subconjuntivales, que cuentan con poco apoyo, dando lugar a alarmantes hemorragias. Una elevación secundaria de la presión intrabdominal puede dar lugar a la formación de una hernia o un prolapso rectal, aunque estas complicaciones son raras. Los niños con tos ferina grave suelen tener un tinte ligeramente cianótico, debido a la defectuosa oxigenación de la sangre circulante a través de segmentos pulmonares colapsados.

85

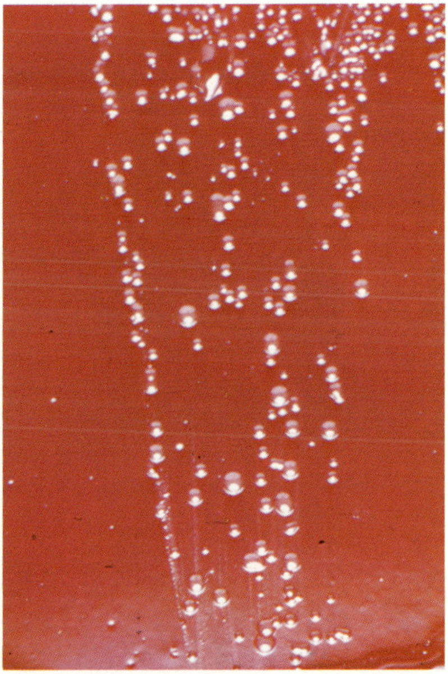

86

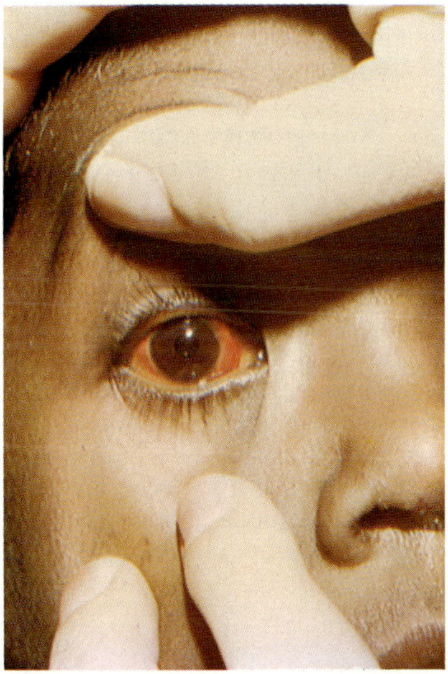

87

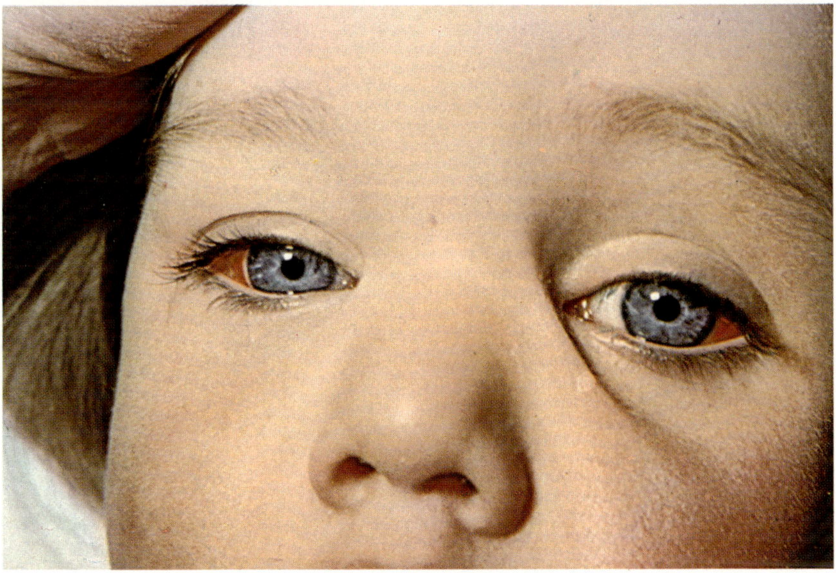

88 Úlcera del frenillo. Durante los paroxismos de la tos ferina en niños pequeños, la lengua puede ser proyectada contra el borde afilado de los dientes inferiores, provocándose una pequeña úlcera traumática en el frenillo.

89 Radiografía de tórax en la que se muestran colapso y consolidaciones parcheados (imagen posteroanterior).

90 Radiografía de tórax con colapso y consolidación (imagen lateral). Por sí mismo, *B. pertussis* puede a veces causar bronconeumonía, pero lo más frecuente es que facilite el camino a una invasión bacteriana secundaria procedente de la vía aérea superior. Tapones de moco adherente pueden bloquear los bronquios de menor calibre y los bronquiolos, produciendo colapso pulmonar. Muchos de los parches de atelectasia desaparecen, pero otros pueden infectarse por bacterias piógenas, dando lugar a una neumonía secundaria. La evolución ha mejorado mucho con la moderna quimioterapia y el colapso rara vez es permanente. En estudios prospectivos, existen pocas pruebas de que la lesión pulmonar de la tos ferina suela dar lugar a la formación de bronquiectasias.

88

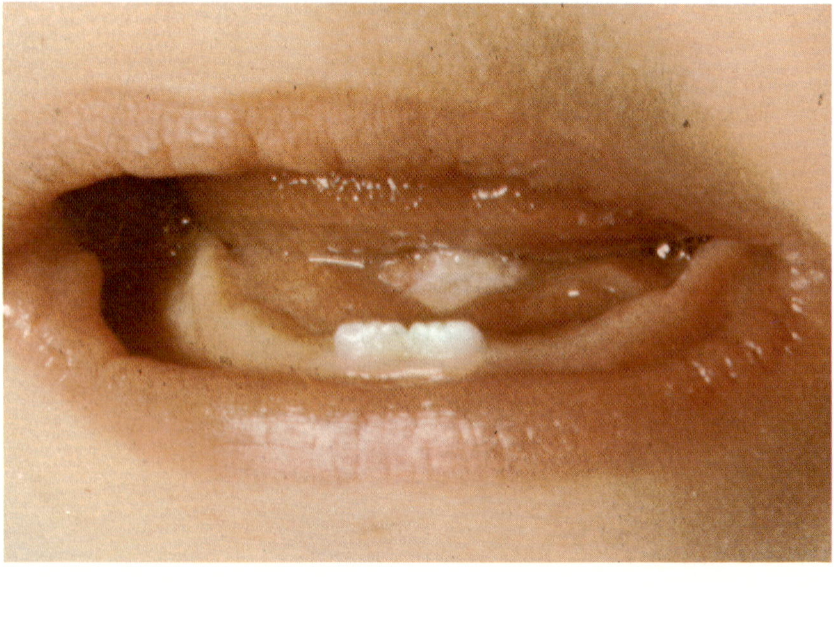

89

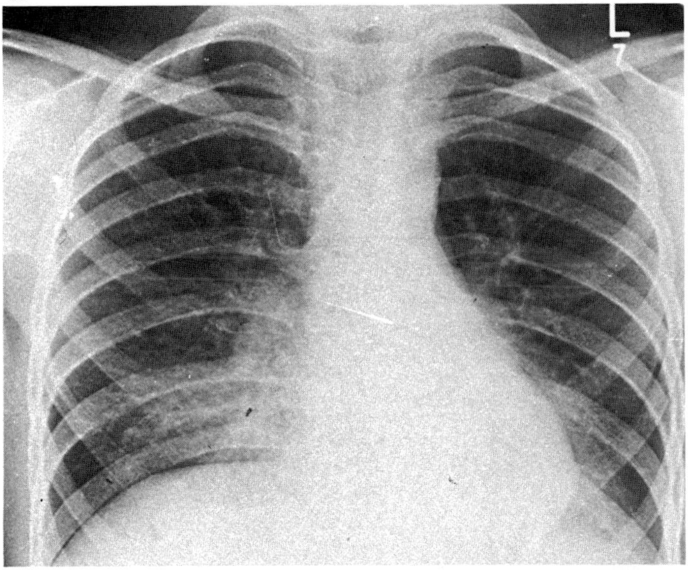

90

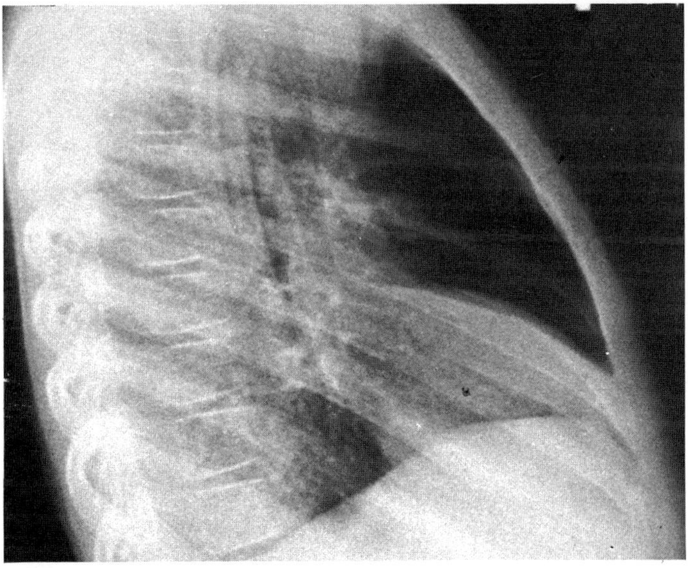

Infección por salmonelas

El género *Salmonella* está formado por alrededor de 2.000 serotipos ampliamente distribuidos por todo el mundo. Se trata principalmente de bacterias parásitas intestinales, aunque a menudo se encuentran en las aguas de desecho, el agua y los alimentos. Se han detectado miembros de este grupo en una gran variedad de huéspedes, entre los que se encuentran los mamíferos, las aves, los anfibios y los reptiles. Sólo algunas salmonelas muestran especificidad de huésped; la mayoría no lo hacen. En el hombre, son responsables de las fiebres tifoidea y paratífica y de distintas intoxicaciones alimenticias.

La fiebre tifoidea es una infección generalizada producida por *S. typhi.* La fiebre paratífica puede manifestarse como una infección generalizada o como una gastroenteritis aguda. Los microorganismos causantes de la fiebre paratífica son *S. paratyphi* A, B o C. Tanto las infecciones tifoideas como las paratíficas proceden, en último término, de las heces u orina de un caso o de un portador humano, y los microorganismos pueden transmitirse a través de alimentos o agua contaminados.

En brotes de intoxicación alimenticia en el hombre, se han encontrado muchos serotipos de salmonelas. Estos microorganismos suelen proceder de un foco animal, aunque a veces se diseminan a partir de casos o portadores humanos. En la mayoría de los ataques, la salmonela queda confinada al intestino, donde provoca gastroenteritis aguda. Se produce a veces una invasión local de la pared intestinal con supuración; en otros casos, se observa paso al torrente sanguíneo, lo que puede dar lugar a una infección metastásica de las meninges o del hueso.

Microorganismo

91 Microfotografía electrónica de una salmonela. Las salmonelas son bacilos gramnegativos no esporulados que miden de 2 a 4 μm de longitud. Poseen una motilidad activa y tienen numerosos y largos flagelos. Casi todas las cepas son fimbriadas y es raro que formen cápsulas.

91

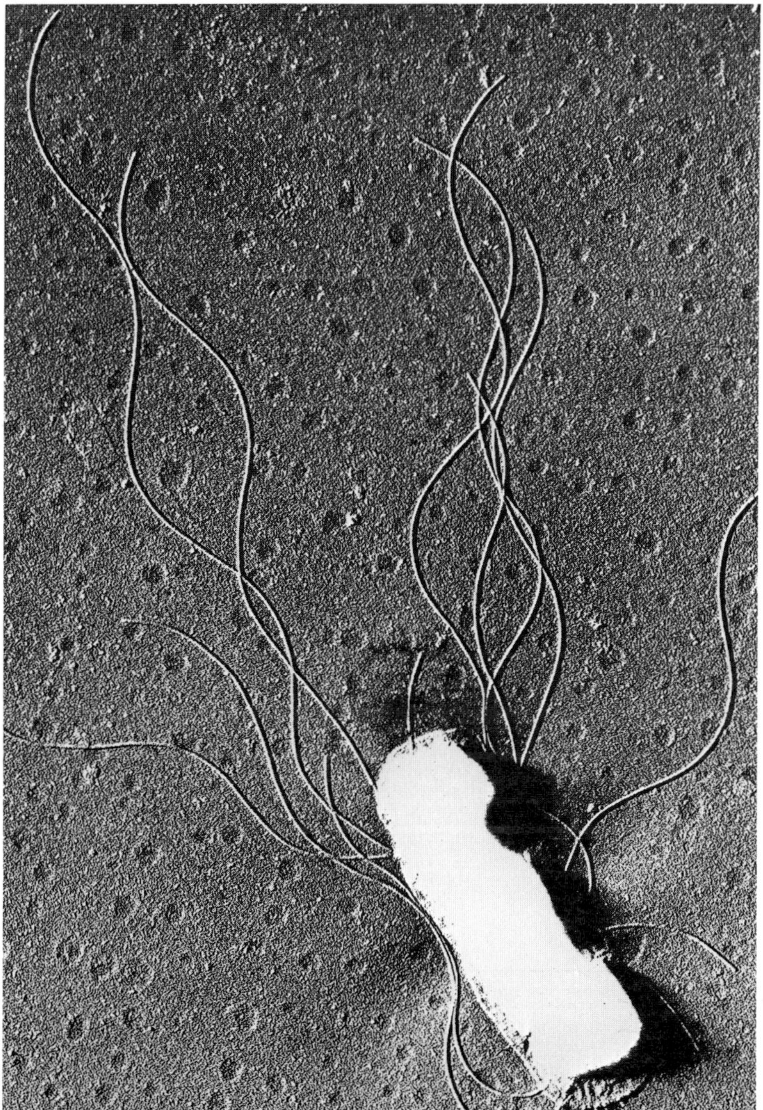

92 Aglutinación O. En la aglutinación de tipo O, los grumos son pequeños y granulosos. La visión se facilita utilizando una lupa y buena iluminación. Las bacterias en aglutinación H se mantienen unidas mediante los flagelos engrosados y entrelazados, mientras que en la O se produce un enlace polar.

93 Aglutinación H. Las salmonelas contienen antígenos flagelares (H) y antígenos somáticos (O). La clasificación de Kauffmann-White del género se basa en la estructura antigénica de los serotipos. Algunos miembros de este grupo, sobre todo el bacilo tifoideo, poseen además otro antígeno somático, Vi, que también se encuentra en algunas cepas de *Escherichia* y *Citrobacter.* Durante la evolución de las fiebres tifoidea y paratífica, se desarrollan en el suero del paciente anticuerpos aglutinantes frente a los antígenos H y O. La detección de estos antígenos es la base de la prueba de Widal.

En la aglutinación de tipo H, es fácil observar una grosera floculación, visible a simple vista con buena luz. Obsérvese el contraste con el sedimento del tubo de control.

92

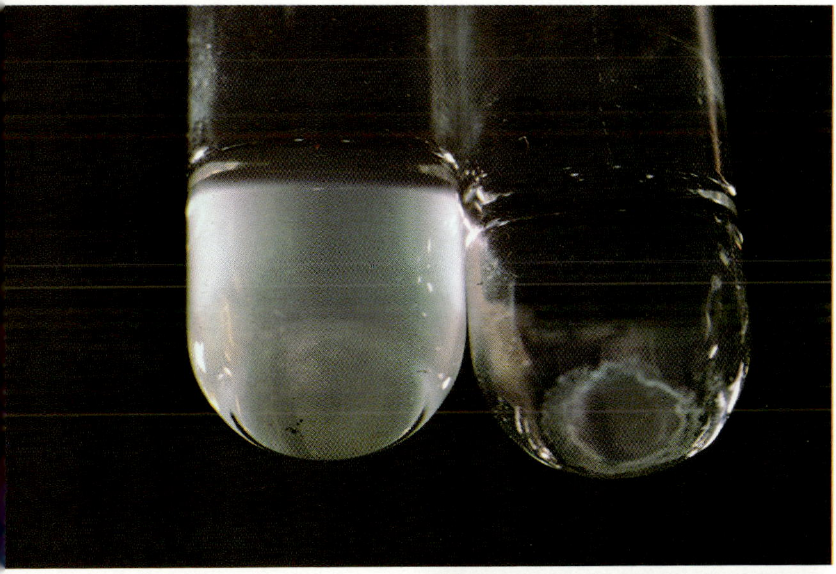

93

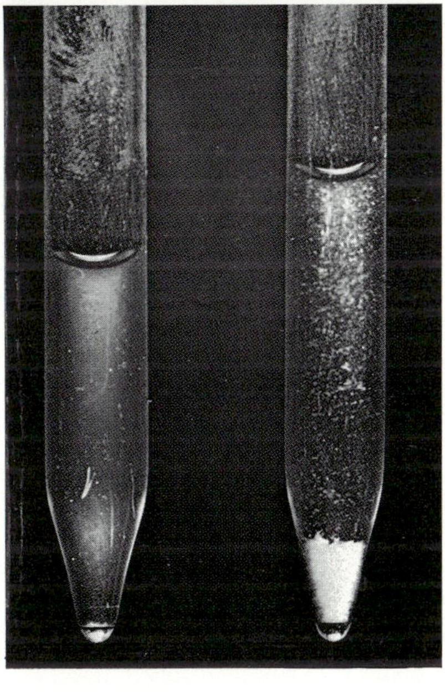

Características clínicas de la fiebre tifoidea

94 Gráfico de temperatura en escalera de la fiebre tifoidea. El comienzo suele ser insidioso, con letargia, mal estado general, cefalea frontal, dolores musculares y dolores articulares. Es frecuente que exista tos seca. La temperatura se eleva en escalera, alcanzando su cénit al cabo de una semana. La pirexia se mantiene durante la segunda y tercera semanas. Cuando la evolución es favorable, la temperatura cae lentamente por lisis, volviendo a la normalidad en la cuarta semana. Durante la primera semana, la frecuencia cardíaca no aumenta en proporción a la elevación de la temperatura y es raro que supere los 100 latidos por minuto.

95 Distribución de la erupción de manchas rosadas. La erupción típica de la fiebre tifoidea suele aparecer hacia el final de la primera semana, pero se ha retrasado a veces hasta el vigésimo día. Aparece en alrededor de la mitad de los adultos, siendo más rara en los niños. En las personas de piel oscura, estas manchas rosadas son difíciles de distinguir.

La erupción se extiende por el abdomen y el tórax, y a veces también a la espalda y partes proximales de los miembros, aunque es raro que llegue a la cara, las manos o los pies. En este paciente, se han señalado con un círculo las manchas rosadas para facilitar su identificación.

94

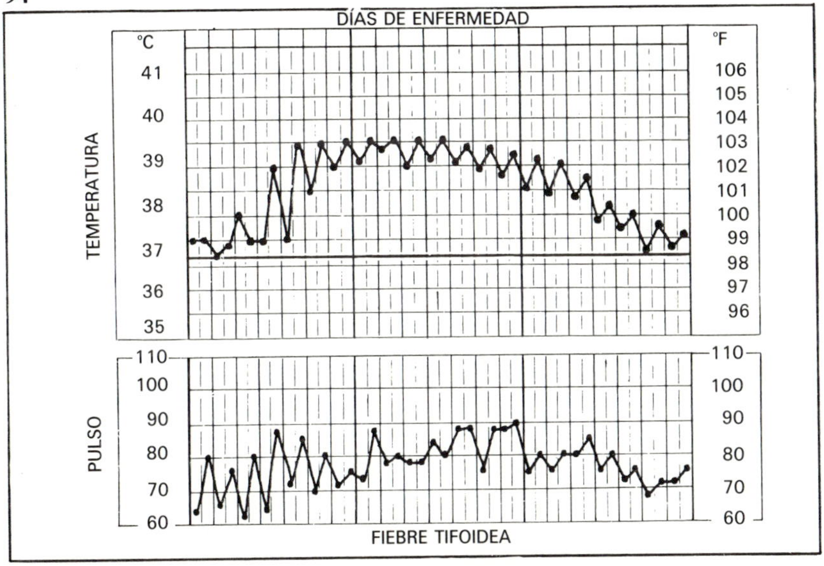
DÍAS DE ENFERMEDAD
°C
41
40
39
38
37
36
35
TEMPERATURA
°F
106
105
104
103
102
101
100
99
98
97
96
110
100
90
80
70
60
PULSO
110
100
90
80
70
60
FIEBRE TIFOIDEA

95

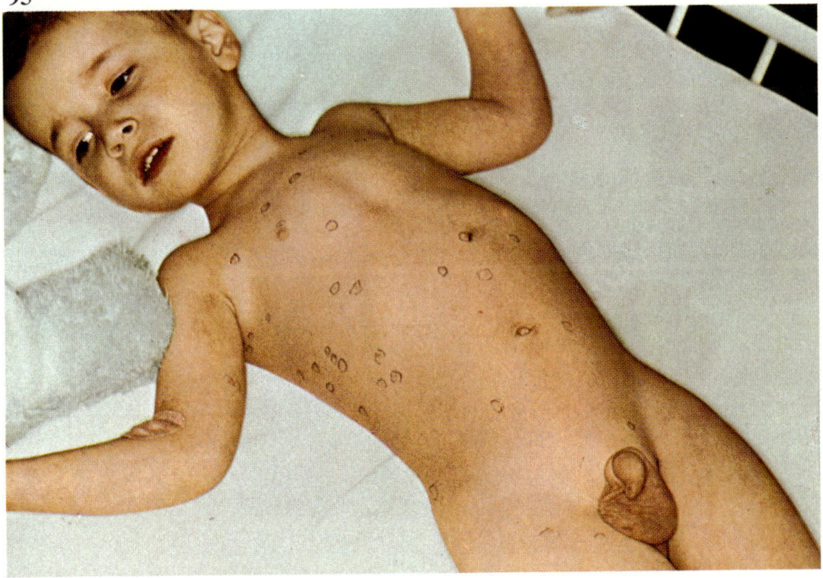

96 Manchas rosadas en la fiebre paratífica. Las manchas rosadas de la fiebre paratífica tienden a ser mayores que las de la tifoidea y la erupción adquiere a menudo un aspecto maculopapuloso. Cuando es intensa, puede confundirse con el sarampión o con la mononucleosis infecciosa, error que se evita prestando una cuidadosa atención a la historia y a los demás signos.

97 Manchas rosadas abdominales en la fiebre tifoidea. La erupción de la fiebre tifoidea consiste en unas máculas o maculopápulas aisladas y rosadas de 2 a 4 mm de diámetro. Las lesiones aparecen en brotes durante un período de una o dos semanas y cada una de las lesiones persiste durante 3 o 4 días. Las manchas tienden a reaparecer durante las reactivaciones e incluso se han observado en la convalecencia.

Las manchas rosadas son casi imposibles de detectar en pieles oscuras y, cuando son poco numerosas, también pasan inadvertidas con facilidad en las claras. Se han señalado con un círculo dos manchas situadas sobre el lado del abdomen de este paciente, pudiéndose así reconocer las nuevas manchas cuando van surgiendo.

96

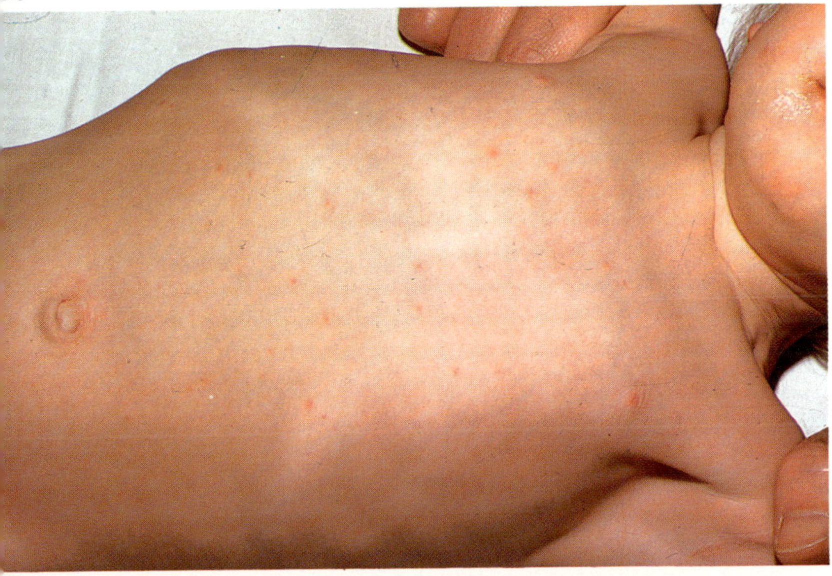

97

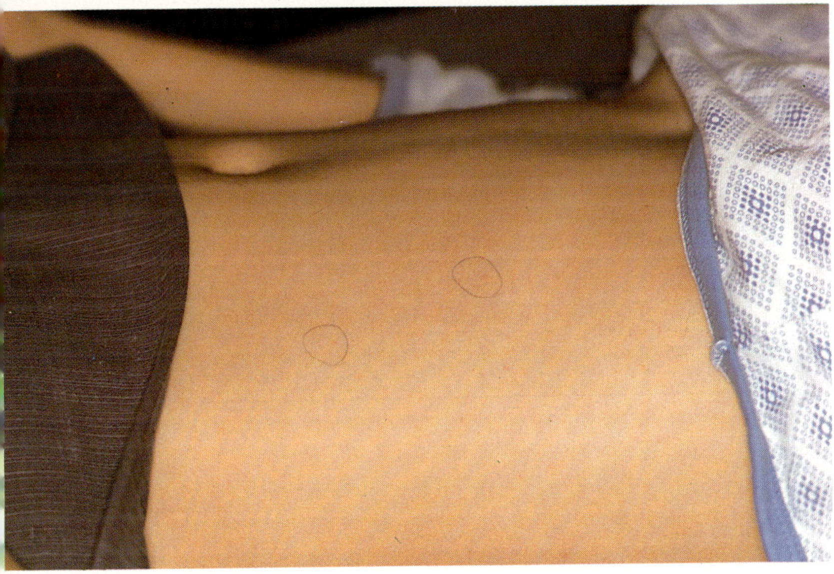

98 Aproximación a las manchas rosadas. Las manchas rosadas consisten en máculas o maculopápulas rosadas de 2 a 4 mm de diámetro que se blanquean con la presión. Una gota de aceite sobre la mancha incrementa la intensidad del color y la hace más prominente.

99 Abdomen tifoideo. Durante la primera semana de la enfermedad, la mayoría de los pacientes se quejan de malestar abdominal. A medida que progresa el ataque, el abdomen se distiende y se hace sensible e hinchado a la palpación. El estreñimiento inicial deja paso a la diarrea en casi la tercera parte de los casos.

98

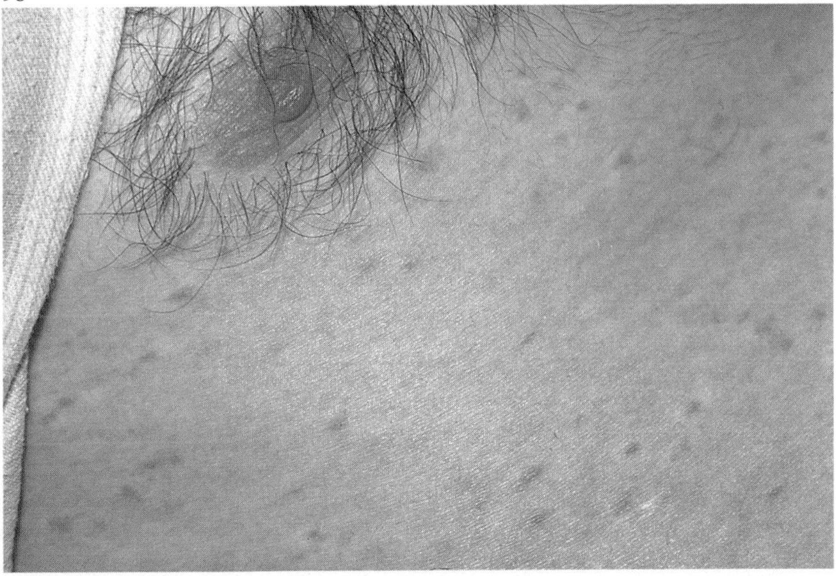

99

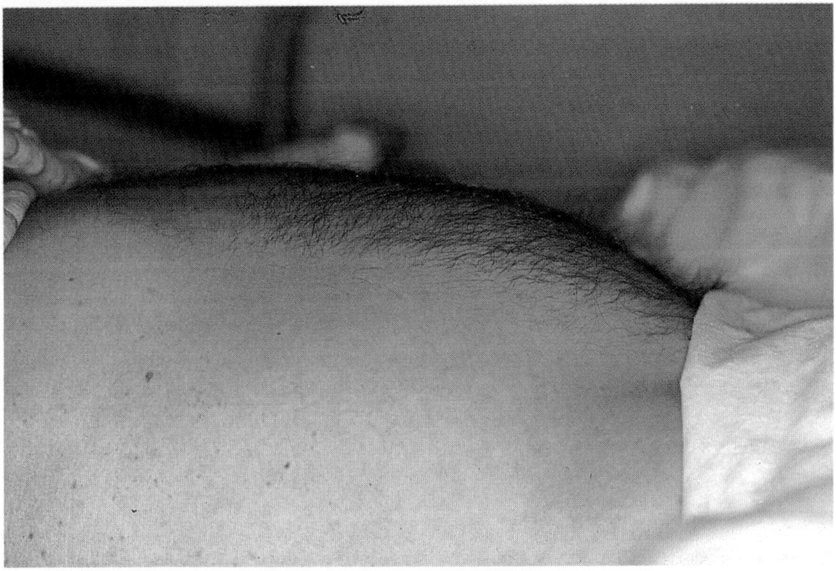

Complicaciones de la fiebre tifoidea y de otras infecciones por salmonellas

100 Radiografía simple de abdomen en el íleo paralítico. En la segunda o tercera semanas de una fiebre tifoidea, el enfermo puede desarrollar un íleo paralítico con aumento de la distensión del abdomen y vómitos persistentes. La radiografía simple del abdomen puede mostrar asas intestinales dilatadas con niveles líquidos. Esta complicación suele responder al tratamiento médico habitual, con aspiración gástrica e infusión intravenosa para mantener el equilibrio hidroelectrolítico.

101 Placas de Peyer ulceradas. Durante la primera semana de la fiebre tifoidea, las placas de Peyer del intestino delgado se encuentran tumefactas y congestivas. El tejido linfoide está infiltrado por un gran número de macrófagos derivados del sistema reticuloendotelial. La mucosa situada entre las placas suele aparecer normal, aunque a veces presenta una inflamación aguda.

En los ataques graves, el tejido linfoide sufre necrosis y aparecen detritus que se eliminan durante la tercera semana, dejando una característica úlcera. Estas úlceras son más numerosas en el íleon terminal y se disponen paralelas al eje longitudinal del intestino. La mayoría se limitan a la mucosa o a la submucosa, pero algunas penetran en la muscular y pueden alcanzar la serosa, provocando hemorragias y perforación. En los casos favorables, las úlceras cicatrizan por granulación, con mínima formación de cicatrices.

102 Histología del intestino en la fiebre tifoidea (H y E). Se observan numerosas células mononucleares grandes y redondeadas. Estos histiocitos modificados tienen un abundante citoplasma opaco y se los conoce a veces como «células tifoideas». Existe además un moderado número de linfocitos, pero son raros los leucocitos polimorfonucleares. (A = «célula tifoidea», B = linfocito.)

103 Radiografía de la vesícula biliar. La colecistitis crónica puede ser secundaria a un ataque agudo de fiebre tifoidea o desarrollarse de forma insidiosa. A menudo se asocia a colelitiasis y puede perpetuar el estado de portador. La colecistectomía puede eliminar la infección en el 68 al 90% de los portadores crónicos fecales. La colecistitis aguda aparece en menos del 2% de los casos de fiebre tifoidea y es más frecuente en la mujer, sobre todo en las de más edad y obesas.

100

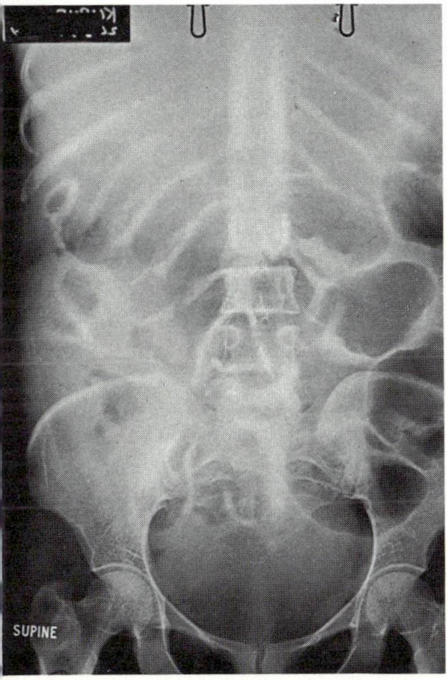

101

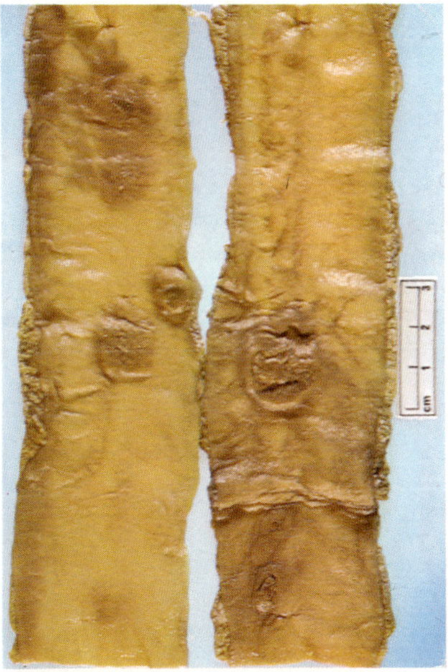

102

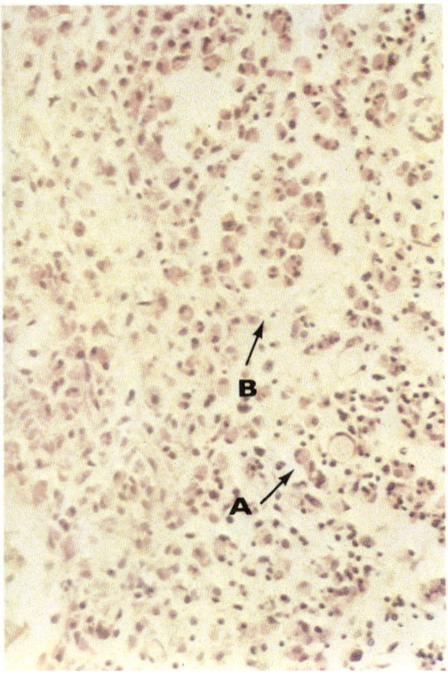

103

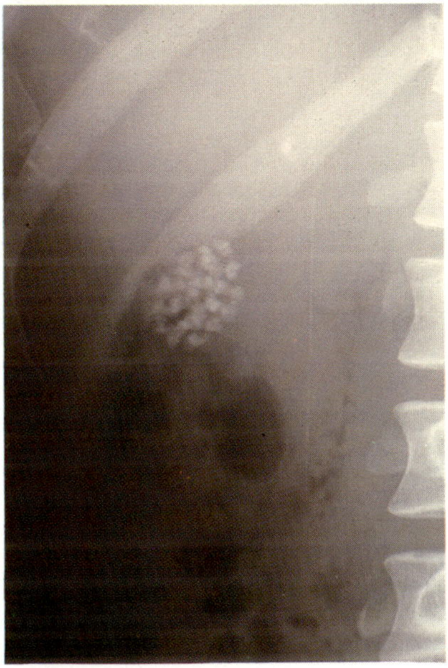

104 Gráfico: respuesta al tratamiento con cloramfenicol. La temperatura cae lentamente por lisis durante un período de tres a cuatro días.

105 Gráfico: tratamiento combinado con cloramfenicol y corticoides. En los pacientes gravemente enfermos, la combinación de cloramfenicol y corticoides puede conseguir un brusco descenso de la temperatura, con mejoría espectacular del estado general. A altas dosis, la combinación puede producir una caída precipitada de la temperatura a niveles inferiores a los normales, lo que va acompañado de trastornos circulatorios, aunque si las dosis son moderadas este problema rara vez se presenta. El riesgo de agravamiento, desencadenamiento de hemorragias o perforación parece más bien teórico.

104

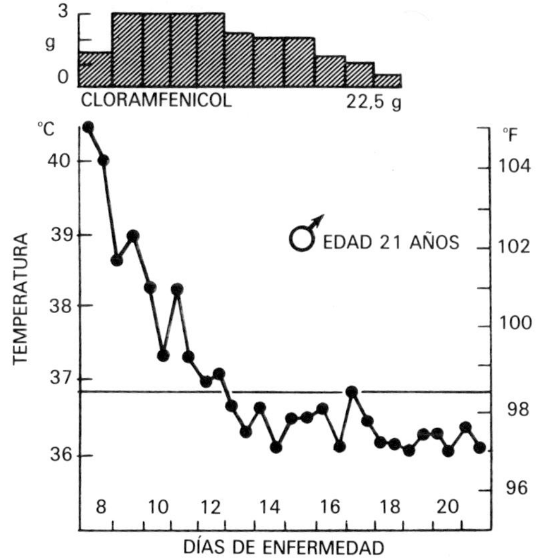

FIEBRE TIFOIDEA tratada con CLORAMFENICOL

105

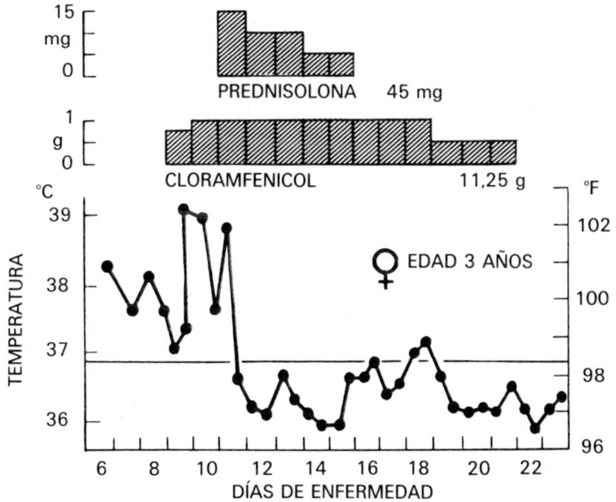

FIEBRE TIFOIDEA tratada con CLORAMFENICOL Y ESTEROIDES

106 Gráfico: reactivación y tratamiento. El índice de reactivaciones de la fiebre tifoidea no tratada varía entre el 5 y el 15%. En los casos tratados con cloramfenicol durante menos de 14 días, el índice de reactivaciones aumenta y puede superar el 50%. Cuando se administra cloramfenicol durante períodos más prolongados, las reactivaciones afectan a menos del 10% de los pacientes. Las recidivas suelen aparecer de 7 a 10 días después de que la temperatura haya vuelto a la normalidad, aunque es frecuente que se retrasen en los pacientes tratados con cloramfenicol, habiéndose observado incluso después de 3 semanas de temperatura normal. Las reactivaciones suelen ser más cortas y leves que el ataque original, pero pueden resultar fatales. La enfermedad sigue un patrón similar al del primer ataque y pueden reaparecer las manchas rosadas.

107 Columna tifoidea. Radiografía de la columna lumbar: proyección anteroposterior. La osteomielitis y la artritis son complicaciones raras de la fiebre tifoidea. Durante la convalecencia tardía puede aparecer una periostitis, que suele afectar la tibia y las costillas. A veces se forman abscesos, con una supuración en la que se encuentra *Salmonella typhi.*

La osteomielitis de la columna vertebral puede ser secundaria a un ataque de fiebre tifoidea. En algunos casos, se debe directamente al bacilo tifoideo, pero en otros se trata de una infección secundaria de la que es responsable el bacilo tuberculoso. La proyección anteroposterior muestra afectación de L4 y L5.

106

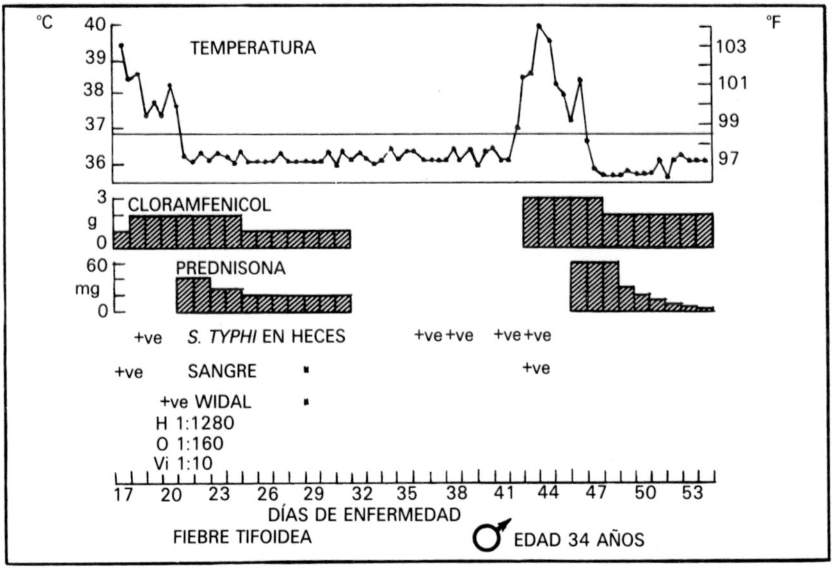
°C
40
39
38
37
36
TEMPERATURA
°F
103
101
99
97
3
g
0
CLORAMFENICOL
60
mg
0
PREDNISONA
+ve S. TYPHI EN HECES +ve +ve +ve +ve
+ve SANGRE +ve
+ve WIDAL
H 1:1280
O 1:160
Vi 1:10
17 20 23 26 29 32 35 38 41 44 47 50 53
DÍAS DE ENFERMEDAD
FIEBRE TIFOIDEA
EDAD 34 AÑOS

107

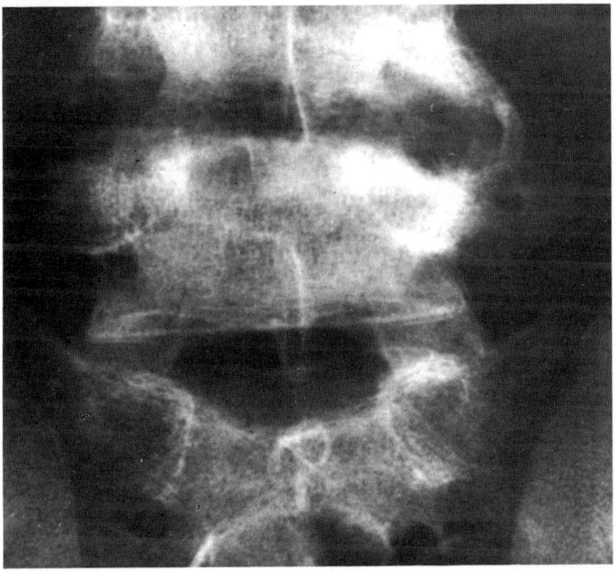

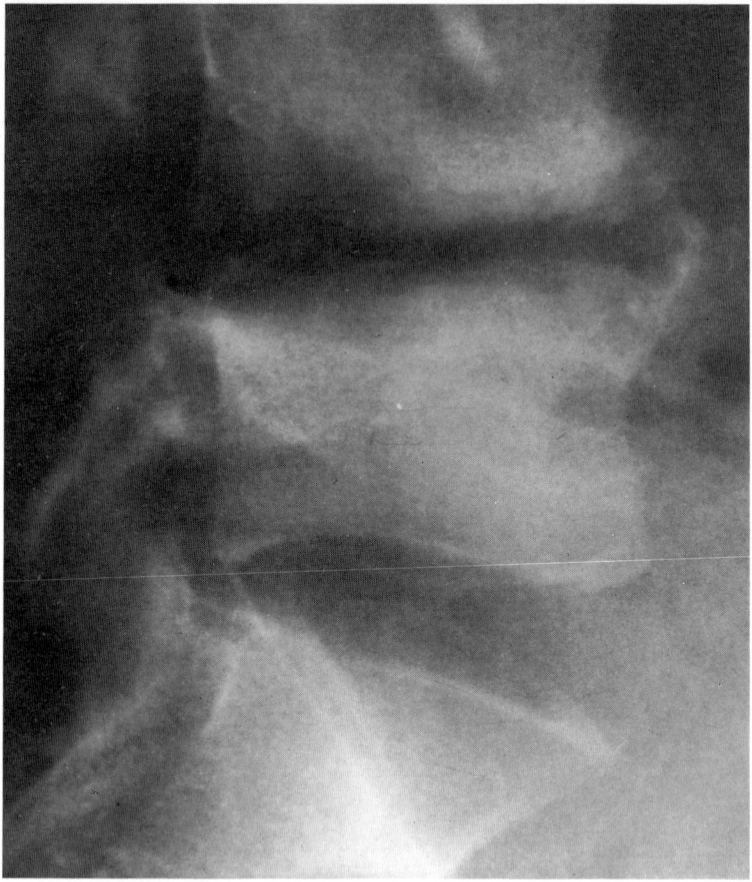

108 Columna tifoidea. Radiografía de una vértebra lumbar: proyección lateral. La columna muestra áreas de descalcificación y un depósito irregular de hueso nuevo en la quinta vértebra lumbar de un paciente con infección tifoidea.

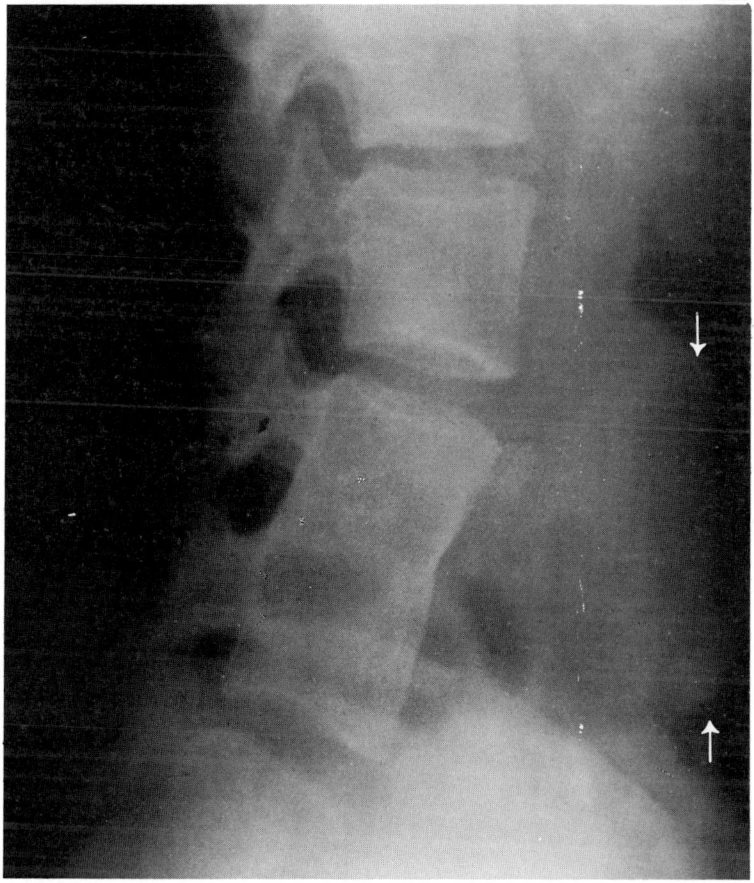

109 Osteomielitis de la columna y abscesos del psoas en la fiebre paratífica B. La probabilidad de que la infección por la paratífica B produzca una lesión supurativa del tipo de osteomielitis es mayor que en la paratífica A. La proyección lateral de la columna lumbar muestra un gran absceso en el psoas, originado a partir de una infección paratífica de L4 y L5. Los cuerpos vertebrales están fusionados. A pesar de que el ataque de paratífica había ocurrido muchos años antes, se pudo cultivar el microorganismo en el pus obtenido al drenar la lesión durante la intervención. (Las flechas indican el absceso.)

110 Anemia de células falciformes con osteomielitis paratífica. Los pacientes con anemia de células falciformes son muy susceptibles a la infección ósea por salmonelas. La osteomielitis por salmonela suele presentarse en niños y afecta normalmente los huesos largos, pudiendo afectar más de uno.

La radiografía muestra alteraciones características de la osteomielitis en un niño pequeño con infección paratífica B del cúbito y el radio. Obsérvense la descalcificación parcheada y la reacción perióstica.

111 Anemia de células falciformes con osteomielitis como complicación de una intoxicación alimenticia. Radiografía de la tibia. La osteomielitis puede presentarse como complicación de una intoxicación alimenticia por salmonelas en enfermos con anemia de células falciformes. El diagnóstico no es fácil, pero siempre hay que tener en cuenta esta posibilidad cuando un enfermo con anemia de células falciformes presente fiebre persistente y dolor localizado durante o después de una intoxicación alimenticia por salmonela. Los hemocultivos pueden mostrar una invasión sistémica por salmonela, aunque a veces pasan tres o más semanas antes de que lleguen a detectarse las alteraciones radiográficas.

110

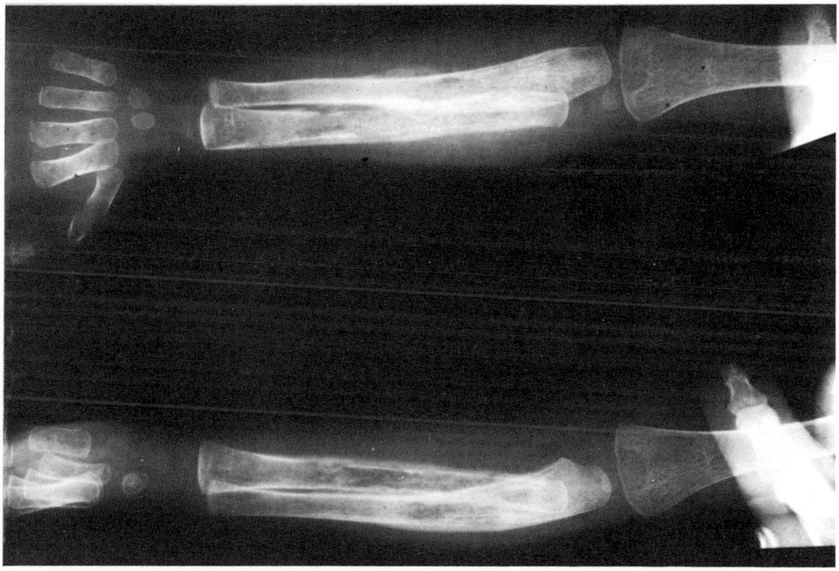

111

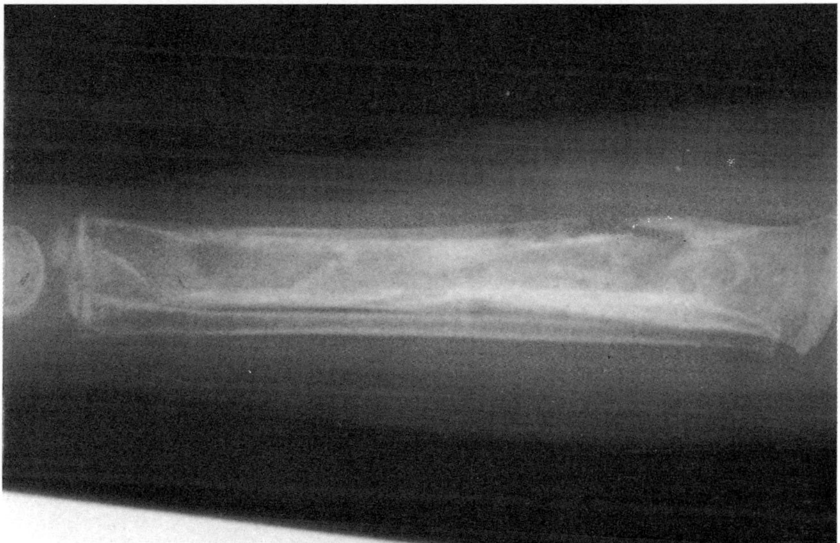

Gastroenteritis

La gastroenteritis puede afectar a cualquier grupo de edad, pero es más grave en niños pequeños, entre los que se produce el mayor número de muertes. En muchos casos no es posible aislar bacteria patógena alguna ni demostrar un virus frente al que se produzca una respuesta de anticuerpos. Algunos brotes se asocian a cepas enteropatógenas de *Escherichia coli,* lo que es especialmente frecuente en niños menores de 2 años, produciéndose una fácil diseminación en centros médicos. Otros microorganismos que suelen producir gastroenteritis en todos los grupos de edad son *Campylobacter,* una bacteria microaerófila de tipo vibrión y gramnegativa.

112 Fotografía con microscopio electrónico de rotavirus. El microscopio electrónico ha permitido detectar distintos virus en las heces de los pacientes con gastroenteritis. Los más habituales tal vez hayan sido los rotavirus, un virus RNA de doble cadena, con un característico aspecto en rueda cuando se observa con el microscopio electrónico. La gastroenteritis por rotavirus es especialmente frecuente en niños de 6 meses a 2 años, aunque también puede afectar a niños mayores y a adultos. La gastroenteritis varía mucho según la etiología de la infección y la edad del paciente. En lactantes y niños pequeños, los vómitos y la diarrea conducen rápidamente a la deshidratación y al desequilibrio electrolítico, por lo que la gastroenteritis es, en este grupo, una enfermedad grave con mortalidad apreciable. En niños mayores y adultos, la enfermedad puede resultar molesta, pero rara vez es fatal.

Características clínicas

113 Deshidratación: leve (niño blanco). En la deshidratación leve, puede haber una pérdida de hasta un 5% del peso corporal. El niño está irritable y llora con poca fuerza. Como consecuencia de la vasoconstricción, la piel es pálida, pero los labios siguen teniendo un color rosa fuerte, debido a la hemoconcentración.

114 Deshidratación: leve (niño negro). Las características clínicas son muy similares, pero el color de los labios no contrasta tan nítidamente con la piel oscura.

112

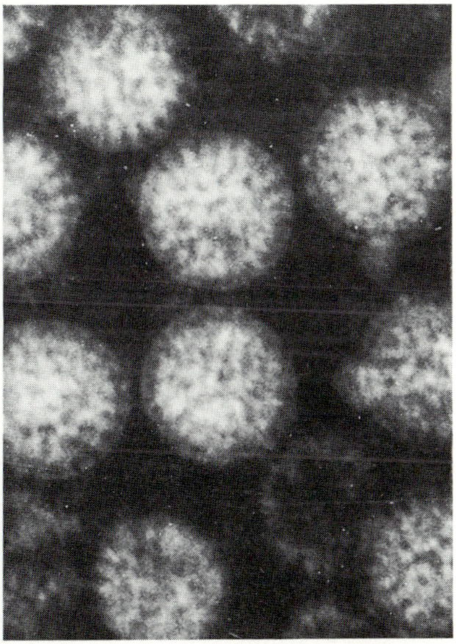

113

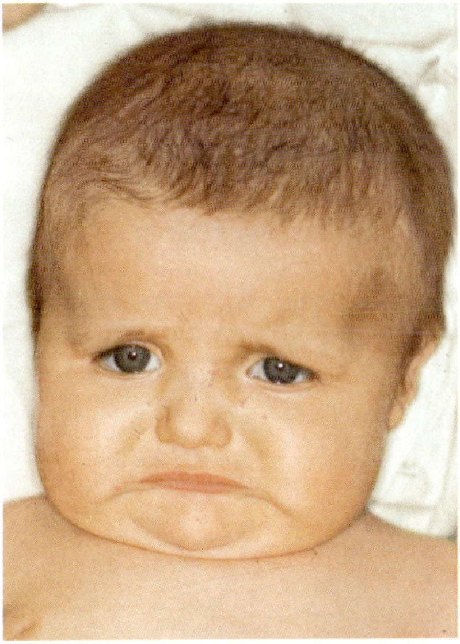

114

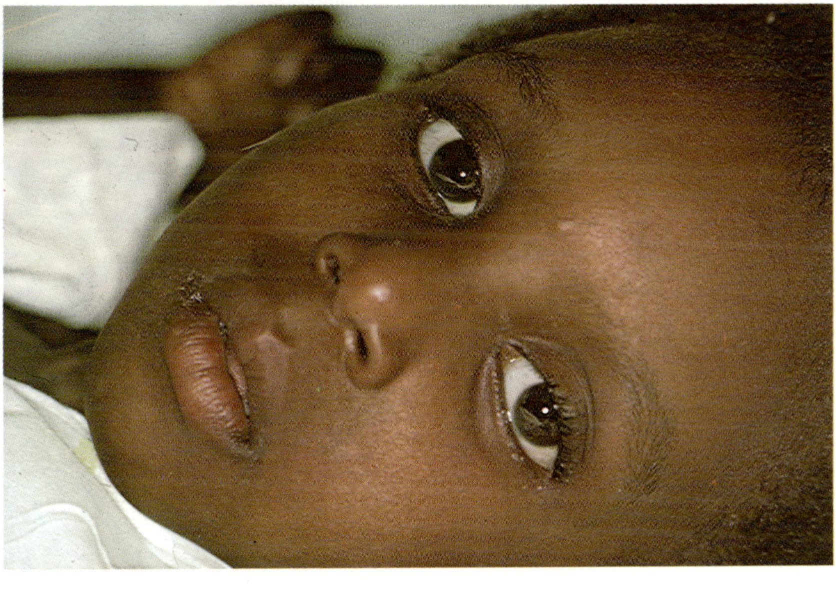

115 Deshidratación: moderada (niño hindú). En la deshidratación moderada, la pérdida de peso alcanza hasta un 10%. La palidez sigue siendo llamativa, pero la irritabilidad deja paso a la postración a medida que avanza la deshidratación. La almohadilla grasa retroorbitaria pierde agua y los ojos se hunden. La fontanela se deprime y la boca se hace saburral.

116 Deshidratación: moderada (niño hindú). La piel pierde la turgencia y la elasticidad. Normalmente, cuando se coge un pliegue cutáneo y después se suelta, vuelve de inmediato a la normalidad, pero si hay deshidratación este fenómeno se retrasa, lo que puede observarse claramente en la pared anterior del abdomen de este niño. Obsérvese la piel arrugada.

115

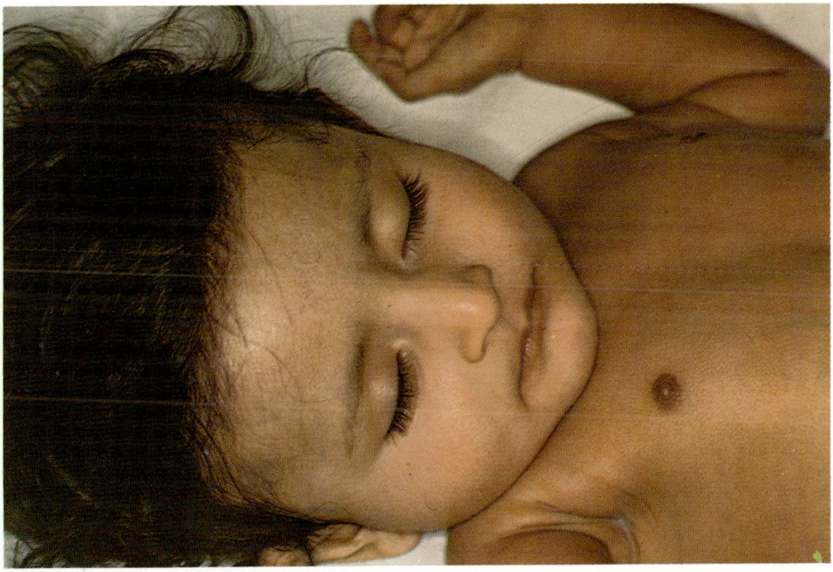

116

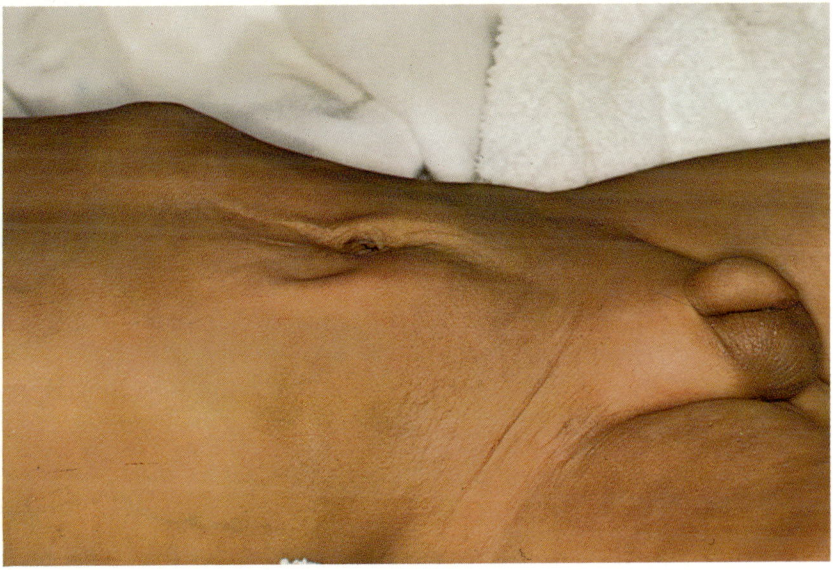

117 y 118 Deshidratación: intensa (niño blanco). En la deshidratación extrema, cuando se pierde del 10 al 15% del peso corporal, se produce una insuficiencia circulatoria periférica. El niño está fláccido y apático. Las extremidades están frías y los pulsos periféricos ausentes. La somnolencia deja paso al coma. Por último, el niño está postrado como si estuviera muerto, con los globos oculares rotados hacia arriba, mostrando una porción de esclerótica blanca entre los párpados semicerrados. Siempre existe oliguria y la concentración de urea en sangre se eleva rápidamente. Pueden producirse hemorragias gastrointestinales. Suele haber acidosis. La mortalidad en estos casos de deshidratación extrema es del 50%.

117

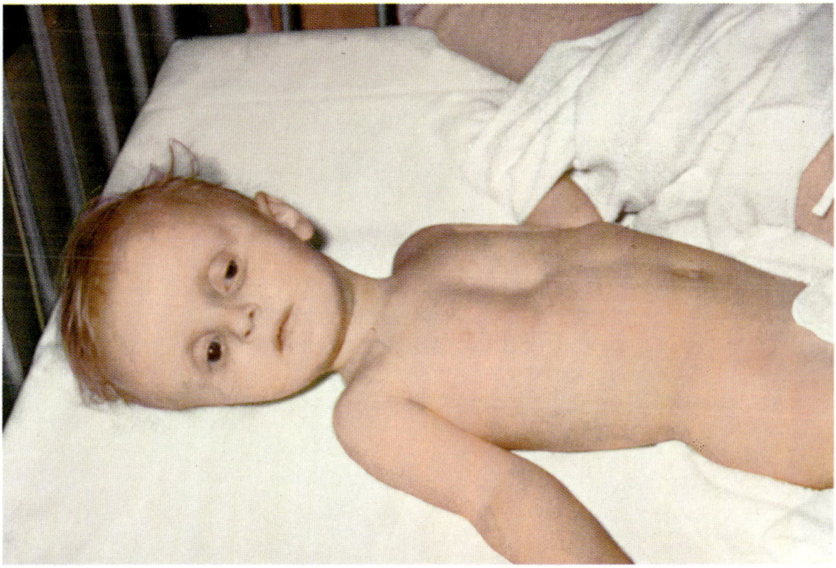

118

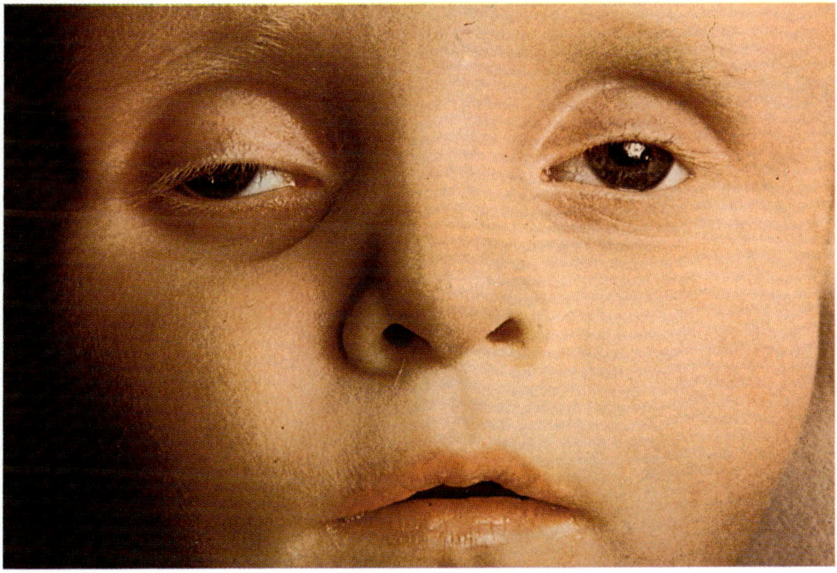

119 Hipernatremia: congestión conjuntival. Puede sospecharse clínicamente una deshidratación hipernatrémica cuando un niño deshidratado está muy irritable o tiene rigidez de nuca. En este grupo son frecuentes las convulsiones, sobre todo si la deshidratación se corrige rápidamente con infusiones hipotónicas. Puede producirse una lesión cerebral permanente o la muerte. La congestión conjuntival es un hallazgo frecuente. El diagnóstico debe confirmarse por determinación de las concentraciones séricas de electrólitos.

120 Marasmo consecutivo a un ataque de gastroenteritis en un niño hindú. En las gastroenteritis graves, el lactante no tolera ningún alimento y la malnutrición le lleva a un estado de deshidratación y emaciación. A pesar de la alimentación parenteral, la mortalidad sigue siendo elevada, oscilando entre el 10 y el 50% en distintos brotes. No es raro observar intolerancias temporales a la lactosa después de casos graves de gastroenteritis. En estos pacientes, la reintroducción de la leche en la dieta exacerba la diarrea.

119

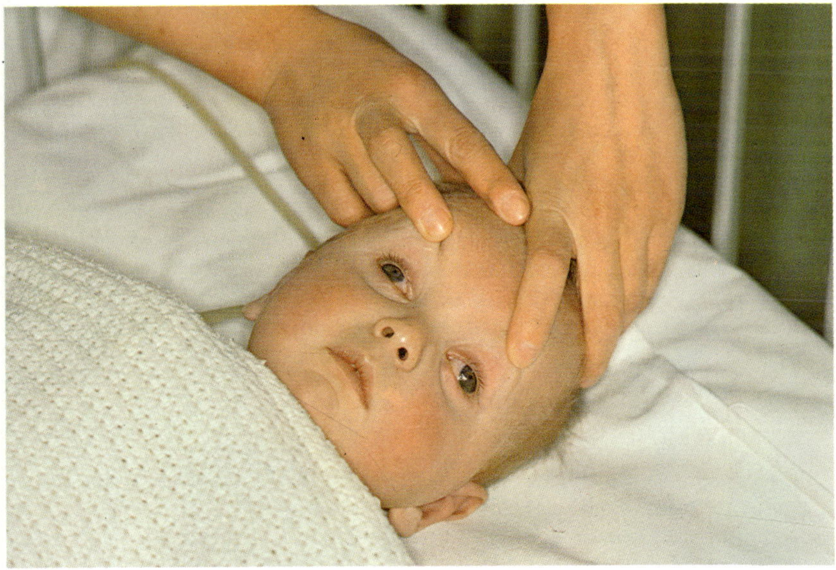

120

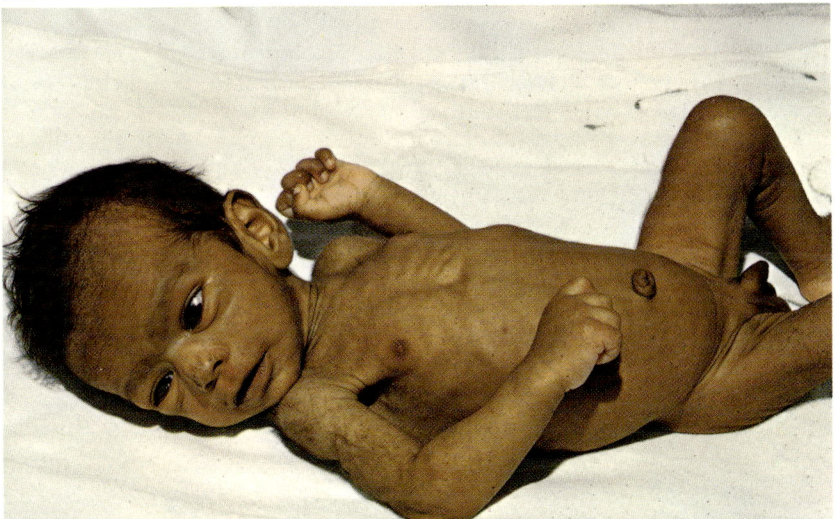

Difteria

Corynebacterium diphteriae, microorganismo causal de la difteria, produce una potente exotoxina que se absorbe a partir del lugar de la infección sobre la superficie del cuerpo y que es llevada hasta el corazón y el sistema nervioso, donde produce una grave lesión. Los casos o los portadores humanos son la única fuente de infección y el contagio se realiza por contacto directo en la escuela o en el hogar, siendo el microorganismo transportado en gotitas o mediante artículos contaminados. Las manifestaciones clínicas varían según la amplitud y el lugar de la lesión local, y el grado de daño que la exotoxina produce sobre las estructuras susceptibles.

Microorganismo

121 ***Corynebacterium diphteriae mitis*** **(tinción de Albert de la extensión).** *C. diphteriae* es un bacilo delgado, inmóvil y grampositivo que mide de 3 a 5 µm de longitud. Puede clasificarse en tres tipos, mitis, intermedius y gravis, según: a) el aspecto de las colonias en un medio de sangre-telurita, b) las reacciones bioquímicas y c) las características tintoriales.

La reacción tintorial con el método de Albert es irregular y a menudo revela gránulos metacromáticos, que pueden ser bipolares o disponerse a lo largo de todo el citoplasma; es frecuente el pleomorfismo. Por el contrario, los bacilos difteroides tienen un aspecto mucho más regular. Sin embargo, la morfología no basta para establecer la distinción entre los distintos tipos de bacilos diftéricos o entre el bacilo de la difteria y otros difteroides; deben tenerse en cuenta las características bioquímicas y de los cultivos.

122 ***Corynebacterium diphteriae gravis.*** **Extensión a partir del cultivo.** El agrupamiento de los bacilos diftéricos es característico. Pueden encontrarse aislados o en grupos, en los que tienden a formar ángulos entre sí, probablemente como consecuencia de una separación incompleta en el momento de la división. Recuerdan a las letras L o V y las combinaciones tienen cierta semejanza con la escritura china o cuneiforme.

121

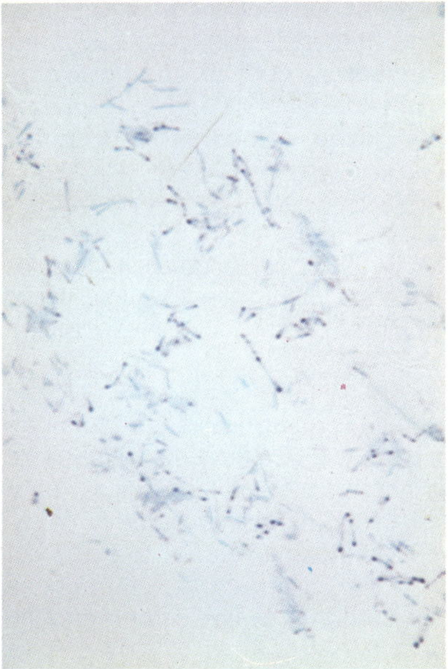

122

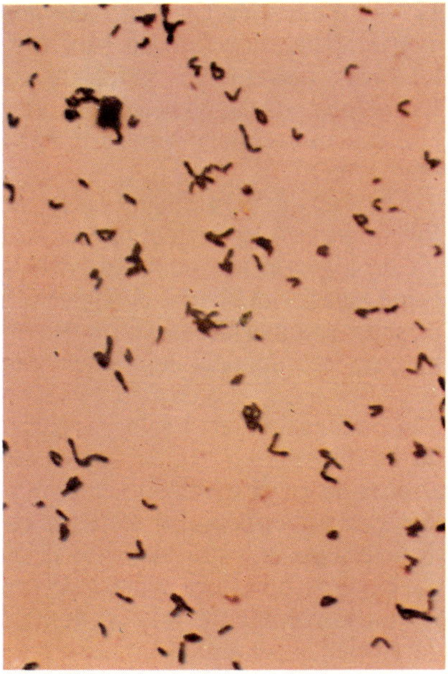

123 Colonias de *C. diphteriae gravis* en medio de McLeod (× 4.4). En el agar telurita chocolate de McLeod, los tres tipos producen colonias características. Las colonias mitis son negras, brillantes y cupuliformes; las de intermedius, puntiagudas, con forma de cabeza de alfiler; las de gravis son mates, con una cúpula central y un borde ondulado, como el centro de una margarita.

Corynebacterium diphteriae fermenta la glucosa, pero no la sacarosa. La forma gravis sólo fermenta el almidón.

Serológicamente, se puede dividir al bacilo diftérico en muchos subtipos principales, y mediante el bacteriófago, al menos en 19 tipos. Algunas cepas de mitis son avirulentas, pero pueden convertirse en productoras de exotoxina bajo la influencia del bacteriófago.

124 Placa de Elek. Las cepas toxigénicas pueden identificarse por una prueba de difusión en gel. Se coloca una tira de papel de filtro impregnada de antitoxina en el medio de cultivo y se siembran los bacilos diftéricos sobre la superficie en ángulos rectos al papel. La toxina del bacilo diftérico difunde hacia los lados a partir de la estría y la antitoxina difunde a partir del papel. Una fina línea blanca de precipitado marca la interfase en la que la toxina se combina con la antitoxina. Este método no es fiable como prueba de virulencia *in vivo.*

En la placa de Elek ilustrada, los dos microorganismos externos no son toxigénicos, los dos más internos son toxigénicos conocidos y el central es el que se está estudiando en relación a los controles. Puede observarse una reacción de identidad entre las líneas producidas por la cepa sospechosa y las dos toxigénicas. No existe reacción en el caso de los dos microorganismos externos no toxigénicos.

125 Prueba de virulencia en el conejo. Los conejos y los cobayas son muy sensibles a la toxina diftérica, por lo que pueden utilizarse para analizar las cepas en cuanto a su virulencia. Se determina la dosis letal mínima, inyectando varias diluciones de toxina por vía subcutánea, mientras que la dosis reactiva mínima se establece por inoculación intradérmica. Las cepas intermedius y gravis son casi siempre virulentas, mientras que las mitis suelen ser avirulentas.

A los dos días de incubación, se observan algunas reacciones positivas en la piel de un conejo, aunque la mayoría son negativas.

123

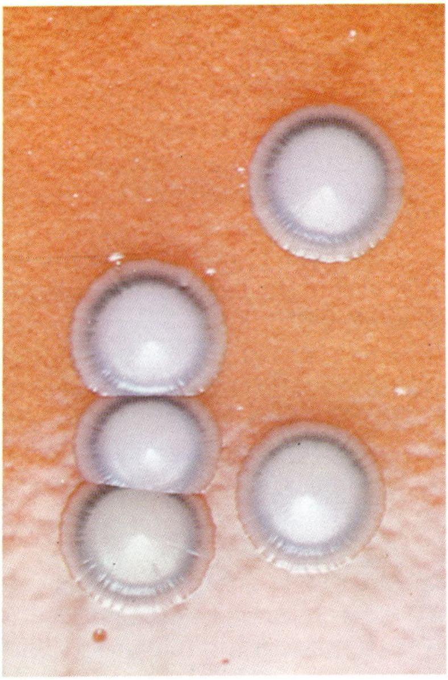

124

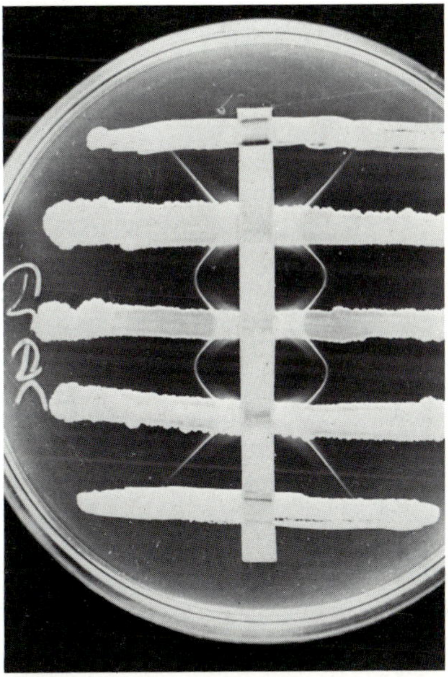

125

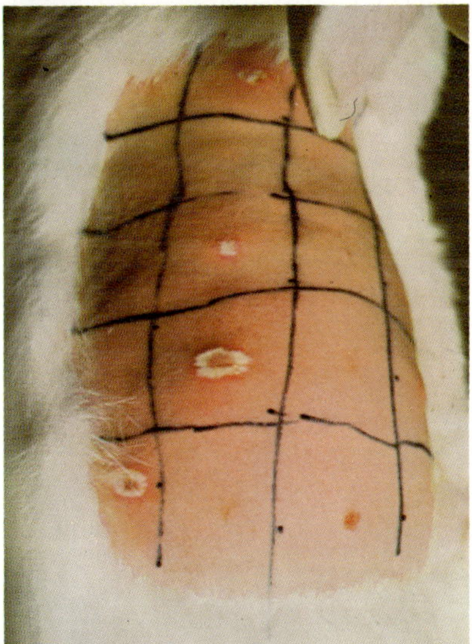

Características clínicas

126 Difteria nasal. Siempre hay que pensar en la posibilidad de difteria o de un cuerpo extraño cuando un niño presenta secreción sanguinolenta unilateral por la nariz. En la difteria nasal anterior, la piel que rodea el vestíbulo o la del labio superior puede estar erosionada y también pueden observarse membranas o costras en el interior de las fosas nasales.

La absorción de la toxina es poco importante, por lo que no existe peligro vital, pero estos pacientes pueden liberar gran cantidad de bacilos diftéricos, por lo que son peligrosos para otras personas.

127 «Cuello de toro» de la difteria. La difteria grave de la garganta va siempre acompañada de una marcada tumefacción del cuello, que da lugar a un aumento del tamaño de los ganglios linfáticos y edema de los tejidos adyacentes. La tumefacción es sólida y dificulta la palpación de los ganglios subyacentes. El dolor es escaso.

128 Distinción entre paperas y «cuello de toro» de la difteria. Si no se explora la garganta de un niño con «cuello de toro» diftérico, se puede llegar, trágicamente, a un diagnóstico erróneo de parotiditis. El niño con una difteria grave está pálido, fláccido y tóxico, mientras que el que tiene paperas está comparativamente bien. Además, la tumefacción de las paperas es superior a la de la difteria y suele rellenar los huecos situados detrás del ángulo de la mandíbula. Una cuidadosa exploración de la garganta establece el diagnóstico.

126

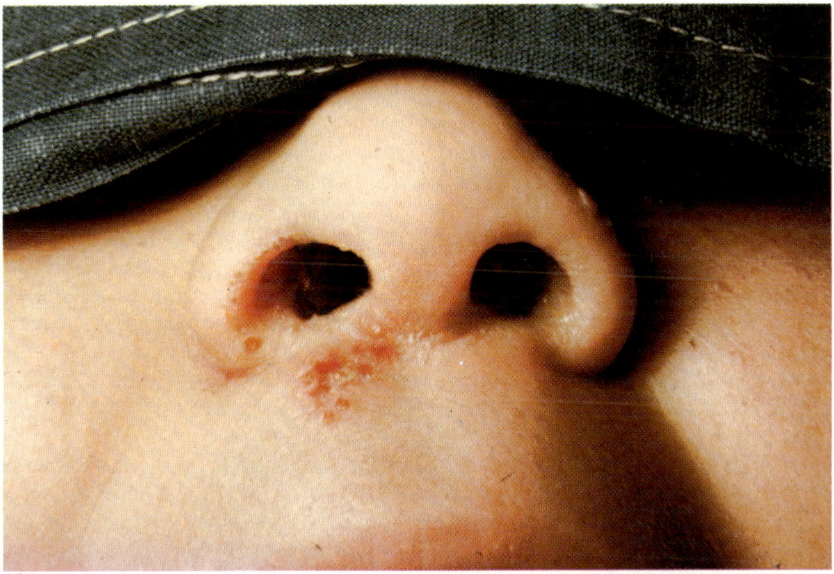

127

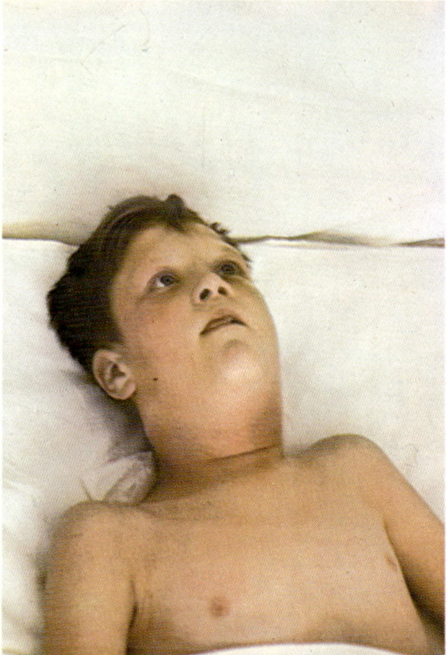

128

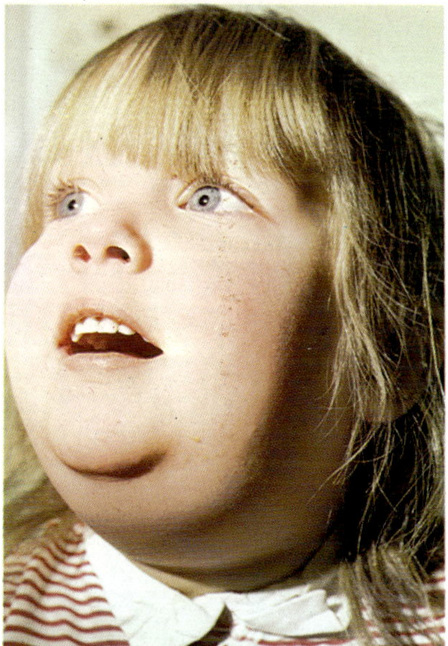

129 Difteria amigdalar. Las membranas se limitan a las amígdalas, en las que la absorción de toxina es moderada. Comienza con una pequeña placa sobre una de las amígdalas, que luego se suele extender a la otra. La membrana es blanco-marfileña o gris-amarillenta, tiene un borde claramente limitado y está rodeada por una estrecha banda de inflamación. El niño está apático y macilento, pero puede no quejarse de dolor de garganta, por lo que la causa de la enfermedad pasaría inadvertida. La fiebre es escasa o nula.

130 Faringitis diftérica grave. En la difteria grave, la membrana puede ser fina y transparente, sobre todo en el borde por el que crece. Sus zonas más antiguas suelen ser gris-amarillentas, aunque si se han producido hemorragias en su interior, el color se alterará y pasará a ser verde o negro. La membrana se adhiere firmemente y cuando se intenta desprenderla se produce una ligera hemorragia. La mucosa subyacente no está ulcerada y la membrana vuelve a formarse al cabo de 24 horas. Las fauces están edematosas.

131 Extensión de la membrana en la difteria faríngea. La membrana se extiende rápidamente desde las amígdalas, a través del paladar blando, hasta la úvula y desde la pared faríngea hacia la nasofaringe. La toxina se absorbe con facilidad y los síntomas generales son intensos, con una palidez cérea, lasitud extrema y somnolencia, que progresa a estupor. La temperatura del paciente puede ser normal y la muerte se produce por insuficiencia cardíaca.

129

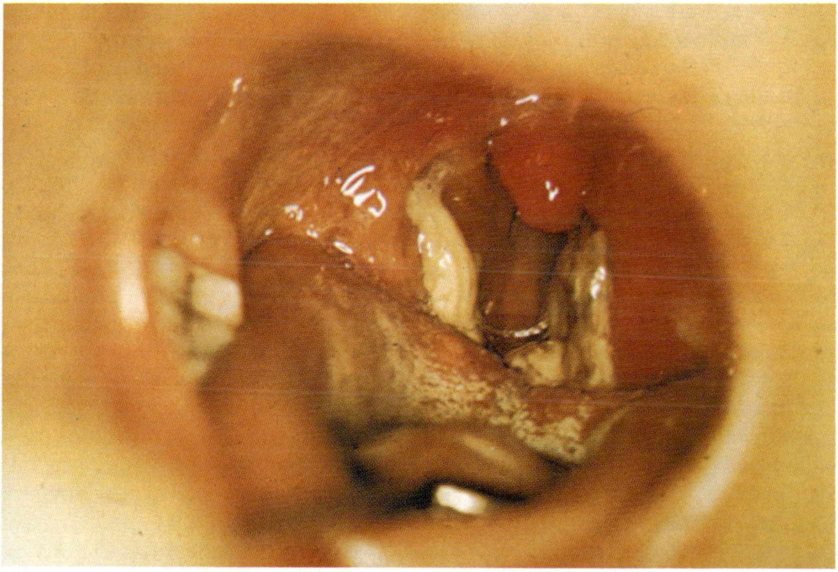

130

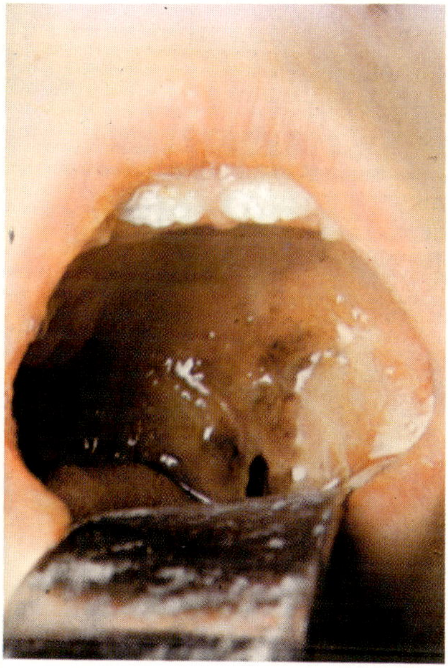

131

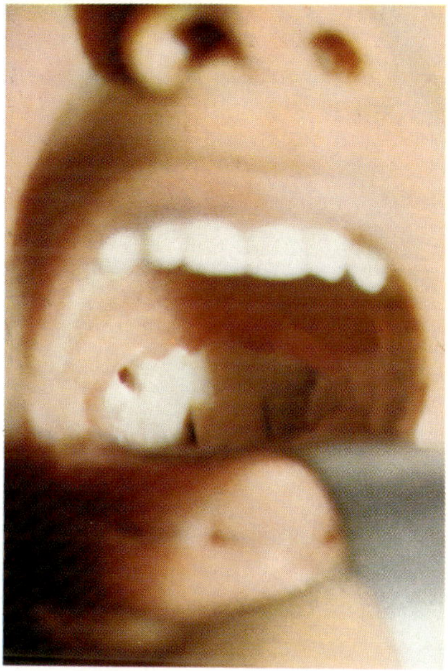

132 Variedad anginosa de la mononucleosis infecciosa. La forma anginosa de la mononucleosis infecciosa tiene un aspecto similar a la difteria, pero el exudado suele conservar un llamativo matiz blanquecino y no se extiende más allá de las amígdalas. A pesar del alarmante aspecto del exudado de las amígdalas, el estado general del paciente es bueno. Las adenopatías generalizadas y la esplenomegalia indican el diagnóstico correcto, que se confirma con el hallazgo de las características células mononucleares en la sangre y con la positividad de la prueba de Paul-Bunnell o una de sus variantes simplificadas.

133 Difteria laríngea. La difteria laríngea puede ser primaria o secundaria a la difteria faríngea. La absorción de toxina es escasa y la enfermedad está dominada por la obstrucción respiratoria causada por la membrana. A medida que la respiración se hace más difícil, los músculos accesorios entran en juego y las partes blandas de la pared torácica y las fosas supraclaviculares resultan succionadas hacia dentro. El niño está inquieto y asustado por tener que luchar para respirar. Por último, deja de poder mantener este violento esfuerzo muscular, cae de espaldas exhausto y muere rápidamente.

El diagnóstico de la difteria laríngea es fácil cuando la membrana es visible en la faringe, pero de lo contrario presenta dificultades. Las formas víricas de laringitis se asocian a signos catarrales en otros lugares de la vía respiratoria y tienen en general un comienzo más brusco que la difteria.

134 Alteraciones histológicas en la traqueobronquitis diftérica. Los bacilos diftéricos, al multiplicarse sobre la mucosa respiratoria, provocan una respuesta inflamatoria. Los tejidos superficiales están infiltrados por leucocitos y exudan un líquido rico en fibrina a partir de los vasos congestivos. Las células epiteliales mueren y se mezclan con las bacterias en un coágulo de proteínas para formar una membrana. En la vía respiratoria inferior, en la que la unión del epitelio ciliado es laxa, la membrana puede desprenderse con facilidad y expulsarse por la traqueotomía o impactarse en la laringe. (A = membrana, B = submucosa infiltrada por leucocitos, C = anillo cartilaginoso.)

132

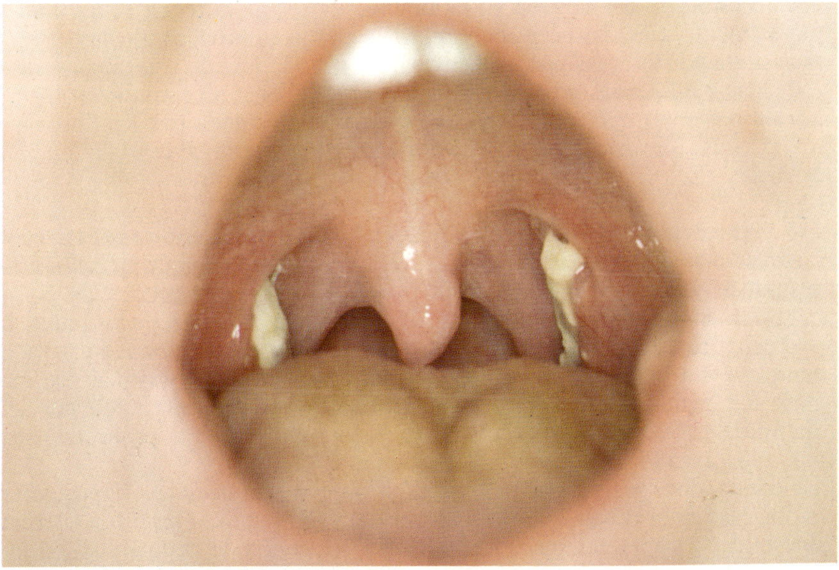

133

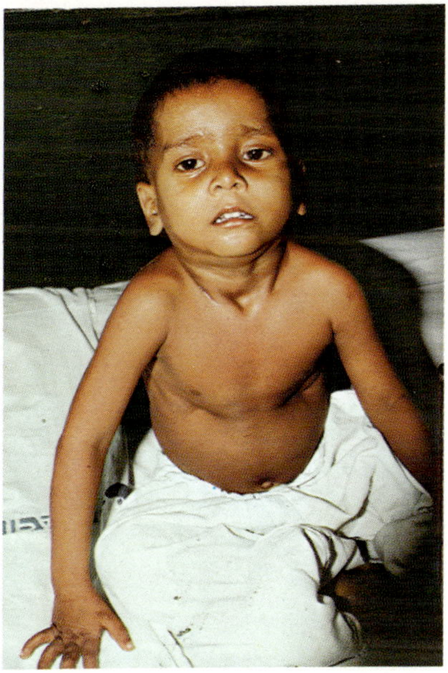

134

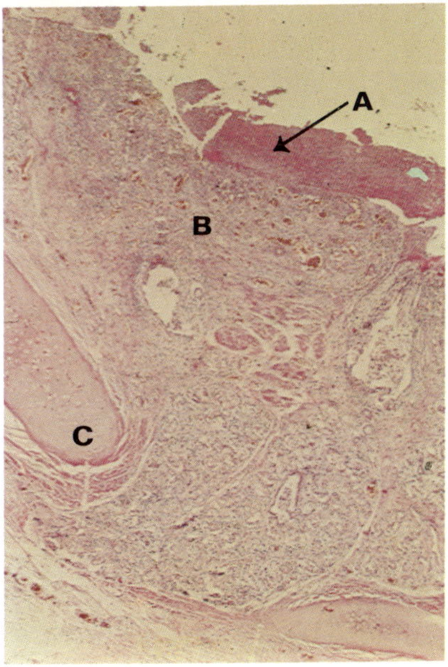

135 Histología del corazón en la difteria. La toxina diftérica actúa fundamentalmente sobre las células del músculo cardíaco, provocando su degeneración grasa. Las áreas parcheadas de miocardio lesionado son rápidamente rodeadas e infiltradas por leucocitos, muchos de los cuales son macrófagos. En los pacientes que sobreviven, la reparación efectuada por los fibroblastos produce cicatrices microscópicas que no parecen alterar la función cardíaca.

136 Alteraciones electrocardiográficas en la difteria. La lesión tóxica del corazón se manifiesta alrededor del octavo a décimo día, aunque en casos graves puede ser más precoz. Los primeros signos son taquicardia y un pulso irregular. En los primeros estadios, son de esperar inversión de las ondas T o alteraciones del segmento ST, a lo que puede seguir un bloqueo cardíaco completo. La inquietud, la palidez, los vómitos, el dolor precordial y la oliguria son signos de pronóstico grave. La muerte suele suceder alrededor del día 15; la supervivencia más allá de ese tiempo hace que el pronóstico sea más esperanzador.

En este electrocardiograma se pueden observar alteraciones importantes en un caso fatal de difteria causada por una cepa mitis. Existe bradicardia sinusal con escapes ectópicos ventriculares, depresión del segmento ST e inversión de las ondas T.

135

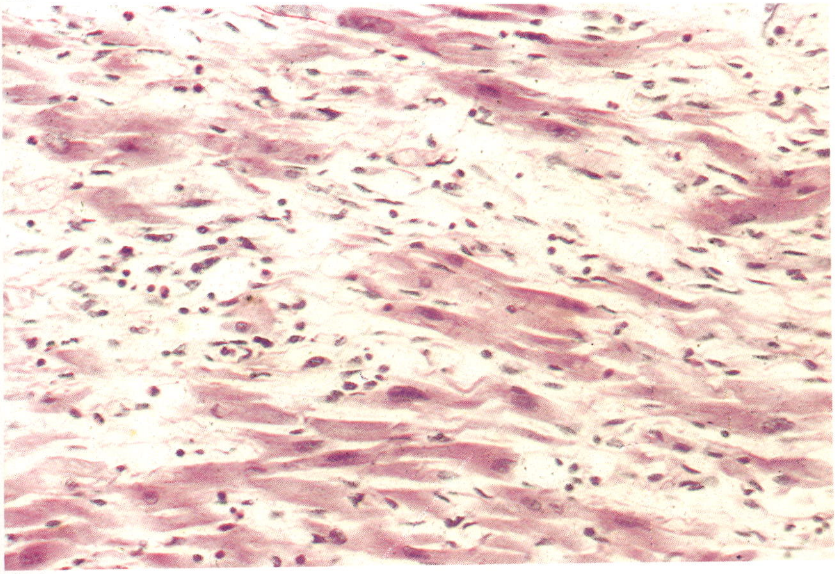

136

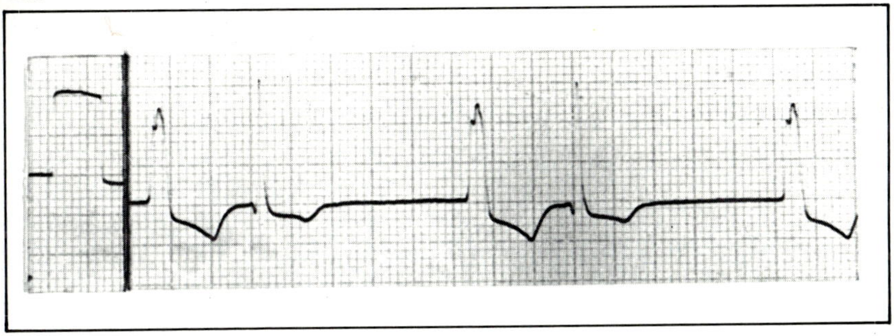

Infección de Vincent

137 Microorganismo de Vincent. Fucsina cerbólica diluida. En determinadas lesiones bucales y en lesiones ulcerosas y necróticas de otras localizaciones, se observa un gran número de bacilos fusiformes y espiroquetas. La espiroqueta, *Borrelia vincentii,* mide de 7 a 18 µm de longitud y hace de 3 a 8 bucles abiertos y laxos. *Fusobacterium fusiforme* tiene forma de cigarro puro y mide de 5 a 14 µm. No es móvil y se trata de un anaerobio estricto. Ambos microorganismos son fáciles de identificar en las extensiones, se tiñen con fucsina cerbólica diluida y son difíciles de cultivar.

138 Angina de Vincent. En las encías sanas es posible encontrar un pequeño número de microorganismos de Vincent. Por lo general, no actúan como patógenos primarios, sino que son invasores secundarios cuando los tejidos superficiales han resultado lesionados o son defectuosos a causa de un traumatismo, otras infecciones, malnutrición, agranulocitosis o leucemia. En los climas templados, la infección se limita a la cavidad oral o a la vía respiratoria, pero en los tropicales se puede encontrar el microorganismo en úlceras cutáneas (véase **356**).

En la angina de Vincent, aparecen a veces úlceras membranosas en las amígdalas o en la faringe. La halitosis es característica, pero existen pocos síntomas generales. La infección se extiende en ocasiones a los tejidos vecinos del paladar.

139 Gingivitis ulcerosa aguda. Cuando se afectan las encías, se produce destrucción de las papilas interdentales, que dejan úlceras cóncavas poco profundas con bordes necróticos blanquecinos. La infección de Vincent puede provocar una amplia destrucción y extensa ulceración. Los ganglios linfáticos regionales están aumentados de tamaño.

137

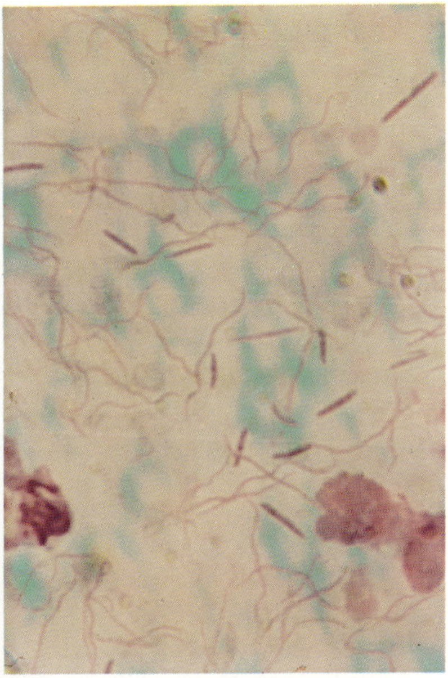

138

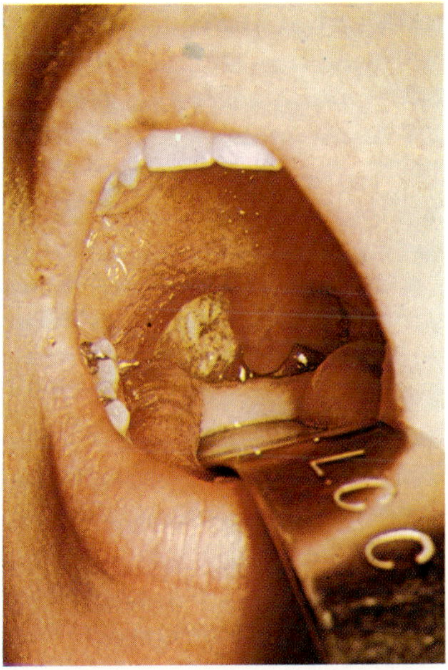

139

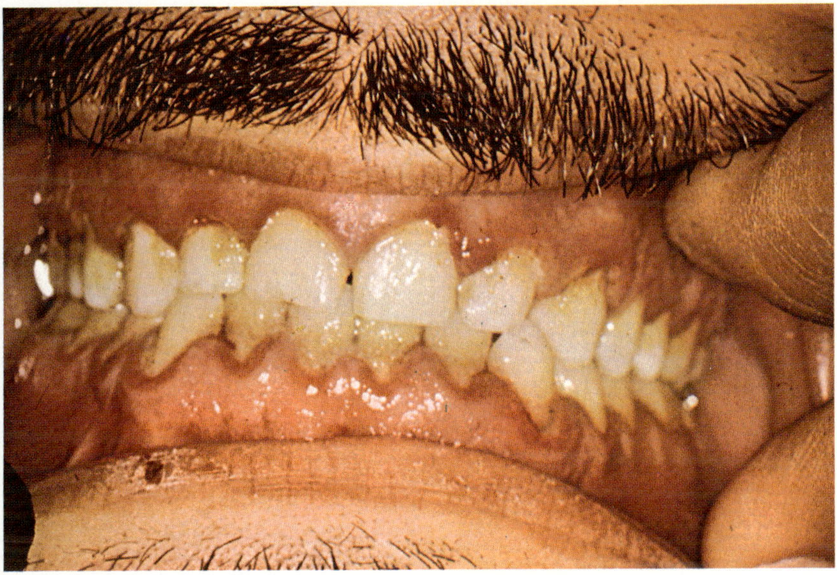

Muguet (candidiasis oral)

140 ***Candida albicans.*** Cuando las condiciones son favorables, el hongo aparece en forma de células esféricas u ovales, denominadas blastoporas, que se reproducen por gemación. En condiciones menos favorables, crece en forma de seudomicelio de células filamentosas no ramificadas que se dividen por constricción. Otras células se forman por gemación en estos lugares de división; ambas formas tienen una pared fina. Algunas células crecen y desarrollan paredes gruesas, entrando en fase de reposo. Estas células en reposo reciben el hombre de clamidosporas. *C. albicans* es grampositivo.

141 ***Candida albicans.* Tinción de Gram tras 48 horas en agar sangre a 37 °C.** *Candida albicans* es un hongo de tipo levadura que se encuentra en el hombre, en los animales y en los pájaros. Suele ser un comensal superficial del hombre y se encuentra en la boca y en las heces del 20 al 30% de la población sana. La infección superficial de la piel o las mucosas tiene lugar en pacientes debilitados o cuando se han producido alteraciones locales como consecuencia de otra infección o de un tratamiento antibiótico. Las infecciones profundas y las infecciones superficiales crónicas pueden aparecer como complicaciones de trastornos de la inmunidad.

142 **Muguet oral.** La infección oral por cándidas puede encontrarse en lactantes como resultado de una infección cruzada a partir de la madre o de otros lactantes, sobre todo en los niños con lactancia artificial. En los adultos, la infección suele ser endógena y se aprecia en pacientes deshidratados o debilitados o cuando la flora bacteriana de la cavidad bucal ha resultado alterada por un tratamiento antibiótico. La mucosa inflamada aparece recubierta por placas de exudado cremoso blanquecino.

140

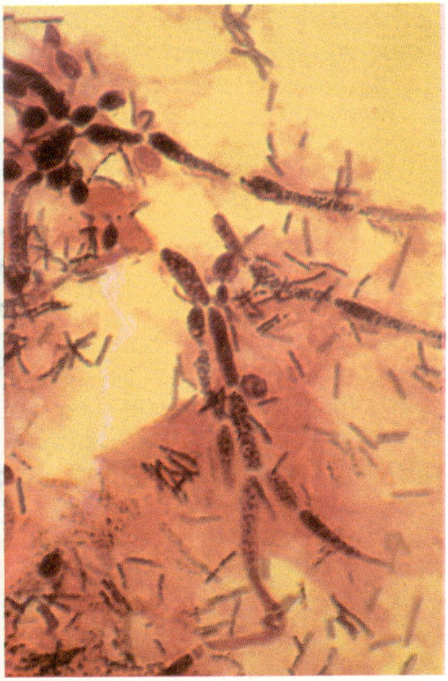

141

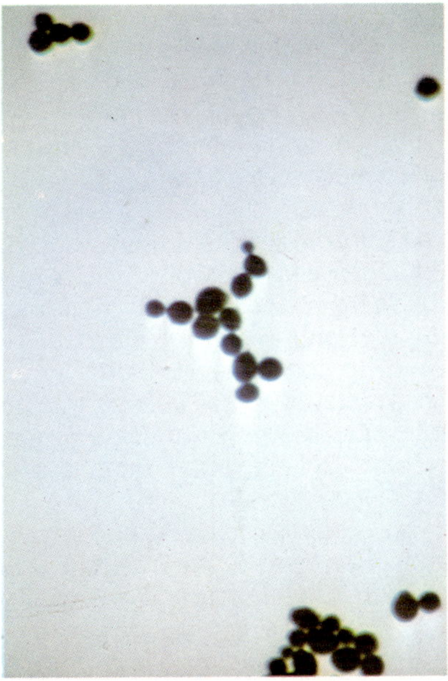

142

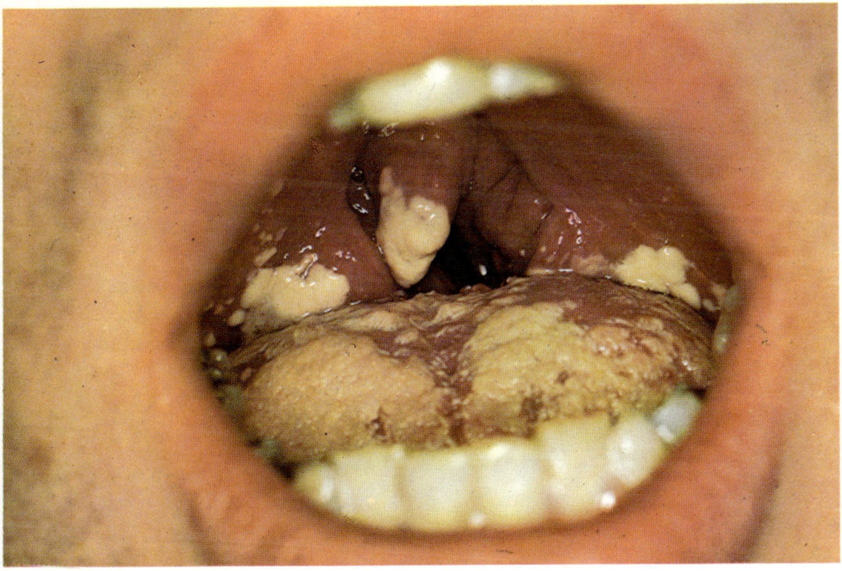

143 Candidiasis oral crónica. La infección crónica de la boca puede asociarse a inmunodeficiencia, como el síndrome de inmunodeficiencia adquirida (SIDA). En la cavidad bucal aparecen placas firmes, difusas y blancas o numerosas pápulas blancas separadas por zonas de eritema. Estas placas persisten durante meses o incluso años, dependiendo de la naturaleza de la deficiencia subyacente.

144 Vulvovaginitis. La erupción del pañal en los lactantes puede ser debida a una candidiasis, lo que es especialmente frecuente en los que tienen diarrea o reciben un tratamiento antibiótico. La erupción comienza alrededor del ano y se extiende por el perineo, afectando la piel que está en contacto con el pañal. Existe un área bien definida de enrojecimiento con bordes elevados. Las lesiones satélites pueden comenzar como pequeñas pústulas que se rompen y dejan pequeños parches desnudos. La piel está macerada. En la erupción amoniacal, los pliegues cutáneos tienden a permanecer respetados.

La candidiasis genital puede provocar problemas en mujeres que toman anticonceptivos orales o durante el embarazo. El enrojecimiento de la vagina y de los labios suele ir acompañado de un intenso prurito y leucorrea escasa o blanca y densa.

143

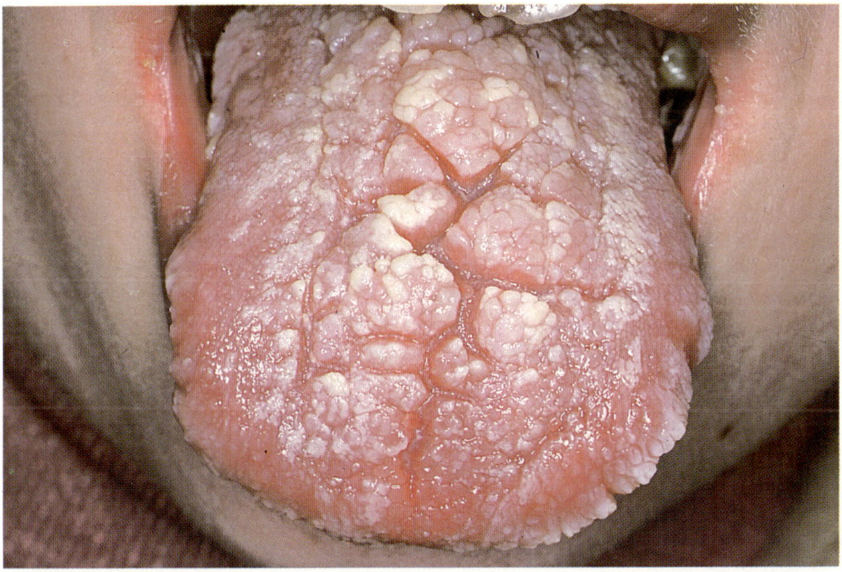

144

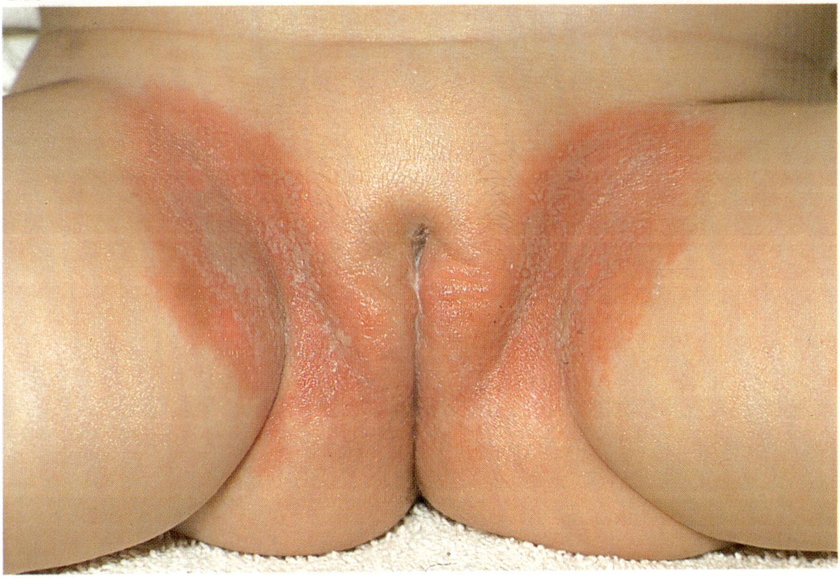

145 Balanitis. Una higiene escasa puede dar lugar a una intensa irritación del prepucio y del glande, con ampollas y parches de muguet.

146 Paroniquia. La infección por cándidas puede extenderse desde el pliegue ungueal a la uña adyacente, provocando la deformidad e incluso la pérdida de la misma. Es especialmente frecuente en las personas cuyas manos permanecen sumergidas en agua durante mucho tiempo y en pacientes con diabetes o trastornos endocrinos. La infección ungueal como manifestación de candidiasis mucocutánea crónica puede aparecer en pacientes con defectos de la inmunidad. En este niño, la infección fue causada por una succión persistente del pulgar.

145

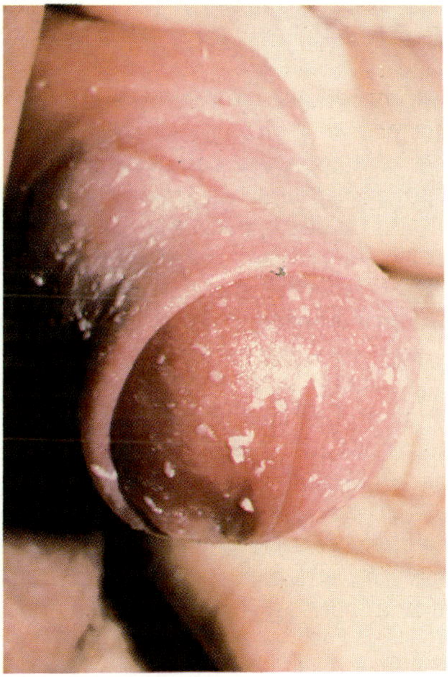

146

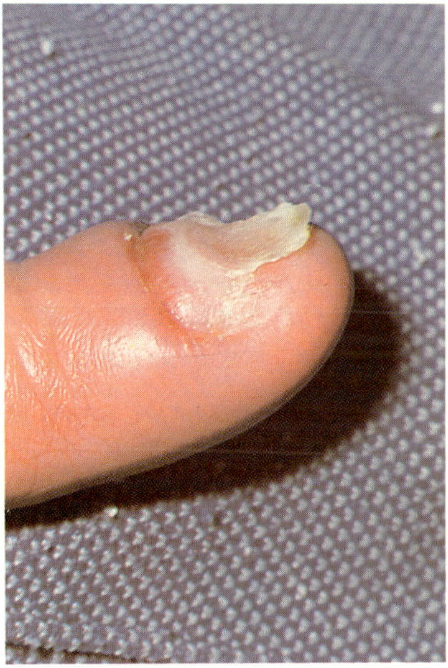

Lepra

Mycobacterium leprae es el microorganismo productor de la lepra y el hombre es su único huésped natural. La enfermedad se detecta sobre todo en los trópicos y en regiones subtropicales. Su contagio exige contactos íntimos y continuos, como los que se dan en los hogares, y la infección suele extenderse a partir de las secreciones nasales de un paciente infectado. La mayor parte de los sujetos infectados no desarrollan la enfermedad; entre los que la sufren, se produce un espectro que va desde la lepra tuberculoide, con notable hipersensibilidad retardada, hasta la lepra lepromatosa, en la que apenas existe reacción celular frente al germen.

147 Microorganismo: *M. leprae*. Se trata de un fino bacilo ácido-alcohol resistente que no crece en medios bacteriológicos ni en cultivo de tejidos y que se desarrolla con gran lentitud en las almohadillas digitales de ratones y armadillos. Su tiempo de replicación es de unos 13 días y es un parásito intracelular obligado que se encuentra en el interior de los macrófagos. El gran número de microorganismos presentes en esta imagen histológica de la piel sugiere que el paciente presentaba una lepra lepromatosa.

148 Histología. Las células de Schwann de los nervios periféricos, que son fagocíticas, pueden contener bacilos. Cuando existe respuesta del huésped, se produce un granuloma, formado por células epitelioides y células gigantes rodeadas de linfocitos, todo lo cual puede comprimir y lesionar el nervio. Dependiendo del nervio afectado, aparecerán alteraciones sensitivas, motoras o ambas.

149 Reacción de la lepromina a las cuatro semanas. La reacción de la lepromina es una reacción cutánea que aparece tras la inyección intradérmica de un extracto de bacilos de la lepra. Se trata de una reacción de hipersensibilidad retardada, pero difiere de la de la tuberculina en que se manifiesta al cabo de varias semanas y no a las 48 horas. Es muy positiva en los pacientes con lepra tuberculoide y negativa en los que progresan hacia el extremo lepromatoso del espectro, así como en la propia lepra lepromatosa.

147

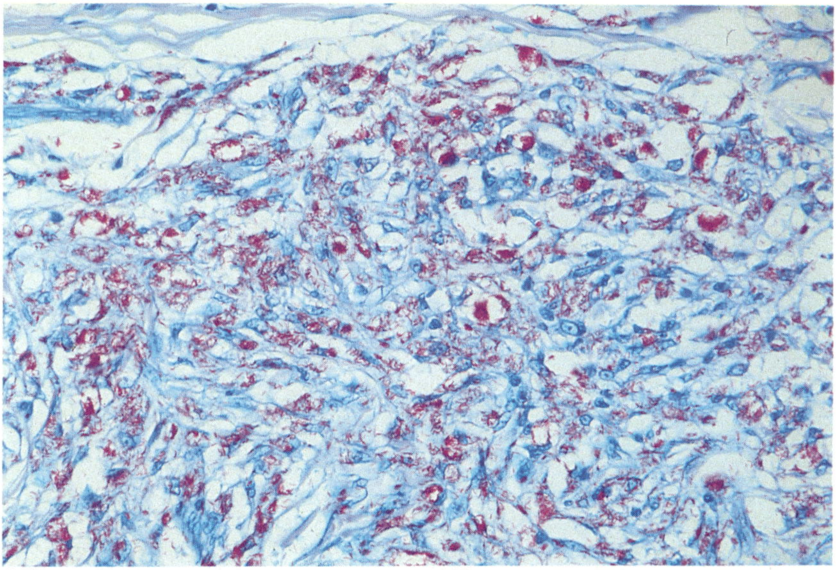

148

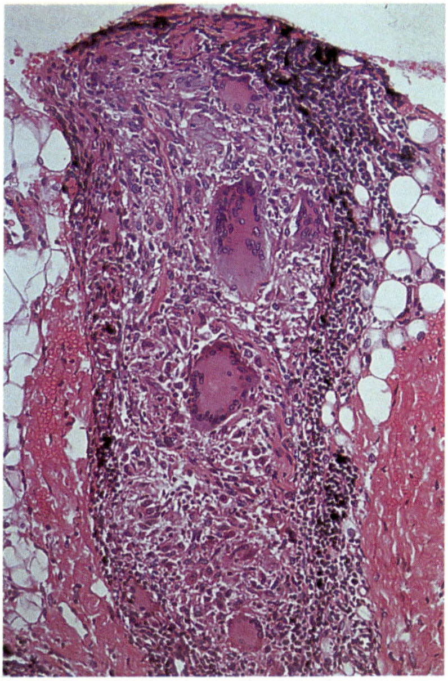

149

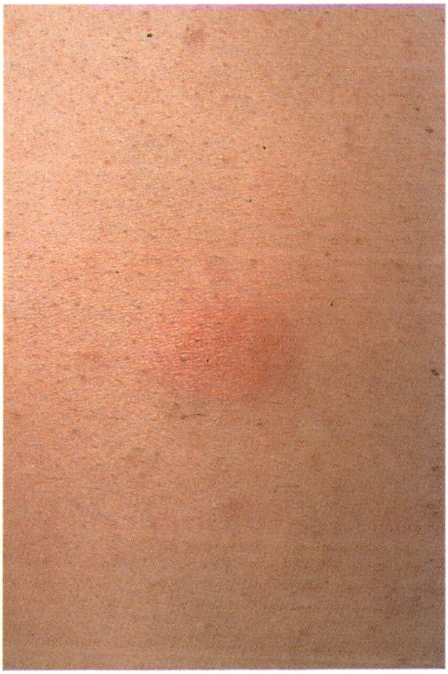

150 Aspecto de la cara. La facies leonina es característica de la lepra lepromatosa. La piel está engrosada y arrugada, la nariz es ancha y los lóbulos de las orejas también aumentan de tamaño. Se encuentran numerosos bacilos en las extensiones de piel y también en los nódulos ilustrados en la figura.

151 Eritema nodoso leproso (ENL). Los pacientes con lepra lepromatosa presentan con frecuencia ENL. Se trata de una erupción dolorosa formada por múltiples nódulos cutáneos rojizos. Puede ir acompañado de malestar general, proteinuria y orquitis. La incidencia y gravedad de los episodios es muy variable; los ataques pueden ser desencadenados por numerosas circunstancias, incluyendo los factores emocionales. Se cree que la fisiopatología subyacente es una vasculitis secundaria al depósito de complejos inmunes.

152 Reacción de «intensificación». Los pacientes que no presentan una enfermedad situada en un extremo del espectro pueden evolucionar según su respuesta a los microorganismos. Aquí, un enfermo próximo al extremo lepromatoso muestra una respuesta más acentuada de lo habitual; está progresando hacia el otro extremo y ello se pone de manifiesto por las áreas de eritema. Aunque esta reacción puede ser considerada como protectora, la mayor respuesta celular puede producir compresión nerviosa y empeoramiento de los signos neurológicos.

150

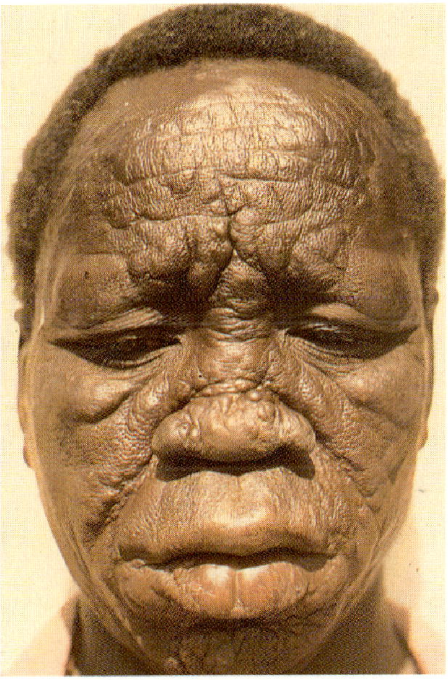

151

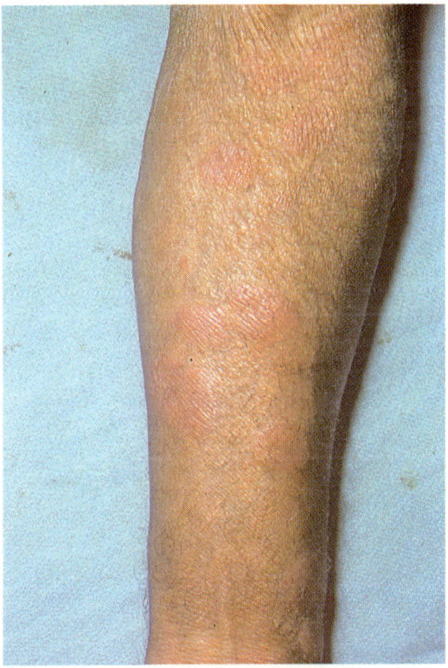

152

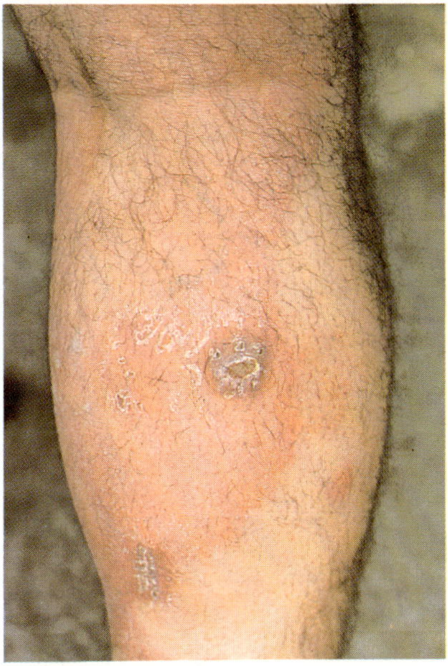

153 Lepra tuberculoide. Este paciente está próximo al extremo tuberculoide del espectro inmunológico de la lepra. Sus lesiones cutáneas son relativamente escasas, asimétricas, elevadas, anestesiadas y no sudan. Hay muy pocos microorganismos. Histológicamente, se observan granulomas. La reacción de la lepromina es intensamente positiva.

154 Infección de los nervios. En algunos pacientes, la enfermedad es puramente neurológica y no se observa afectación cutánea. En este enfermo, se ha producido una lesión del nervio radial, con caída de la muñeca y anestesia del pulgar.

153

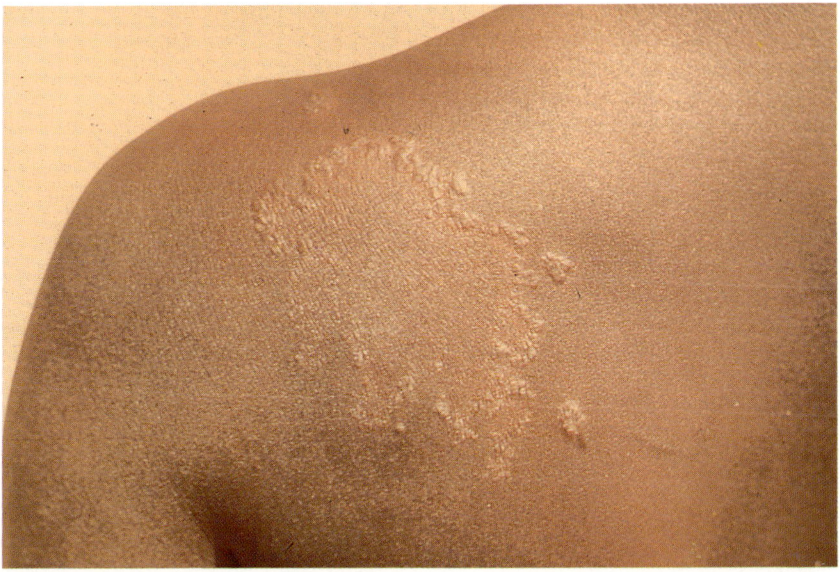

154

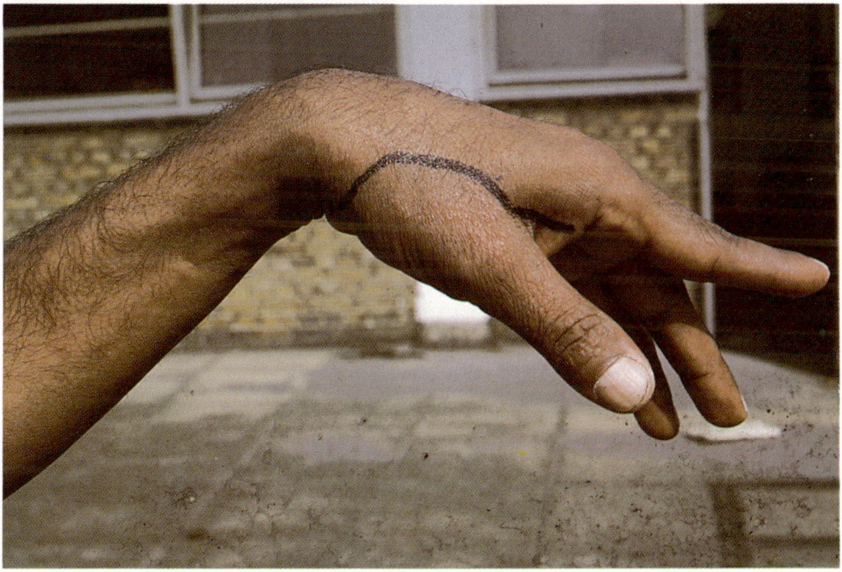

155 Mano en garra. La mano en garra es característica de la lepra, especialmente en los pacientes situados en el centro del espectro con enfermedad intermedia («borderline»). Existe afectación del nervio cubital. El sujeto no puede flexionar las articulaciones metacarpofalángicas y presenta gran atrofia de las eminencias tenar e hipotenar. La posterior contractura empeora el cuadro. Existe pérdida sensitiva de distribución cubital.

156 Úlceras. Las úlceras de los pies son muy frecuentes en la lepra. Pueden ser úlceras perforantes de la planta, similares a las que aparecen en la diabetes, o úlceras redondeadas del tobillo, como la que aquí se ilustra. El pie anestesiado es muy vulnerable a la presión, a las quemaduras y a otras agresiones. Estas úlceras cicatrizan con dificultad y tienden a invadir tejidos profundos, con la consiguiente pérdida de los mismos, fibrosis y deformidad.

155

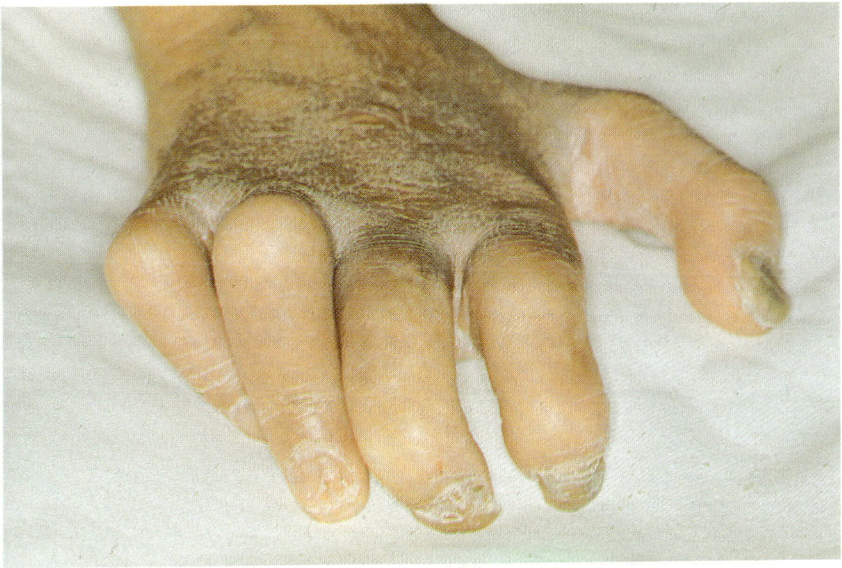

156

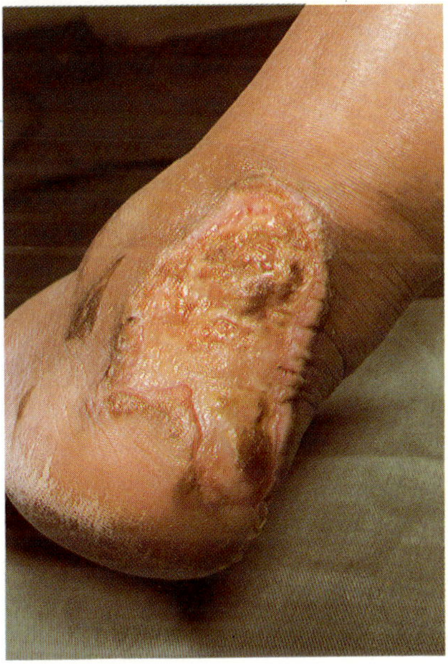

Tétanos

157 ***Clostridium tetani*** **(tinción de negrosina negativa).** El microorganismo que produce el tétanos es ubicuo y se encuentra, aunque con diverso grado de contaminación, en el polvo y en la tierra. También suele estar presente en el intestino del hombre y de los animales. *Clostridium tetani* es un bacilo grampositivo que mide 2,5 μm de longitud. Es un anaerobio estricto, que forma esporas terminales esféricas, muy resistente al calor y a los desinfectantes.

La forma vegetativa del bacilo produce una potente exotoxina con afinidad especial por el tejido nervioso. El microorganismo suele penetrar a través de una herida, y se multiplica localmente en los tejidos dañados, produciendo exotoxina. Ésta se absorbe y alcanza el sistema nervioso, en el que altera la regulación de los arcos reflejos y anula la inervación recíproca. En consecuencia, los estímulos aferentes producen una respuesta exagerada.

158 **Trismus.** El primer síntoma del tétanos suele ser la dificultad para abrir la boca, debida al aumento del tono de los músculos maseteros. En esta primera fase, puede sospecharse una parotiditis, pero suele ser fácil comprobar la existencia de hipertonía en otros grupos musculares, en tanto que no hay signos de afectación de las glándulas salivales.

El dolor y la rigidez de la nuca pueden simular una meningitis, pero al evolucionar la enfermedad pronto se hace evidente su verdadera naturaleza.

157

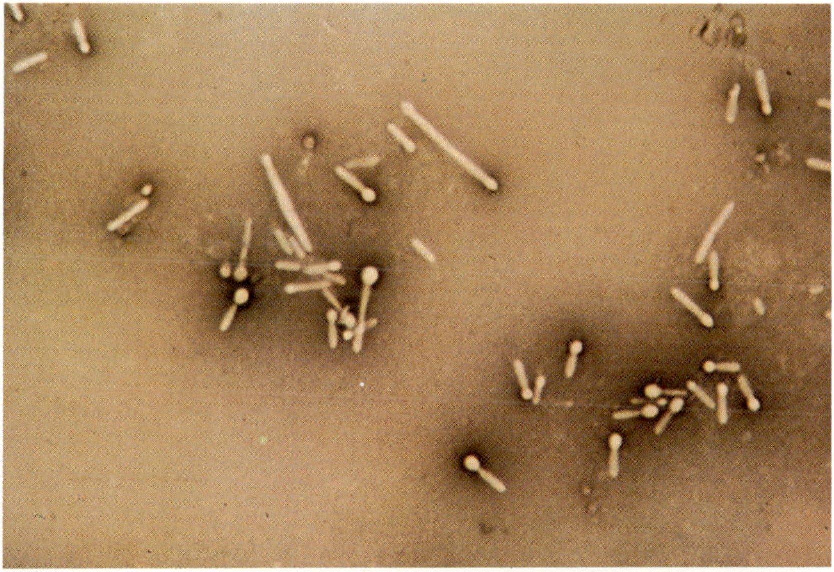

158

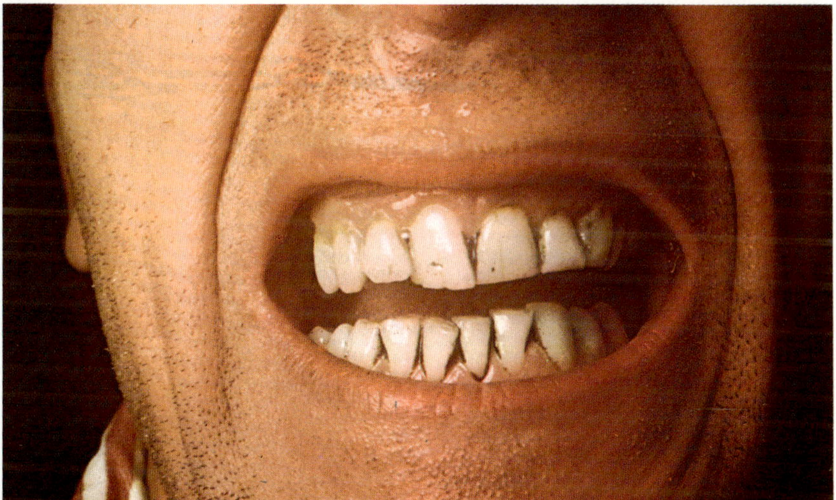

159 Risa sardónica. El espasmo de los músculos de la cara produce retracción de las comisuras labiales, que deja expuestos los dientes apretados en la característica mueca de enfado.

160 Opistótonos en un niño. La toxina tetánica produce hiperexcitación de las neuronas motoras, con la consiguiente rigidez y espasmo muscular. La rigidez tónica es constante en esta enfermedad y persiste a lo largo de su evolución. La afectación grave de los músculos vertebrales produce opistótonos. En los ataques leves, el proceso puede interrumpirse en el estadio de rigidez, sin que se lleguen a desarrollar los espasmos.

Al avanzar la enfermedad, aparecen los espasmos, cada vez más frecuentes e intensos. Con cada convulsión, se produce un violento espasmo de todo el cuerpo por contracción prolongada de toda la musculatura esquelética; las mandíbulas se aprietan, la espalda se arquea hacia atrás y las extremidades suelen presentar extensión. Se producen calambres musculares tan dolorosos que el paciente vive en permanente temor a sufrir otro paroxismo. Los enfermos están conscientes durante todo el terrible proceso.

161 Tétanos neonatal. La aplicación de instrumentos o vendajes no estériles al muñón umbilical puede producir tétanos neonatal. Uno de sus primeros signos es la imposibilidad de succionar, que va seguida de hipertonía y espasmos musculares. La mortalidad del proceso es superior al 50%, pese al tratamiento.

159

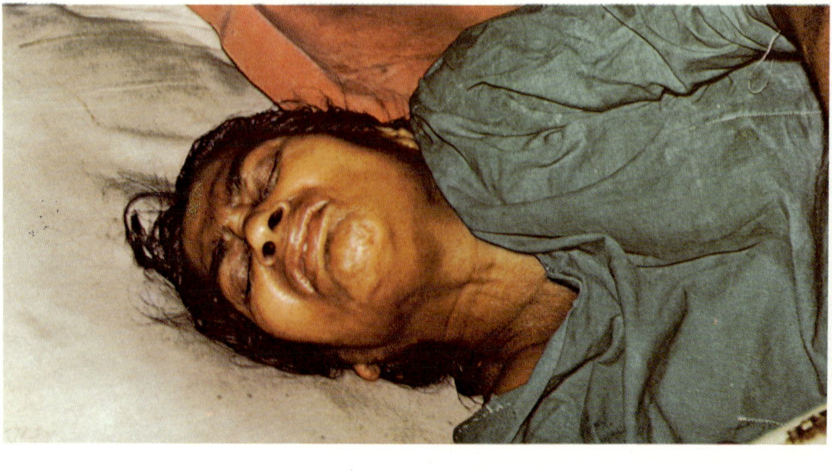

160

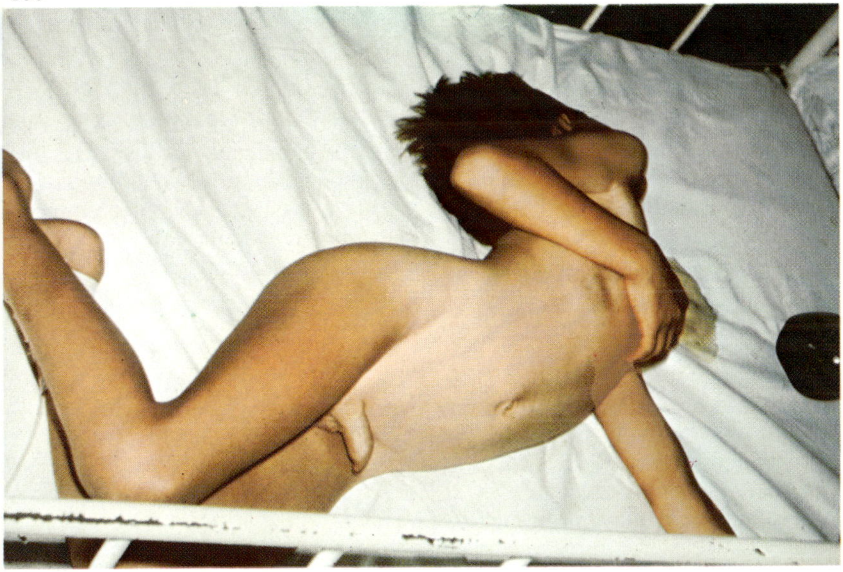

161

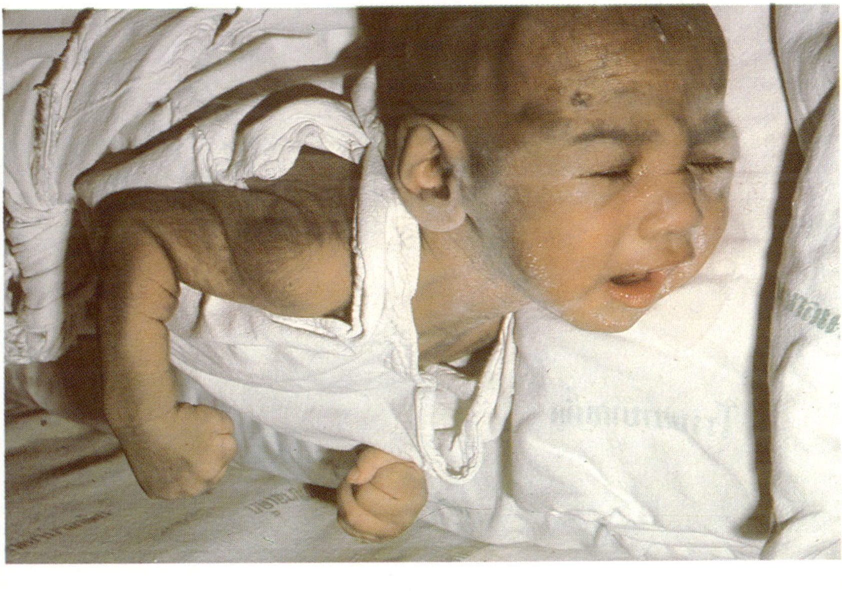

Carbunco

162 Extensión de un cultivo de *Bacillus anthracis*. El carbunco es, fundamentalmente, una enfermedad de los animales, producida por un bacilo que forma esporas muy resistentes al verse expuesto al oxígeno. En los países tropicales, donde el clima favorece la rápida esporulación y la contaminación del suelo, el carbunco se difunde sobre todo a través de los pastos infectados. En las zonas templadas, la esporulación es más lenta y la forma vegetativa del bacilo resulta fácil víctima de otras bacterias del suelo, por lo que la contaminación es mucho menor. En estas condiciones, el carbunco rara vez se trasmite a través de los pastos y es mucho más frecuente a partir de piensos importados. Las ovejas, las vacas, los caballos y las cabras son muy susceptibles.

El bacilo del carbunco es grampositivo y carece de movilidad. Mide de 4 a 10 µm de longitud y de 1 a 1,5 µm de anchura, siendo una de las bacterias patógenas más largas. En las extensiones obtenidas de animales infectados, se observan bacilos encapsulados aislados o formando cadenas cortas, pero en los cultivos realizados en medios nutritivos con agar no se observan cápsulas y los gérmenes forman largas hileras. En presencia de oxígeno, produce esporas ovaladas con doble membrana externa.

163 Bacilos del carbunco en los capilares pulmonares. Tinción de Gram (× 880). El carbunco pulmonar o enfermedad de los cardadores de lana es raro en el hombre, que lo adquiere al inhalar las esporas contenidas en el polvo de lanas o pieles infectadas. El comienzo es brusco y la enfermedad sigue una evolución muy rápida, con frecuente hemoptisis e insuficiencia respiratoria aguda que culmina en la muerte al cabo de dos o tres días.

En la autopsia, se observa intenso edema pulmonar con extensa bronconeumonía hemorrágica. Existen numerosísimos bacilos, fáciles de identificar con la tinción de Gram gracias a su gran tamaño y coloración azul oscura.

162

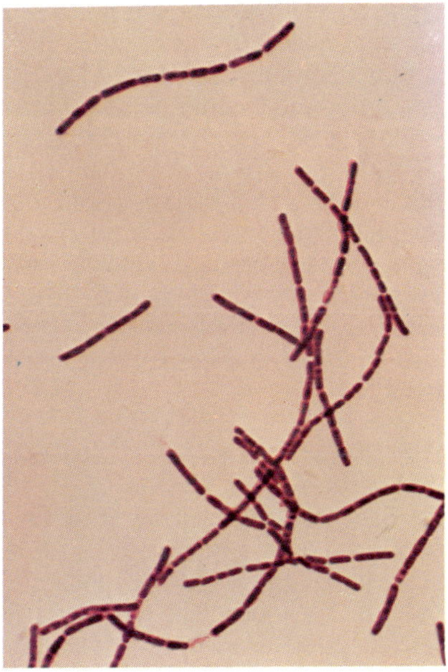

163

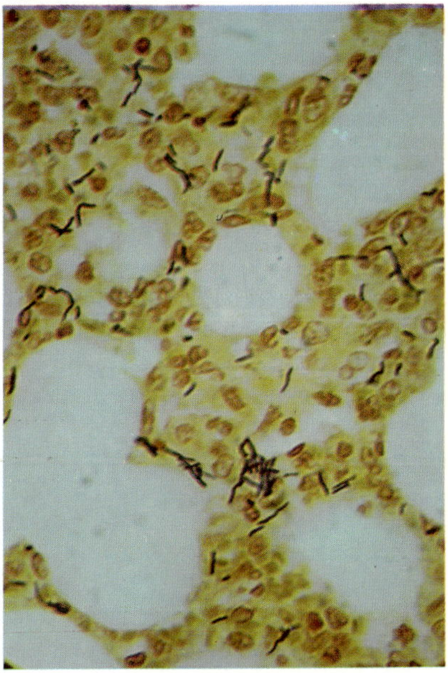

164 Carbunco cutáneo (ántrax maligno, pústula maligna). Lesión precoz en el cuello. En el 98% de las infecciones humanas existe afectación de la piel, sobre todo en las zonas expuestas. El carbunco cutáneo es, ante todo, una enfermedad laboral. Aunque se puede adquirir directamente de los animales, es mucho más frecuente a partir de cueros, lana, pelo, harina de huesos u otros productos infectados.

El carbunco del cuello es una enfermedad laboral de los portadores de cueros. Comienza con el desarrollo de una pápula pruriginosa en la puerta de entrada, que al cabo de uno o dos días está rodeada por un anillo de vesículas hemorrágicas. El edema del carbunco cutáneo es muy llamativo. Se inicia alrededor de la lesión inicial y se disemina por todos los tejidos laxos. La piel puede conservar su color normal o aparecer intensamente eritematosa. Los hemocultivos pueden ser positivos.

165 Lesión del carbunco en el cuello. Al evolucionar la lesión, la zona central se ulcera y seca, formando una costra gruesa, oscura y correosa que se extiende más adelante a las zonas vecinas. Esta costra está firmemente unida a los tejidos subyacentes, de los que se separa poco a poco a lo largo de dos o tres semanas, dejando una úlcera profunda que va siendo ocupada por tejido de granulación. La lesión es indolora y no suele producir pus, excepto en las raras ocasiones en que se desarrolla una infección sobreañadida. Antes de la llegada de los antibióticos, el carbunco del cuello causaba una mortalidad muy superior a la del carbunco de la frente.

164

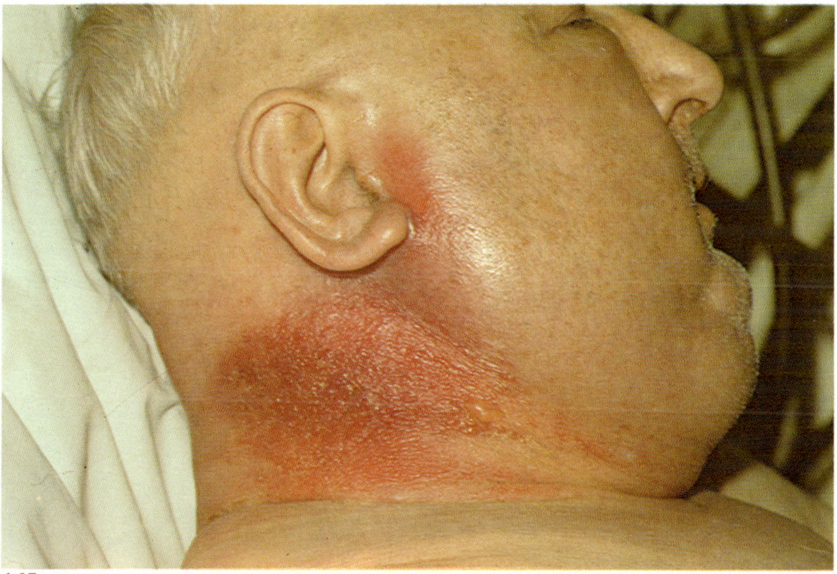

165

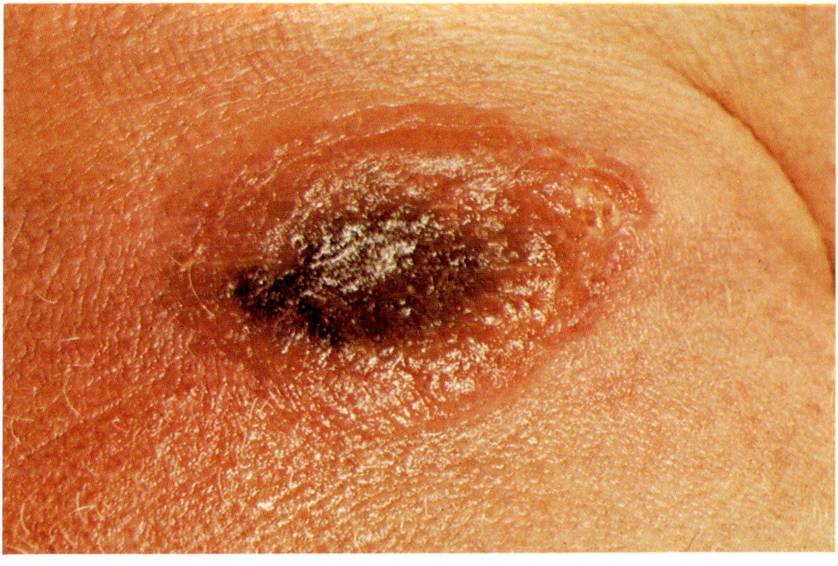

166 Carbunco del antebrazo. Aparece en carniceros que manejan animales infectados o en jardineros que usan harina de huesos contaminada. A veces, el edema es muy leve. La ilustración muestra una escara que está comenzando a separarse.

167 Carbunco de la espalda. Las extremidades inferiores y el tronco sólo se afectan entre el 1 y el 9% de los casos. La paciente de la fotografía trabajaba en una fábrica de pinceles. Presentaba una extensa lesión cutánea sobre la escápula izquierda con escasa sintomatología general. En el momento de hacer la fotografía, las vesículas ya se habían roto y se habían incorporado a la escara, que estaba firmemente adherida.

166

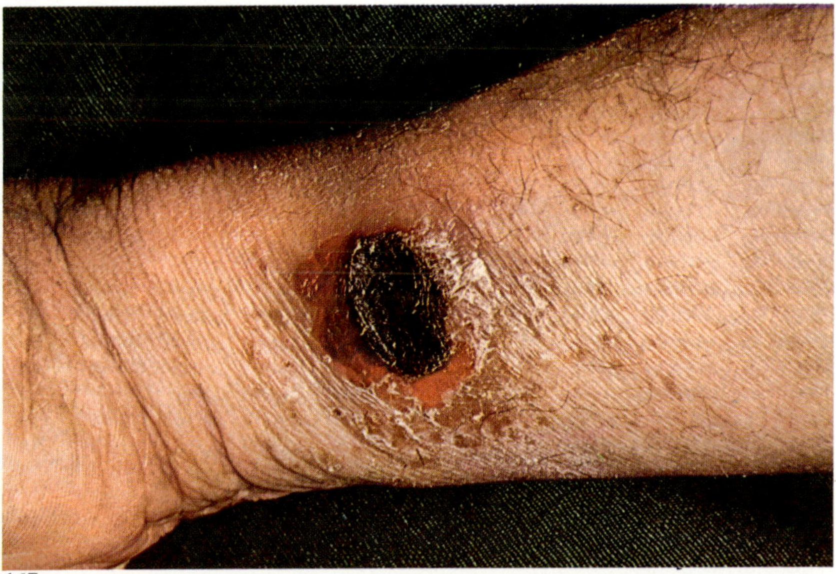

167

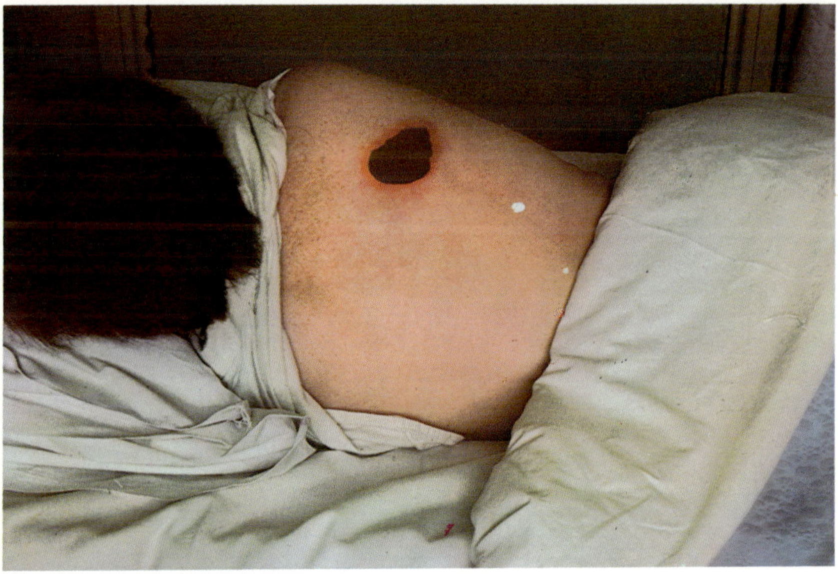

Leptospirosis

168 Extensión de un cultivo de *Leptospira icterohaemorrhagiae* (técnica de impregnación con plata). El género *Leptospira* comprende dos especies principales: *L. interrogens* y *L. biflexa.* En ambas existen muchos serotipos (serovars) que pueden ser patógenos o saprofitos, indistinguibles morfológicamente o en cultivo, pero fáciles de diferenciar por serología. Se han identificado ya más de 50 serotipos. Estos gérmenes miden de 7 a 14 µm de longitud y presentan un cuerpo muy espiralizado, con aspecto de anzuelo en los extremos. Con microscopia electrónica, se identifica un axostilo central, único y rígido. El microorganismo se mueve con facilidad. Es aerobio y las cepas parasitarias crecen con rapidez en los medios de cultivo líquidos que contengan suero animal.

La leptospirosis es una zoonosis que afecta a los roedores, perros, gatos, cerdos y ganado vacuno. Es frecuente que el huésped primario desarrolle una enfermedad leve y las leptospiras colonicen las células de los túbulos renales, desde donde pasan en gran número a la orina. La infección en el hombre y en los animales susceptibles se produce a partir del agua o los productos contaminados por la orina infectada. El microorganismo penetra por las pequeñas erosiones de la piel y las mucosas. Los trabajadores más expuestos son los de las granjas y el alcantarillado.

169 Leptospiras en una preparación histológica de hígado (impregnación con plata). En la puerta de entrada de la infección no se produce ninguna reacción evidente y los microorganismos penetran con facilidad en el torrente sanguíneo. Si la muerte tiene lugar durante la primera semana, se encontrarán leptospiras en muchos tejidos, pero en fases posteriores se observan, sobre todo, en el riñón. Las técnicas de fluorescencia con anticuerpos resultan muy útiles para identificarlas.

Existe un llamativo contraste entre la intensidad de la ictericia en los casos graves de leptospirosis y la lesión histológica del hígado; la afectación de los hepatocitos es mucho menor que en la hepatitis vírica y la actividad transaminasa del suero sólo aumenta moderadamente. El rasgo más prominente es la colestasis. En las preparaciones obtenidas *post-mortem,* destaca la separación de las células parenquimatosas y su elevado número de mitosis.

En esta preparación, teñida mediante la técnica de impregnación argéntica de Levaditi, se observan numerosas leptospiras, formando las apretadas espirales características entre los hepatocitos. (Flecha = leptospira.)

168

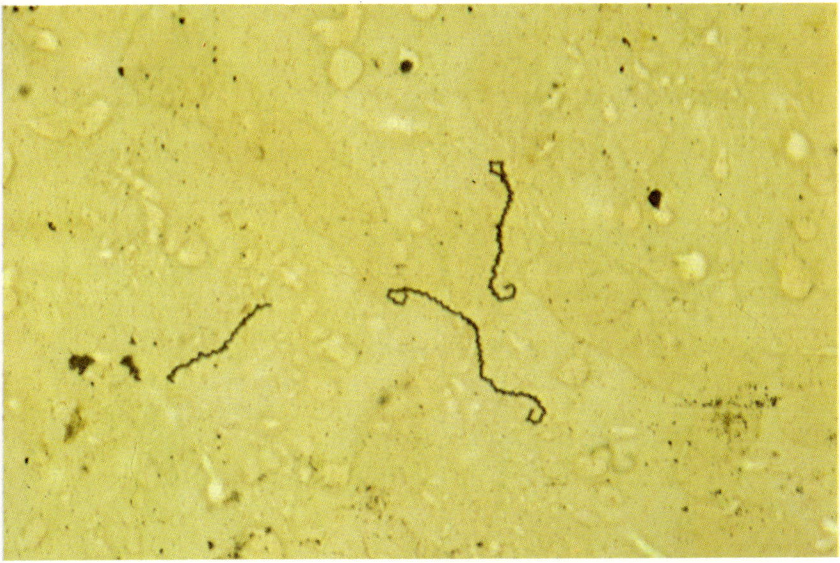

169

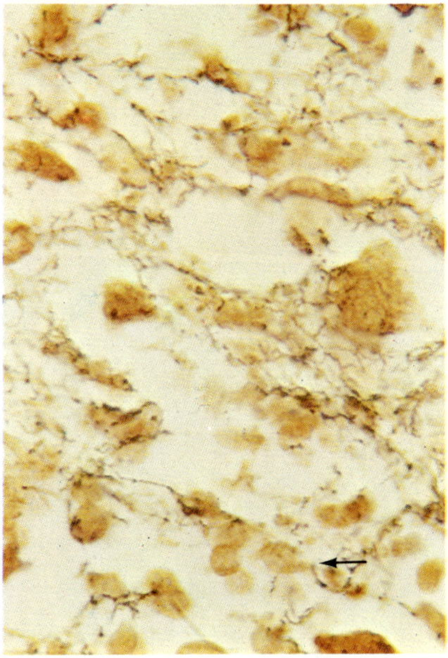

170 Hemorragia conjuntival. La leptospirosis humana produce numerosos síndromes clínicos, como la clásica enfermedad de Weil, la meningitis aséptica, un cuadro similar a la gripe y una fiebre de origen desconocido. Comienza bruscamente, con escalofríos seguidos de fiebre. Son frecuentes las cefaleas, las mialgias y las altralgias. A menudo aparece derrame hemorrágico conjuntival acompañado de fotofobia. Suele haber mal estado general, desproporcionado con los signos clínicos.

171 Aproximación del ojo en la fiebre canina. El hombre suele desarrollar fiebre canina por infección a partir de orina de perros o cerdos infectada por *L. canicola*, aunque este germen también puede encontrarse en otras especies animales.

La característica más destacada y angustiosa de este proceso es una cefalea intensa e intratable. Se observa meningitis aséptica en el 75% de los pacientes. En conjunto, alrededor de un 20% presentan ictericia o signos de lesión renal y casi el 50%, inyección conjuntival.

170

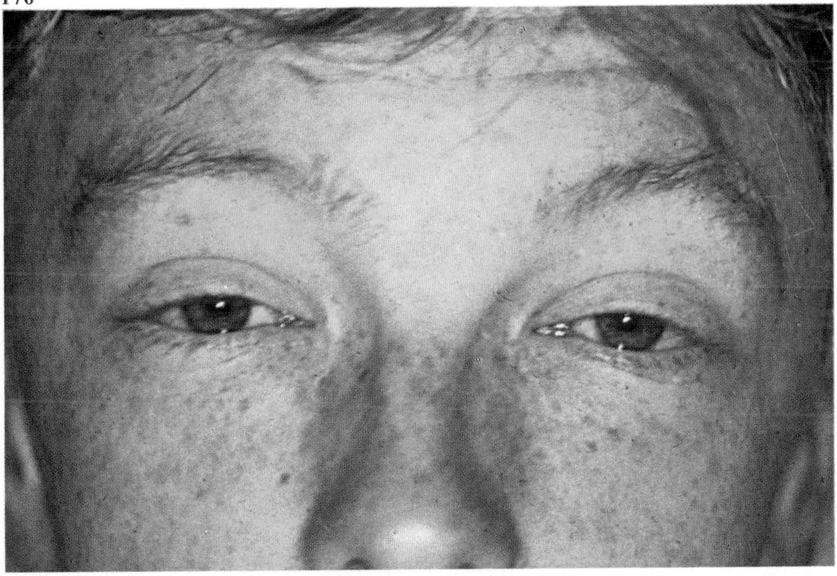

171

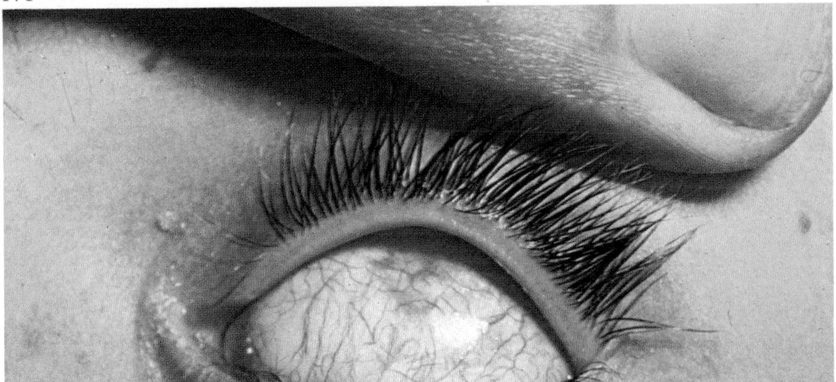

172 Enfermedad de Weil grave. La enfermedad de Weil es una forma grave de leptospirosis que comporta lesiones renales y hepáticas. Su causa más frecuente es *L. icterohaemorrhagiae* procedente de la rata, pero también han sido incriminados otros serotipos. Se trata de un síndrome relativamente raro que aparece en alrededor del 15% de las leptospirosis humanas. Incluso con este serotipo, que es el más virulento de todos, son mucho más comunes las infecciones leves o inaparentes.

Durante la primera semana, predominan la fiebre, la cefalea, una gran postración y dolores musculares. Puede haber náuseas y vómitos acompañados de hematemesis y el dolor abdominal es a veces tan intenso que se sospecha una urgencia quirúrgica. La ictericia constituye en ocasiones el primer signo, mientras que en otros casos sólo aparece al final de la primera semana; al mismo tiempo, surgen hemorragias en la piel y en las membranas mucosas que, cuando son profusas, constituyen un signo de mal pronóstico. La segunda semana es crítica, aumentan la ictericia y las hemorragias y se desarrolla insuficiencia renal, que es la causa de casi todas las muertes durante esta fase, si bien la diálisis permite salvar algunas vidas. El cuadro cede durante la tercera semana, mejora la función renal, desaparece la ictericia y las funciones renal y hepática se recuperan por completo.

173 La cara en la enfermedad de Weil. En los pacientes con enfermedad grave, ictericia e insuficiencia renal son frecuentes las hemorragias. Aparecen petequias y equímosis en la piel, las conjuntivas o las membranas mucosas. La epístaxis es a veces el signo de presentación, mientras que durante la segunda semana puede haber grandes hemorragias intestinales. No es raro observar hemoptisis leve.

172

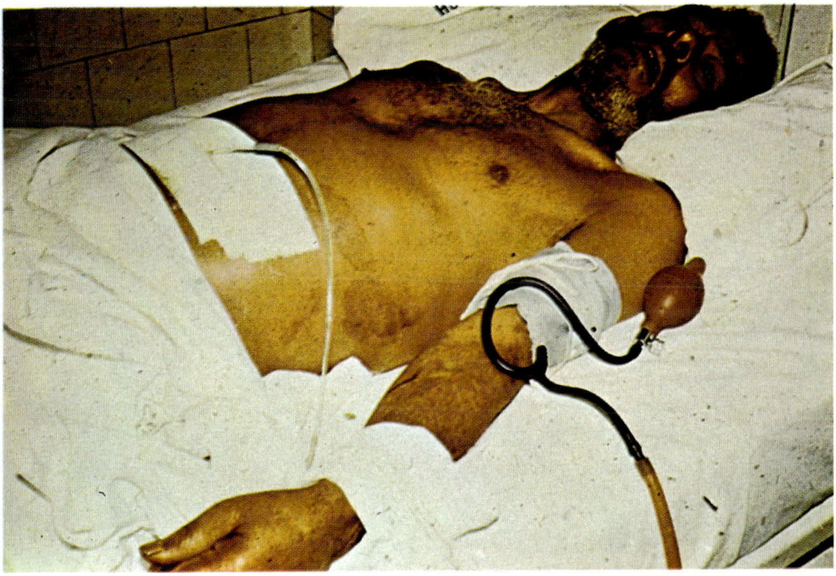

173

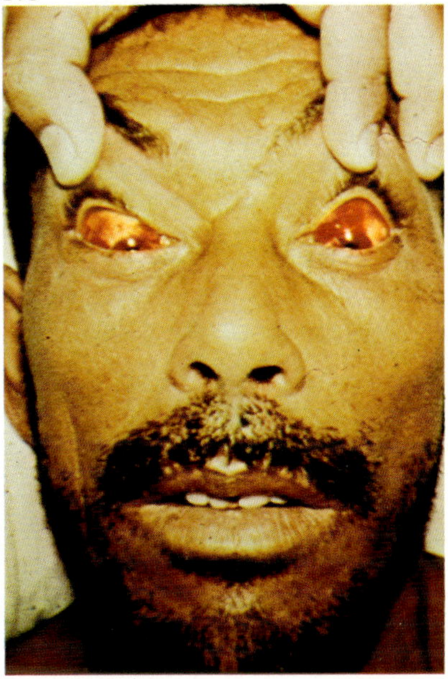

Gonorrea

La gonorrea se debe a *Neisseria gonorrhoeae* y es una infección que sólo se encuentra en el hombre. En los adultos se transmite por contacto sexual; en los niños, por contactos no sexuales o por fomites. En los primeros se desarrolla como una infección local del aparato urogenital, del recto, de la conjuntiva o de la orofaringe, o bien como un cuadro generalizado con afectación de la piel, las articulaciones, las meninges y el endocardio. El contagio de la madre al hijo durante el parto puede causar en éste una conjuntivitis aguda, mientras que la contaminación de manoplas o toallas puede producir vulvovaginitis en las muchachas jóvenes.

174 Extensión del microorganismo (tinción de Gram). *Neisseria gonorrhoeae* es una bacteria gramnegativa, habitualmente sensible al suero humano y que los leucocitos polimorfonucleares neutrófilos ingieren con facilidad, como puede verse en esta extensión teñida con el método de Gram, en la que aparecen como diplococos intracelulares. No es fácil de cultivar.

175 Uretritis. Es la forma de presentación más frecuente en los varones. Unos días después del contagio aparece una secreción purulenta acompañada de disuria. Si no se trata, suele durar muchas semanas antes de desaparecer espontáneamente. La persistencia de la inflamación predispone al desarrollo de estenosis uretrales. La uretritis gonocócica es clínicamente indistinguible de la no gonocócica debida a clamidias, de la que se puede diferenciar mediante el estudio de frotis uretrales. En el 15% de los casos se asocia a linfadenotis dolorosa. En los homosexuales, la proctitis puede ser la forma de presentación.

176 Cervicitis. El 80% de las mujeres con infección por gonococo no presentan síntomas. El cérvix puede mostrar un aspecto normal, con secreción mucosa, o estar inflamado, con abundante secreción purulenta o mucopurulenta. Esta secreción puede infectar secundariamente la uretra o el recto. La diseminación pélvica de la infección causa endometritis, salpingitis o peritonitis.

177 Absceso de la glándula de Bartolino. La infección de las glándulas de Bartolino es una forma de presentación mucho más llamativa en la mujer. Suele haber linfadenitis unilateral que puede evolucionar a la formación de abscesos. También pueden estar inflamadas las glándulas de Skene.

174

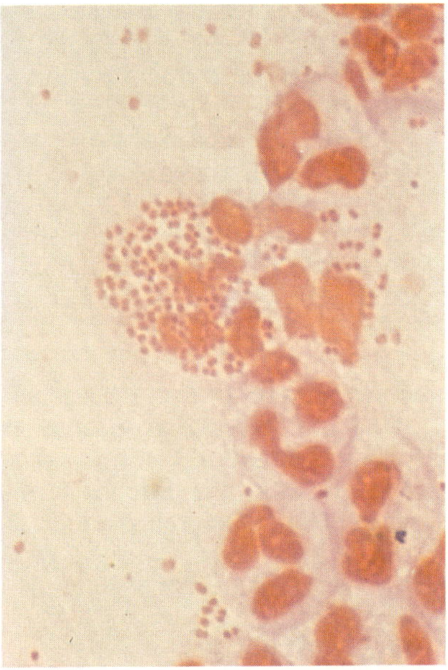

175

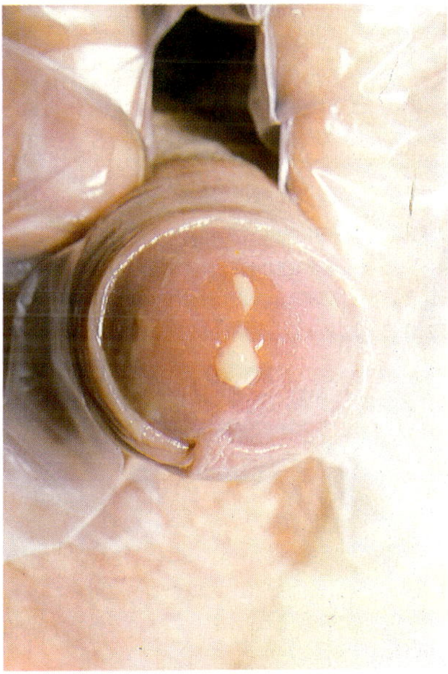

176

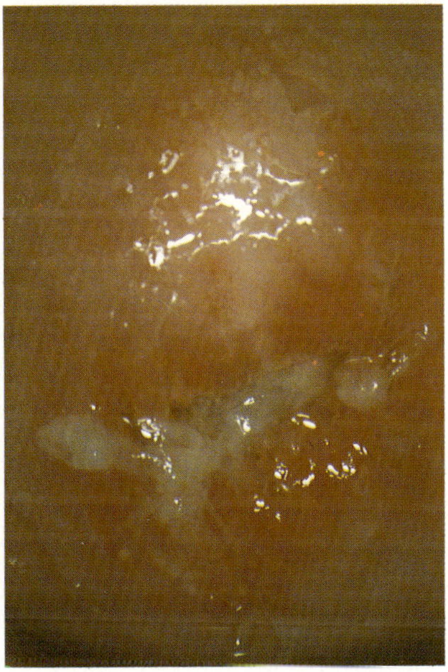

177

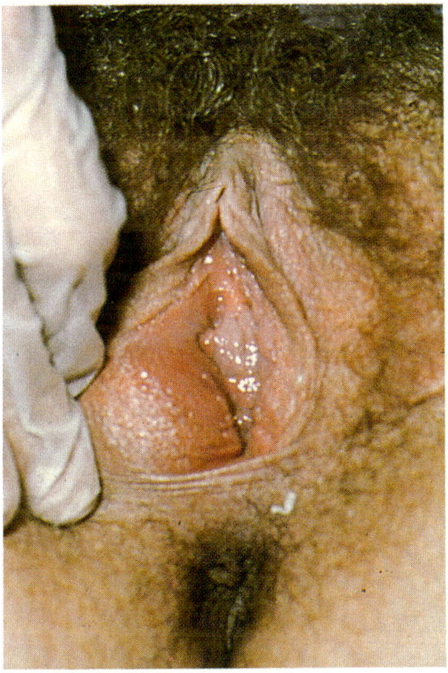

178 Gonorrea: lesiones cutáneas. La infección generalizada se debe a cepas de gonococos resistentes al suero y constituye el 2% de todas las infecciones gonocócicas. Es más frecuente en la mujer. La bacteremia puede producir artritis séptica, tenosinovitis, meningitis, endocarditis o lesiones cutáneas. Estas últimas son las más comunes y consisten en una erupción poco intensa de las extremidades, que no afecta a la cara ni al tronco.

179 Gonorrea: lesión cutánea. La lesión más característica es una pústula sobre una base eritematosa, asociada con frecuencia a fiebre de bajo grado. Algunos pacientes no tienen síntomas constitucionales; otros presentan muy mal estado general y fiebre alta.

180 Gonorrea: lesión cutánea. Puede haber distintas lesiones cutáneas, máculas, pápulas, pústulas, ampollas hemorrágicas o lesiones necróticas como la que aquí se presenta. Rara vez es posible cultivar el microorganismo a partir de estas lesiones cutáneas, aunque sí a partir de la sangre o de los derrames articulares purulentos. Es muy frecuente la artralgia migratoria durante la primera semana, con afectación preferente de las grandes articulaciones. En algunos casos, este cuadro evoluciona a artritis séptica. Aparece tenosinovitis en alrededor del 25% de los casos.

181 Conjuntivitis. El contacto directo con el canal del parto infectado producirá oftalmía, que aparece entre los 2 y 5 días del nacimiento y que puede causar septicemia. El contagio a través de secreciones infectadas en otras partes del cuerpo produce conjuntivitis en los adultos. Las muchachas jóvenes que habitan en condiciones de hacinamiento son muy susceptibles a la infección gonocócica transmitida por objetos húmedos, como esponjas o toallas, mientras que en los adultos es muy rara la transmisión por fomites.

178

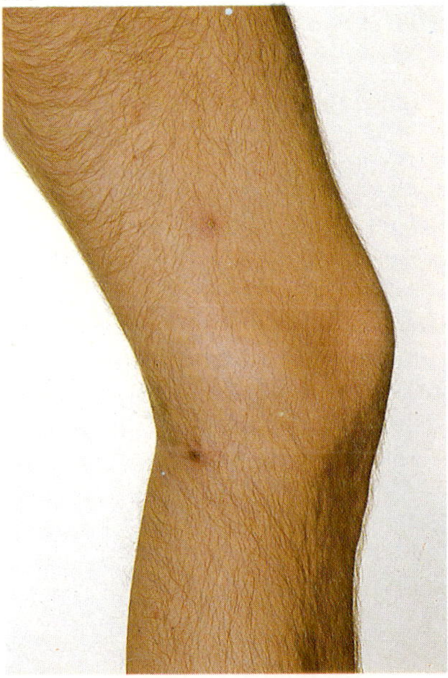

179

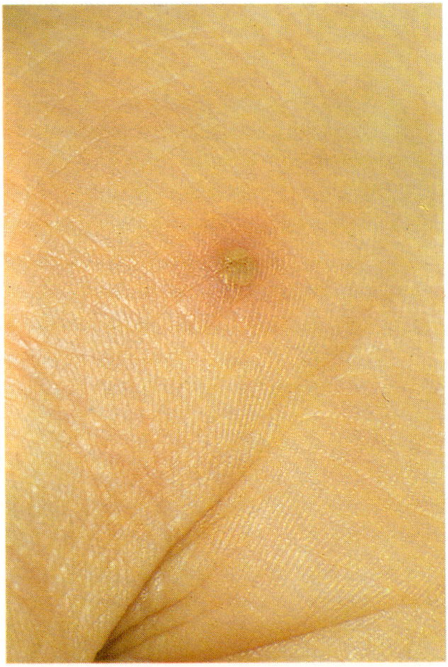

180

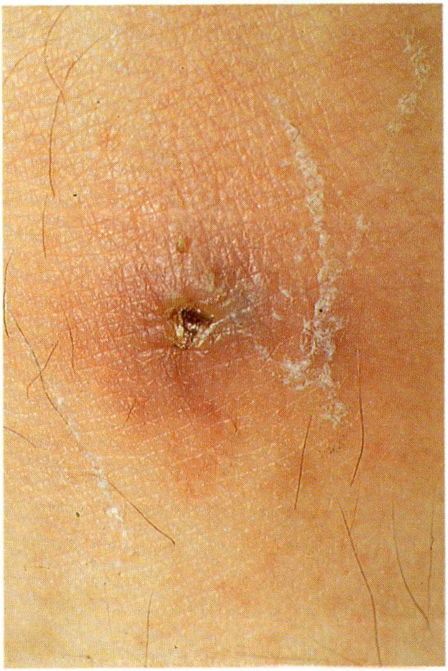

181

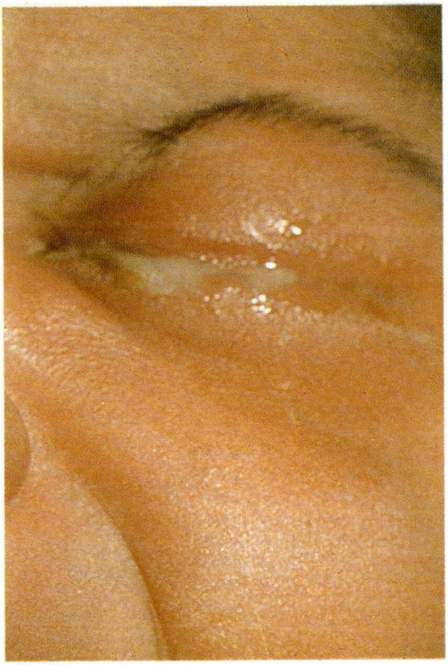

Infección por clamidias

Las clamidias son parásitos intracelulares que contienen DNA y RNA en el genoma. Son consideradas como bacterias especializadas, con una replicación compleja que culmina en una fusión binaria. Pueden dividirse en dos grupos que comparten un antígeno de fijación del complemento. *Chlamydia trachomatis* (Grupo A) produce infecciones genitales, conjuntivitis a cualquier edad y neumonitis en los lactantes; *Chlamydia psittaci* (Grupo B) causa ornitosis.

182 Infección por clamidias: extensión conjuntival. La extensión de un raspado conjuntival tomado de pacientes con conjuntivitis de inclusión neonatal puede, si se tiñe con el método de Giemsa, mostrar cuerpos basófilos de inclusión intracitoplasmáticos. Este método es menos sensible en la conjuntivitis del adulto y su valor en la infección genital es escaso o nulo. En estos casos son más fiables los cultivos de tejidos con células pretratadas, como las de McCoy. Es posible demostrar el anticuerpo humoral mediante inmunofluorescencia, pero los resultados de las pruebas serológicas deben ser interpretados con cautela.

183 Conjuntivitis del recién nacido. La infección de los ojos del neonato durante el parto a partir del cuello uterino materno puede producir una conjuntivitis con cuerpos de inclusión. Se trata de una conjuntivitis mucopurulenta que se manifiesta durante las dos semanas siguientes al nacimiento y que puede afectar a uno o ambos ojos. La fase aguda cede al cabo de otras dos semanas, aproximadamente, pero el ojo tarda a veces varios meses en recuperar la normalidad y la enfermedad puede progresar hacia un tracoma leve.

182

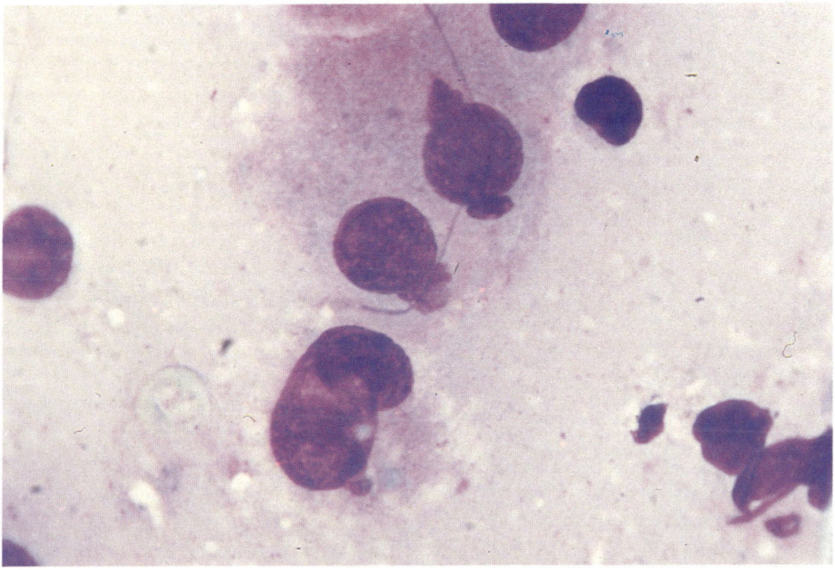

183

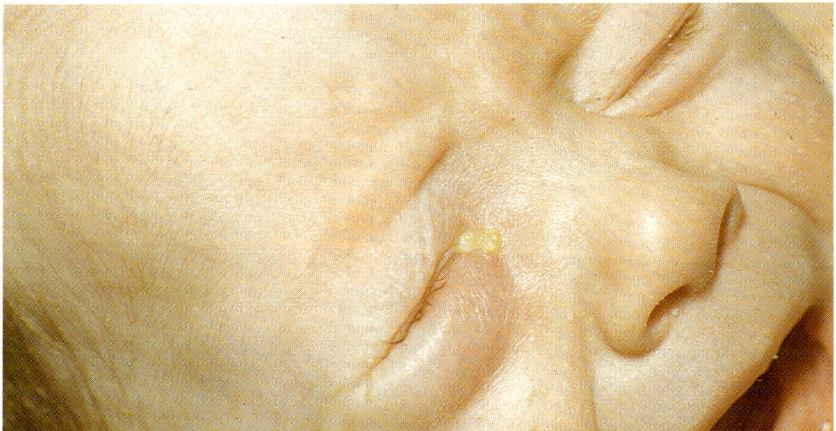

184 Conjuntivitis del adulto. La conjuntivitis con cuerpos de inclusión del adulto también tiene un comienzo agudo y va acompañada de alteración de los folículos conjuntivales, secreción mucopurulenta y queratitis puntiforme superficial. Los folículos son siempre más prominentes en el párpado inferior que en el superior y aparecen como tumefacciones redondeadas de 1 a 2 mm de diámetro, debido a la acumulación de linfocitos en la capa adenoide subepitelial. La curación es lenta y se produce a lo largo de 1 o 2 años.

185 Tracoma. El tracoma también se debe a cepas TRIC o no-LGV de *Chlamydia trachomatis.* Es una enfermedad endémica en muchas regiones del mundo en las que existe hacinamiento y malas condiciones higiénicas. La infección la transmiten las secreciones conjuntivales que pasan a los dedos, las toallas y, sobre todo, las moscas. El comienzo suele ser subagudo y el curso depende de la presencia o ausencia de infecciones secundarias. Existe inflamación conjuntival y aparecen folículos en los fondos de saco oculoparpebrales. Estos folículos se extienden sobre la conjuntiva parpebral, aunque rara vez llegan a la conjuntiva bulbar, y pueden medir hasta 5 mm de diámetro. La infiltración tracomatosa puede extenderse en profundidad hacia los tejidos subepiteliales. La córnea se afecta precozmente, con queratitis superficial más intensa en la parte superior. Al evolucionar la enfermedad, se producen cicatrices conjuntivales y se desarrolla un pannus, con opacificación y vascularización de la córnea.

184

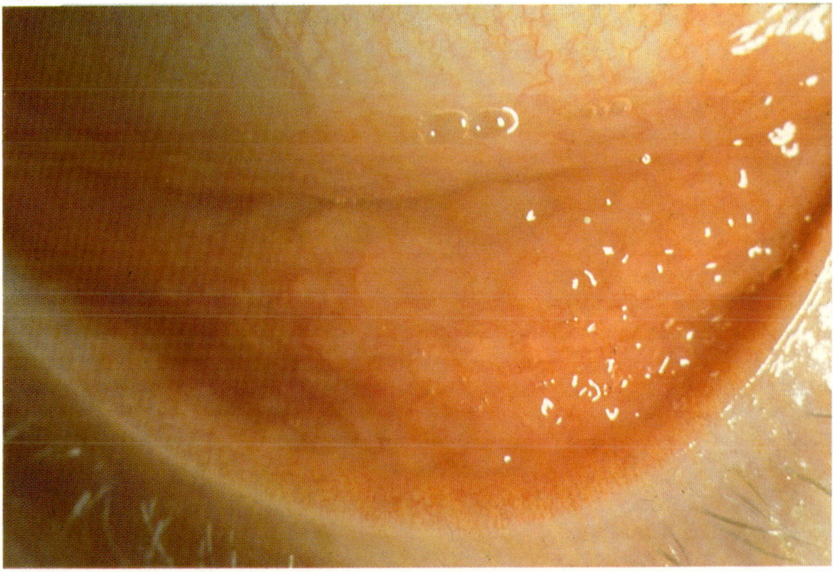

185

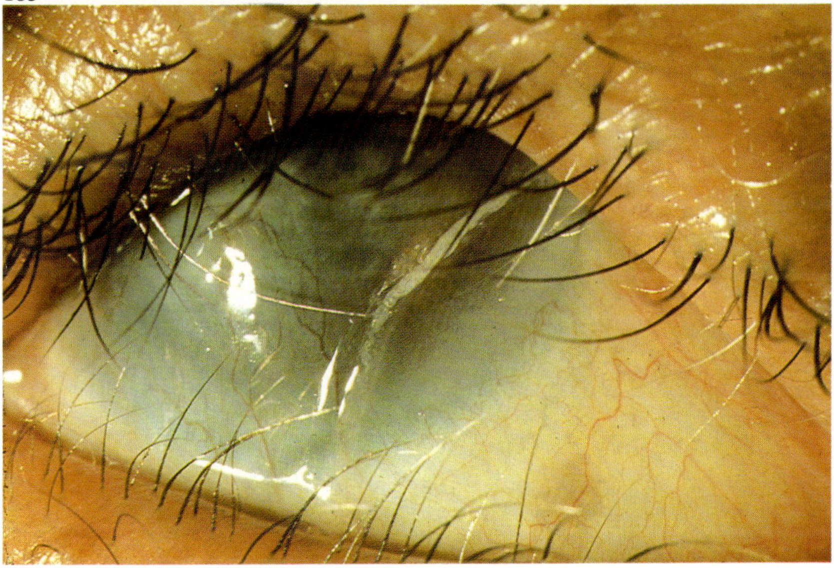

186 Uretritis. *Chlamydia trachomatis* se cultiva en la uretra de hasta el 5% de los varones asintomáticos, el 20% de los que padecen gonorrea y del 30 al 50% de los que presentan uretritis inespecífica. La uretritis por clamidias es indistinguible de la gonocócica, aunque tiende a ser más leve. La infección por clamidias también se asocia con epididimitis y enfermedad de Reiter.

187 Cervicitis. Las infecciones por clamidias son frecuentes en la mujer; este microorganismo ha sido cultivado en el 5% de las mujeres sanas y en el 60% de las que padecen gonorrea. La cervicitis por clamidias va acompañada de secreción mucopurulenta por el orificio cervical externo y de eritema y edema del cuello uterino. *Chlamydia* también es responsable de algunos casos de salpingitis y proctitis en la mujer. La infección transmitida durante el parto puede dar lugar a conjuntivitis con cuerpos de inclusión, en el neonato, o a neumonitis en el lactante.

188 Linfogranuloma venéreo. Esta enfermedad de transmisión sexual se debe a la cepa LGV de *Chlamydia trachomatis.* Tras un período de incubación de unas tres semanas, puede identificarse la lesión primaria genital en hasta el 10% de los pacientes. Esta lesión consiste en una pequeña pápula o vesícula que puede ulcerarse, pero que cura al cabo de algunos días sin cicatriz.

De dos a diez semanas después, el paciente entra en la fase secundaria, con tumefacción dolorosa de los ganglios linfáticos regionales, acompañada en ocasiones de malestar general, fiebre, cefalea y altralgia. Al progresar la enfermedad, los ganglios se fusionan y se adhieren a la piel, que está enrojecida. Estos bubones pueden supurar y abrirse a la superficie, la vagina o el recto a través de fístulas.

La enfermedad puede ceder al cabo de dos o tres meses o evolucionar hacia el estadio terciario, con estenosis de la uretra, la vagina o el recto. También pueden aparecer problemas secundarios a fístulas o abscesos perirrectales y la obstrucción linfática puede causar un edema crónico con tumefacción del pene o de la vulva.

186

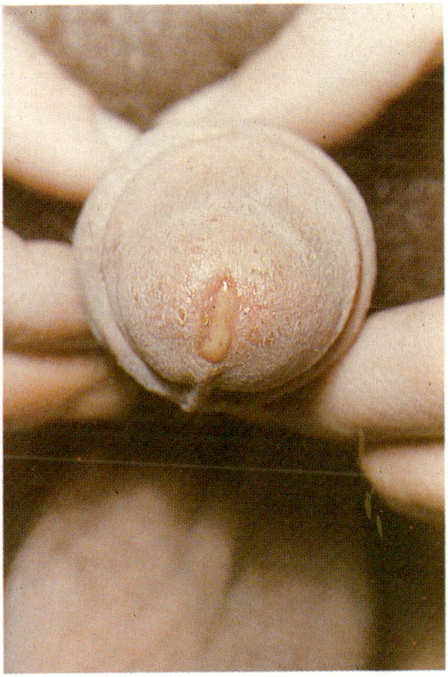

187

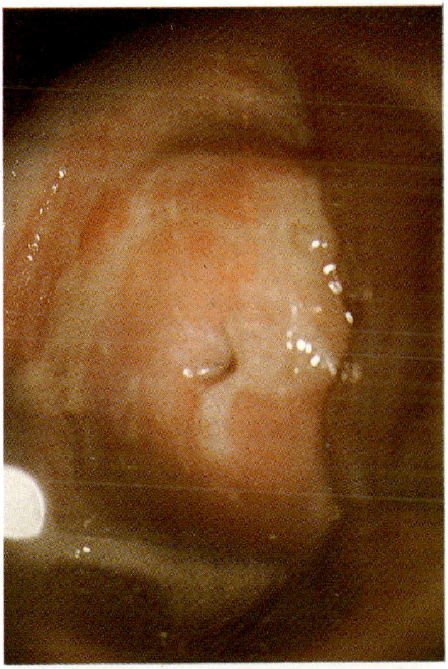

188

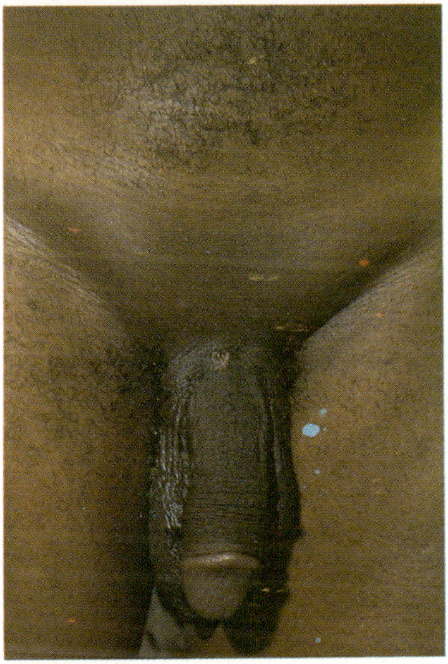

189 Ornitosis. Es una zoonosis universal causada por *Chlamydia psittaci.* Se trata de una enfermedad profesional de los que trabajan con pájaros *Psittacula* en tiendas de animales domésticos o aviarios y también de los empleados en granjas de pavos o patos. El contagio hombre a hombre es raro.

Muchas de estas infecciones son leves o subclínicas, con un cuadro similar a la gripe. Los episodios graves comienzan con fiebre alta, taquicardia relativa y posible alteración gastrointestinal con diarrea. Puede haber tos seca, aunque con escasos signos torácicos. La consolidación pulmonar aparece durante la segunda semana y la extensión radiológica de la neumonía es mucho mayor de lo que sugieren los signos físicos. La imagen radiológica no es diagnóstica. La velocidad de sedimentación globular tiende a aumentar y el diagnóstico se confirma mediante pruebas serológicas. La enfermedad cede al cabo de 7 a 14 días, pero suele ir seguida de una prolongada convalecencia y la radiografía de tórax sólo se normaliza al cabo de varias semanas.

189

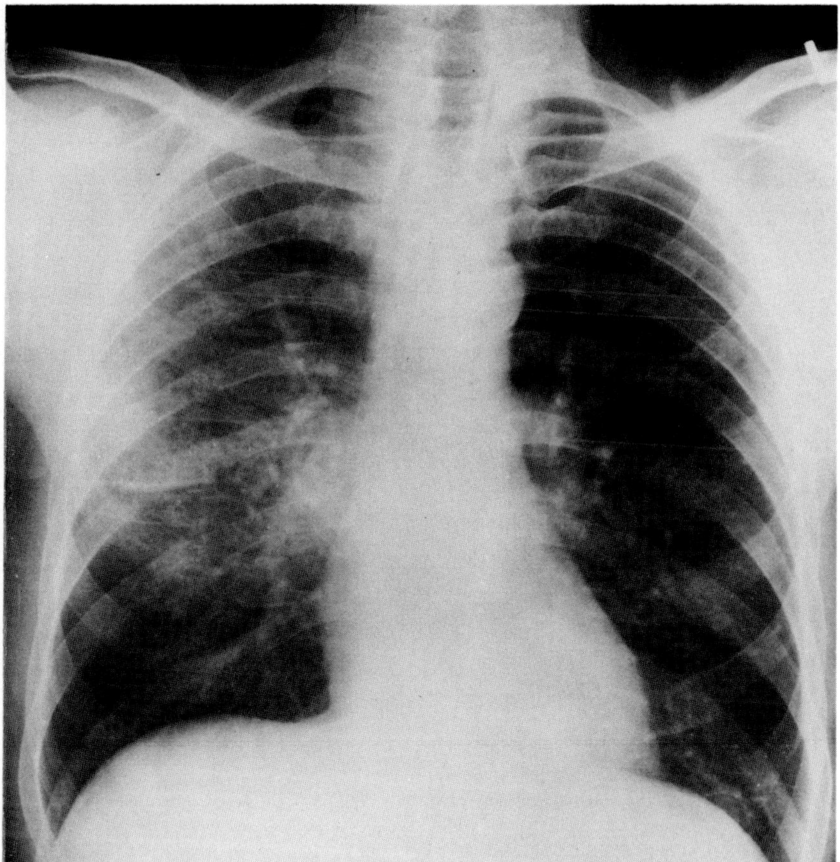

Sífilis

La sífilis se debe a la espiroqueta *Treponema pallidum*. Las infecciones adquiridas se producen prácticamente siempre por contactos sexuales, mientras que la congénita suele transmitirse cuando la madre se ha contagiado poco antes de la gestación o durante la misma. La incidencia de sífilis ha experimentado un gran descenso desde la aparición de los antibióticos.

190 Microorganismo: *Treponema pallidum*. Se trata de una espiroqueta esbelta de unas 10 μm de longitud y unas 10 vueltas de espiral. Posee movimiento ondulante y rota sobre su eje mayor. Es muy sensible a la sequedad y muere rápidamente a temperaturas superiores a 42 °C, pero puede sobrevivir durante algunos días a 4 °C. Invisible al microscopio convencional, puede verse con iluminación de campo oscuro, como se ilustra en la imagen; en las preparaciones de tejido se tiñe con técnicas de plata. Es un parásito del hombre indistinguible morfológica o serológicamente de los treponemas que producen la pinta o el bejel.

191 Sífilis: chancro en el varón. En los varones heterosexuales, la lesión primaria de la sífilis, el chancro, aparece sobre todo en el glande, el surco o, con menos frecuencia, en el tallo. Es una lesión indurada, pero indolora, y se asocia a menudo a un aumento de tamaño, igualmente indoloro, de los ganglios inguinales. Las preparaciones en campo oscuro se obtienen del líquido que exuda el chancro.

192 Sífilis: chancro en la mujer. Clásicamente, el chancro aparece tras un período de incubación de 21 a 35 días (límites de 9 a 90 días) como lesión única en el 50% de los casos. Evoluciona con rapidez desde mácula a pápula, y ésta se erosiona, formando una úlcera indolora redonda, de fondo limpio y rodeada de una zona indurada de consistencia firme, que cicatriza al cabo de tres a diez semanas, dejando a veces una cicatriz atrófica. Las lesiones de la vulva son fáciles de identificar, pero las de la vagina suelen pasar inadvertidas.

193 Sífilis: chancro anal. En los varones homosexuales, el chancro aparece sobre todo en el ano; en las mujeres también se encuentran lesiones anales y las orales se dan en ambos sexos.

190

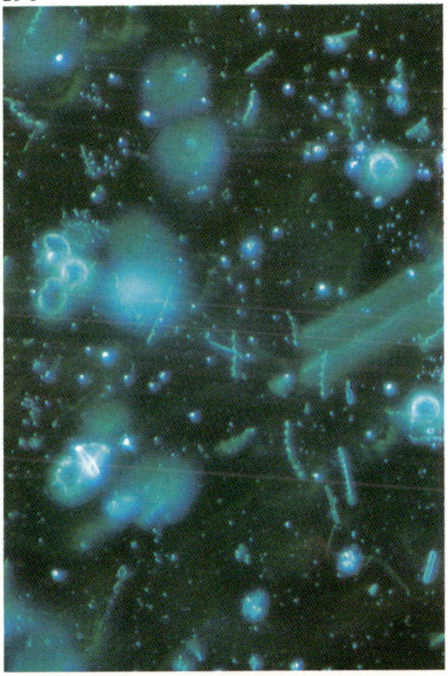

191

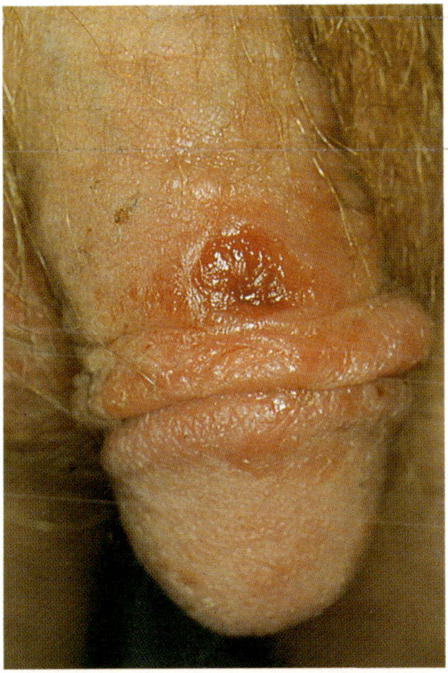

192

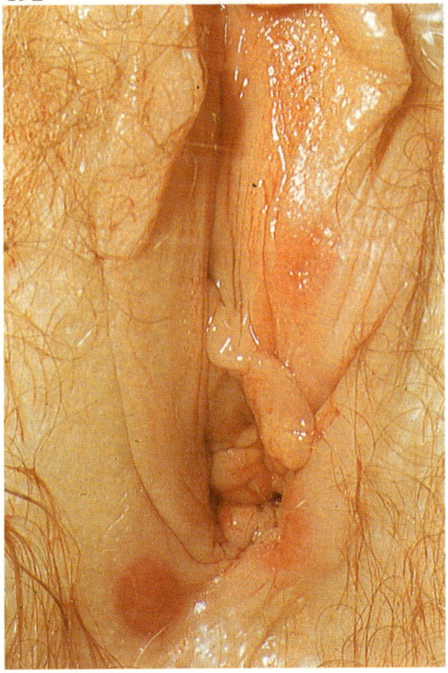

193

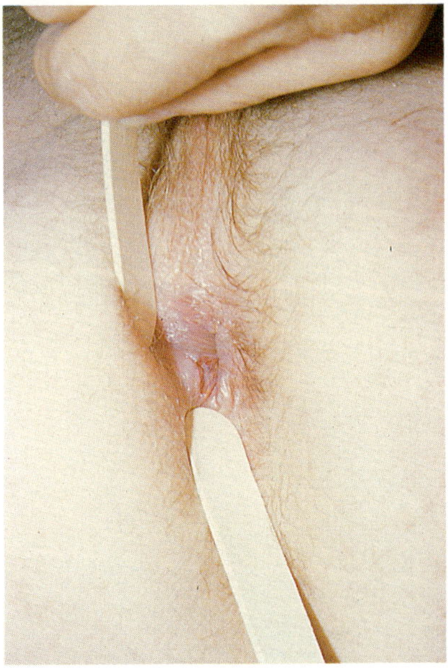

194 Sífilis: erupción cutánea. La erupción es el signo de presentación en el 70% de los casos; suele aparecer de 6 a 8 semanas después de la infección, cuando la lesión primaria está cediendo o ya está curada. Puede ir acompañada de síntomas generales, como fiebre, cefalea, malestar general y altralgia, y asociarse a manchas mucosas, linfadenitis y meningitis. La intensidad y aspecto de esta erupción son muy variables. Suele comenzar en el tronco y zonas proximales de las extremidades en forma de pequeñas máculas rosadas, que pueden pasar a pápulas rojas. Estas lesiones no son pruriginosas y persisten durante cuatro a ocho semanas.

195 Sífilis: erupción. A veces, la erupción está formada por pápulas más grandes, menores en número y de un color rojo más oscuro.

196 Sífilis: erupción. En algunos pacientes, pocos, la erupción llega a hacerse pustulosa y a formar costras. Pueden encontrarse distintas lesiones en el mismo sujeto. Las erupciones vesiculosas no son características de la sífilis secundaria.

197 Sífilis: erupción. La erupción puede extenderse por todo el cuerpo, incluyendo las palmas de las manos y las plantas de los pies. Esta distribución debe sugerir una posible sífilis secundaria. La participación de los folículos pilosos da lugar a una alopecia parcheada.

Cuando cede el estadio secundario, el paciente entra en la fase llamada de sífilis latente, en la que no hay signos clínicos de enfermedad activa, aunque las pruebas serológicas siguen siendo positivas. Algunos enfermos pasan luego al estadio terciario, tras un intervalo de 3 a 10 años o más.

194

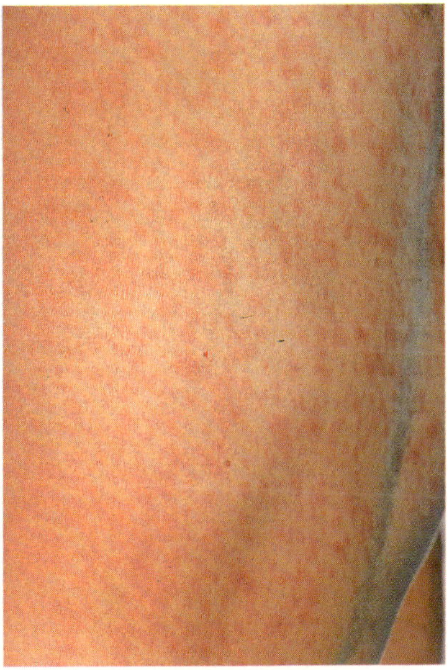

195

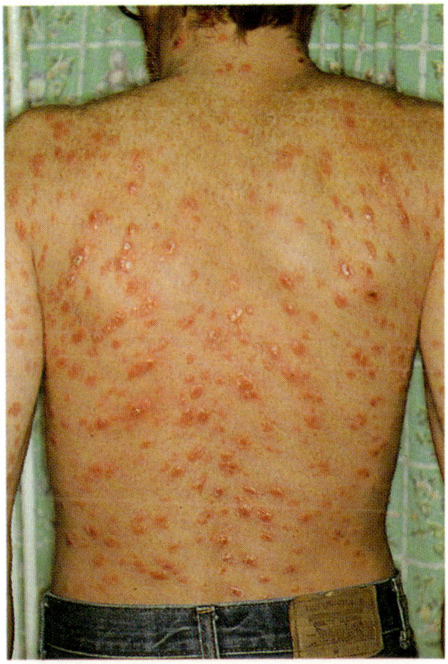

196

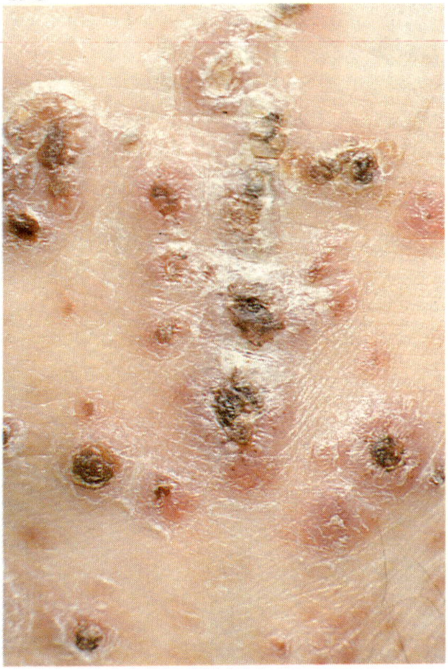

197

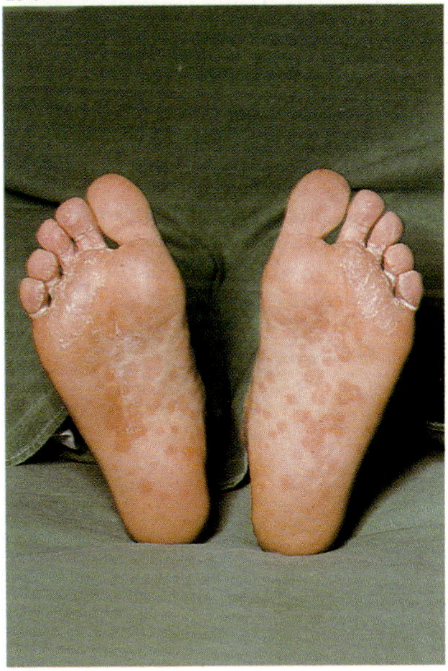

198 Sífilis: aneurisma en una radiografía de tórax. Antes de la llegada de los antibióticos, del 10 a 40% de los pacientes con sífilis latente pasaban al estadio terciario. La enfermedad cardiovascular se manifestaba después de 10 a 30 años del contagio e iba acompañada por neurosífilis en cerca del 30% de los casos. La vasculitis de los vasa vasorum de la aorta produce pérdida del tejido elástico y la consiguiente dilatación de la arteria. Si ello ocurre en la raíz de la aorta, se dilata la válvula y aparece insuficiencia aórtica.

199 Sífilis: goma. La lesión básica de la sífilis terciaria es un granuloma crónico denominado goma. Tiende a estar localizado, mostrar distribución asimétrica y ser de naturaleza destructiva. A veces aparece un goma solitario en el tejido subcutáneo; esta lesión aumenta de tamaño antes de abrirse para formar una úlcera gomosa, aproximadamente circular, con bordes nítidos «en sacabocados» y base indurada. Al principio, su centro está ocupado por un esfacelo de tejido necrótico con aspecto de gamuza y firmemente adherido, que más tarde se desprende dejando un fondo de tejido de granulación pálido. No se encuentran espiroquetas en esta lesión.

200 Sífilis congénita: manifestaciones precoces. La sífilis congénita es hoy extraordinariamente rara en los países desarrollados. Su curso es muy variable y en muchos casos no se observan signos clínicos evidentes. Una de sus primeras manifestaciones puede ser una secreción mucopurulenta nasal que se prolonga durante muchos meses. Las erupciones cutáneas son frecuentes durante los dos primeros años de vida y puede haber signos de lesión de numerosas estructuras, comprendidas las membranas mucosas, los huesos y los dientes.

La erupción suele ser maculopapulosa y puede ir seguida de una amplia descamación del epitelio de las palmas y las plantas y del que rodea la boca y el ano. En la sífilis congénita se encuentran a veces lesiones penfigoides, que son muy raras en la adquirida. Estas lesiones están repletas de treponemas.

Las lesiones iniciales curan y se siguen de un período de latencia antes de que aparezcan las manifestaciones tardías. Éstas consisten en lesiones de los dientes, los huesos, los ojos y el nervio auditivo, así como gomas y neurosífilis.

198

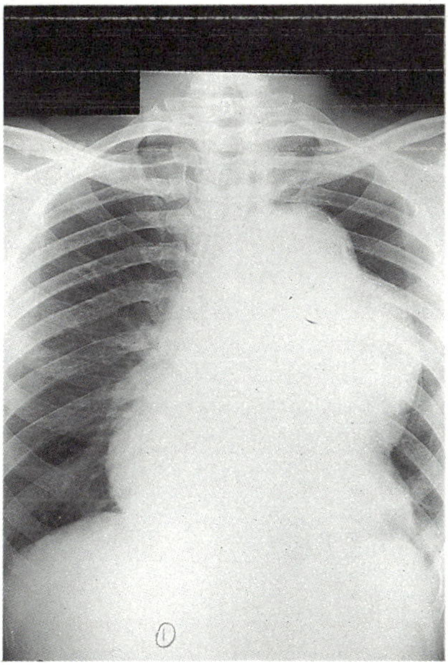

199

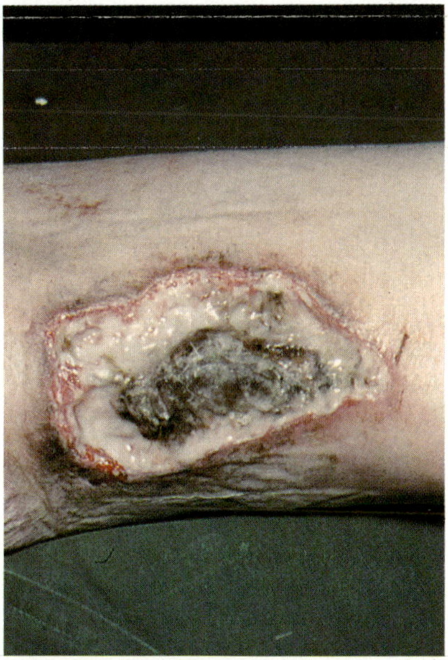

200

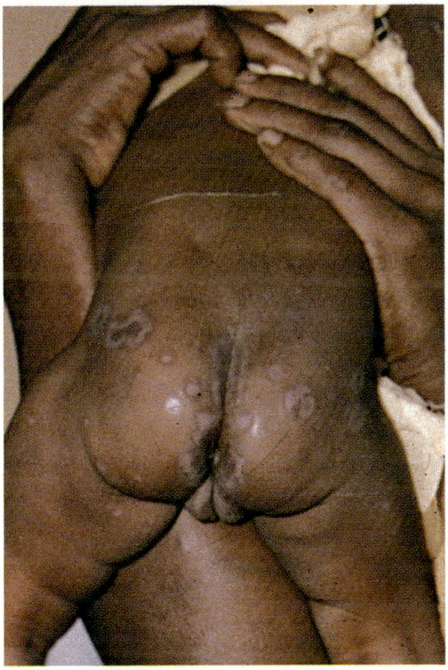

201

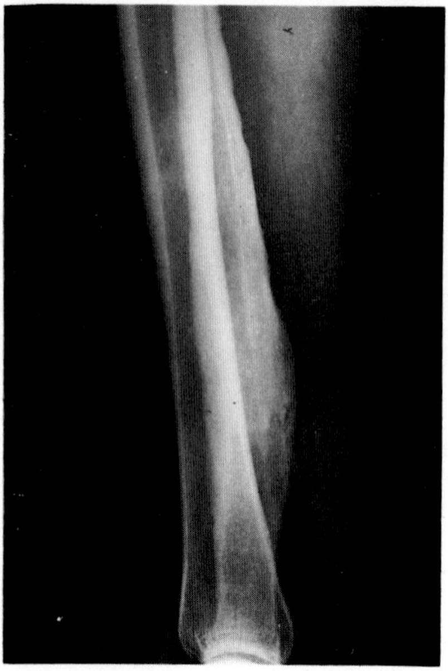

201 Radiografía de la tibia y el peroné en la forma tardía de la periostitis sifilítica. En los niños pequeños con sífilis congénita es frecuente la afectación múltiple de los huesos, que puede manifestarse como osteocondritis, periostitis u osteitis y osteomielitis, con lesión preferente de los huesos largos y del cráneo. Esta afectación precoz puede identificarse en cualquier momento, desde el nacimiento a los tres o cuatro años de edad, y suele resolverse espontáneamente.

La enfermedad ósea puede reaparecer después de los 5 a 15 años. Esta forma tardía suele ser muy resistente al tratamiento y puede persistir indefinidamente. Las imágenes radiológicas de las osteopatías sifilítica, tuberculosa y piogénica crónica son muy semejantes, por lo que al hacer el diagnóstico es preciso valorar también otros factores. En la forma juvenil de la periostitis u osteitis sifilítica, puede aparecer depósito laminar de hueso neoformado en capas paralelas a la diáfisis o también sobre la convexidad de ésta. Es frecuente la afectación de la tibia, y el engrosamiento de la cara anterior de la mitad proximal de este hueso produce la denominada espinilla o tibia en sable.

Chancroide

El chancroide es una enfermedad de transmisión sexual causada por el cocobacilo *Haemophilus ducreyi.* Como sucede en otras enfermedades de este tipo, se identifica con más frecuencia en el varón que en la mujer. Se trata de una infección universal, común sobre todo en lugares en los que las condiciones sociales, económicas e higiénicas son malas.

Las lesiones suelen estar confinadas a los genitales y región perianal, con focos secundarios en los ganglios linfáticos inguinales. Esta lesión primaria es una pápula dolorosa, que se hace pustulosa y se erosiona para formar una úlcera dolorosa y no indurada. Su fusión con otras lesiones y la infección secundaria pueden causar una erosión aún mayor.

202 Lesiones genitales en el chancroide. Las lesiones peneanas están asociadas en este caso a grandes adenopatías inguinales. La linfadenitis suele ser unilateral. La tumefacción es dolorosa y puede romperse, dejando un trayecto fistuloso con secreción. Las lesiones peneanas son difíciles de diferenciar de las del granuloma inguinal (Donovanosis). También se pueden confundir con la lesión primaria de la sífilis, de la que se diferencian por la presencia de dolor y la ausencia de induración. Ambas infecciones coexisten en hasta el 10% de los pacientes, por lo que siempre es preciso valorar la posible existencia de una sífilis asociada. El diagnóstico de chancroide debe confirmarse mediante demostración del microorganismo en extensiones o cultivos.

202

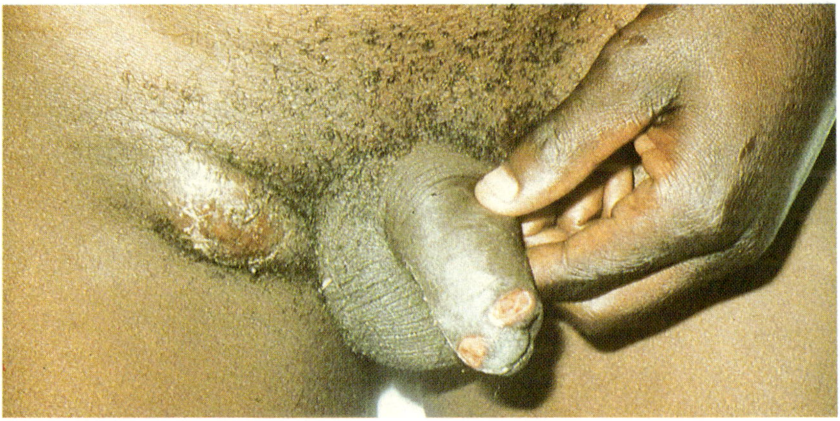

Donovanosis

Donovanosis, granuloma inguinal y granuloma venéreo son nombres dados a la enfermedad producida por *Calymmatobacterium granulomatis*, una bacteria encapsulada gramnegativa cuya relación con otros microorganismos no se conoce con seguridad. La infección suele ser de transmisión sexual, pero no de modo exclusivo, ya que también puede afectar a niños pequeños. Es más frecuente en las regiones tropicales.

203 Donovanosis: microorganismo. Característicamente, se encuentra en grandes células mononucleadas y puede demostrarse en frotis de las lesiones como cuerpos de Donovan muy oscuros. En esta extensión, el preparado se obtuvo de una lesión peneana. El microorganismo es difícil de cultivar en medios artificiales.

204 Donovanosis: lesiones. La enfermedad suele estar confinada a los genitales, aunque pueden afectarse otras localizaciones. En los varones, la lesión aparece sobre todo en el pene y en las mujeres en los labios de la vulva. Esta lesión primaria es un nódulo indurado que luego se ulcera. Las distintas lesiones pueden fusionarse para formar áreas crecientes de ulceración y no es rara la autoinfección. En este paciente de Papúa, Nueva Guinea, la extensión de la infección hacia los ganglios inguinales a partir del foco peneano inicial ha producido una extensa ulceración de las ingles. La infección secundaria puede agravar aún más el cuadro y la cicatrización dará lugar a deformidades.

203

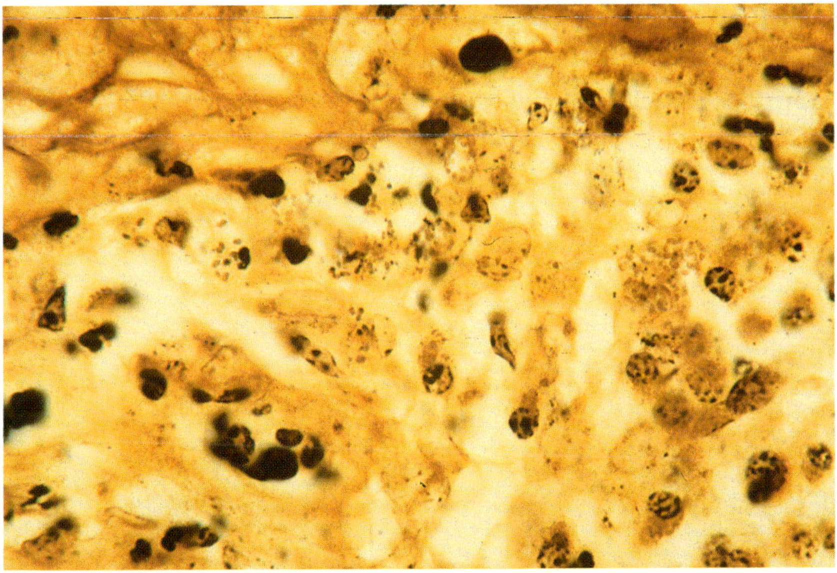

204

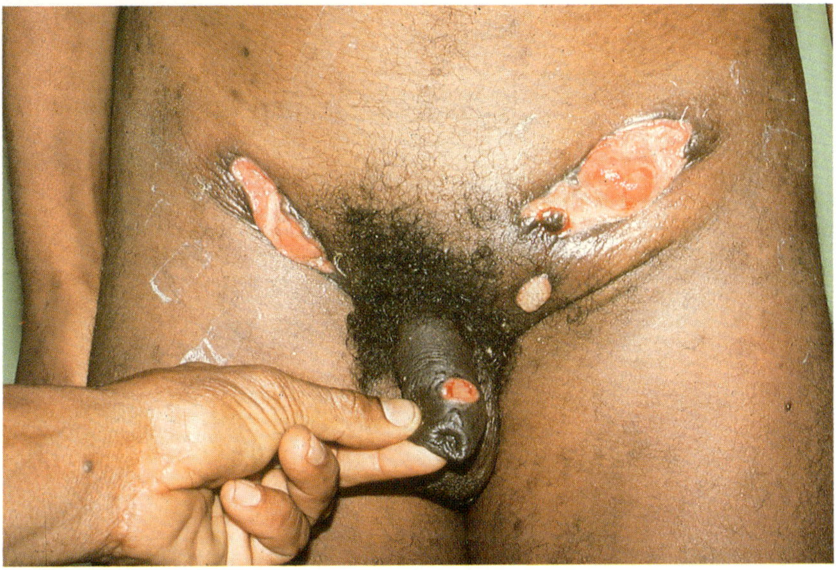

INFECCIONES VÍRICAS

Grupo Herpesvirus

Los virus pertenecientes a este grupo causan graves enfermedades en el hombre y en los animales. Los asociados a infección humana son:

- *Herpesvirus varicellae/zoster*: causa de la varicela y el herpes zóster.
- Virus herpes simple.
- *Herpesvirus simiae*: causa rara de encefalitis humana.
- Citomegalovirus: linfadenitis benigna y otros síndromes.
- Virus de Epstein-Barr: asociado a mononucleosis infecciosa y a neoplasias.

Los herpesvirus son relativamente grandes, de 120 a 180 nm, con una cápside central que contiene DNA y una membrana externa procedente de la célula huésped. Son sensibles al éter. Se desarrollan en el interior de la célula huésped y pueden pasar al citoplasma y abandonarlo sin destruir necesariamente la célula. Como recuerdo de la replicación vírica, queda en el núcleo un cuerpo de inclusión acidófilo, redondeado, rodeado por un halo (tipo A de Cowdry). Muchos virus de este grupo muestran una notable tendencia a la latencia y a activarse cuando se altera la inmunidad del huésped.

Varicela

La varicela es una enfermedad muy contagiosa que afecta sobre todo a los niños pequeños, aunque ningún grupo de edad está exento. Suele adquirirse por contacto directo con un caso durante los primeros días de la enfermedad, cuando el virus se encuentra en las secreciones de la mucosa respiratoria y en la piel. Es probable que el virus se transmita por vía aérea y penetre a través de las vías respiratorias. El período de incubación es variable, pero suele ser de 15 a 18 días. En los niños, la enfermedad suele ser leve y las complicaciones son raras; en los adultos tiende a ser más grave y a mostrar mayor incidencia de complicaciones.

Los virus causantes de la varicela y el herpes zoster parecen ser los mismos, por lo que han sido denominados *Herpesvirus varicellae/zoster.*

205 Microfotografía electrónica del *Herpesvirus varicellae-zoster*. Al microscopio electrónico, los virus de la varicela, el herpes zóster y el herpes simple son idénticos. La partícula madura del líquido de la vesícula mide de 150 a 200 nm de diámetro y posee un núcleo interno electrodenso de DNA revestido por una vaina o cápside. Esta cápside es una estructura icosaédrica con simetría axial 5:3:1 y está formada por 162 capsómeros que se ven como cilindros huecos con morfología poligonal transversal. La membrana externa del virus procede de la membrana nuclear de la célula huésped. Con microscopio electrónico, es fácil diferenciar el grupo de los herpesvirus del de los poxvirus.

206 *Herpesvirus varicellae/zoster* en células del amnios humano. El virus de la varicela no crece en la membrana corioalantoidea del embrión de pollo, pero sí en distintos cultivos primarios de tejidos humanos y en algunos cultivos de tejidos de mono. En el cultivo de amnios humano, aparecen lesiones focales de la sabana celular, que se extienden lentamente al infectarse poco a poco las células contiguas. En estas células degeneradas se encuentran las características inclusiones intranucleares. El líquido sobrenadante está libre de virus. El virus de la varicela se desarrolla fácilmente en células de tiroides humano y puede obtenerse del líquido sobrenadante para hacer pruebas de neutralización. (Flecha = célula con inclusión intranuclear.)

207 Célula gigante en cultivo de células de amnios humano. Las células gigantes multinucleadas son un rasgo característico de los tejidos humanos o cultivos celulares infectados por el virus de la varicela. Los núcleos de estas células contienen las típicas inclusiones eosifnófilas de tipo A. (Flecha = núcleo con inclusión.)

205

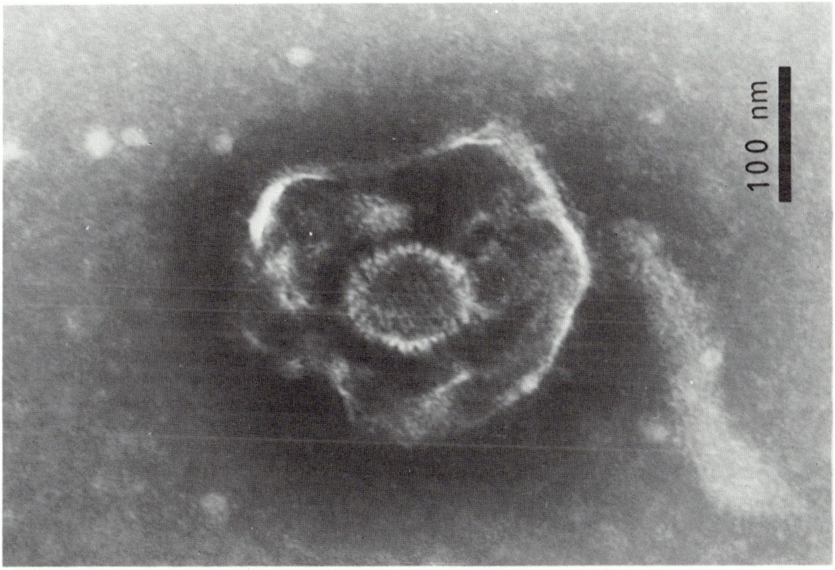

206

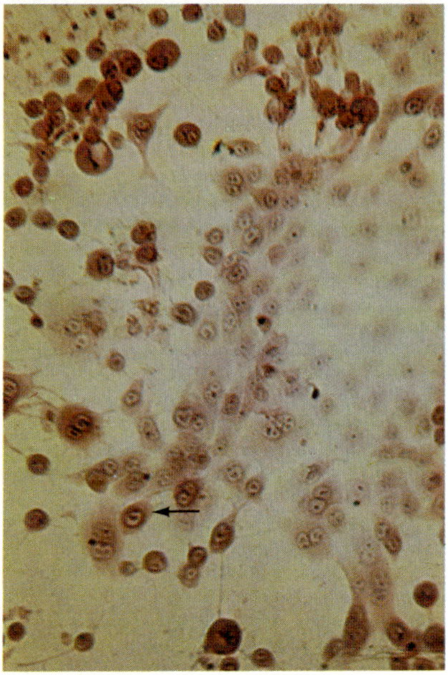

207

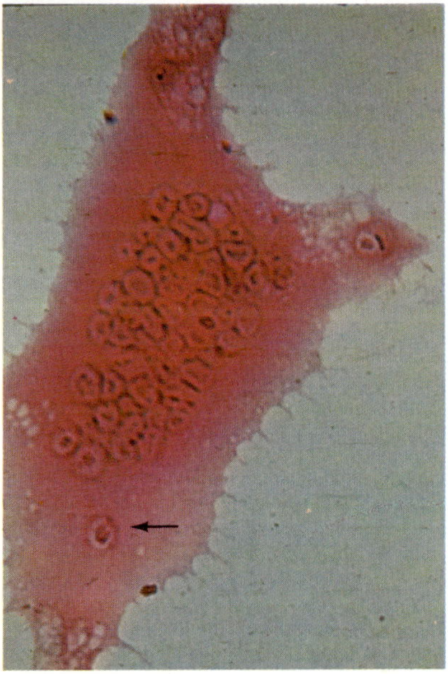

208 Histología de la vesícula precoz de la varicela. Las vesículas de la varicela, el zóster y el herpes simple son iguales en el estudio histológico, pero pueden distinguirse de las infecciones por poxvirus y vacuna gracias a la presencia de células gigantes multinucleadas.

Las vesículas se forman en el espesor de la epidermis por degeneración celular y edema intercelular. Al principio, el líquido se acumula en pequeñas bolsas, que después se unen para dar la vesícula madura.

Se observan dos tipos de degeneración: «balonizante» y reticular. La degeneración «balonizante» es propia de las infecciones víricas, mientras que la reticular se encuentra también en otras formas de dermatitis. En la primera, las células epidérmicas se hinchan, pierden sus espinas intercelulares y se separan. El citoplasma es intensamente eosinófilo. En la degeneración reticular, las células se hinchan también, pero permanecen translúcidas y algunas llegan a romperse. (A = vesícula intraepidérmica; B = célula gigante multinucleada.)

209 Vesícula madura. Los pequeños focos de la ilustración **208** se han condensado para formar una gran vesícula. Existe escasa reacción celular en la dermis y las células epiteliales suelen permanecer intactas, por lo que rara vez se produce cicatrización. En el líquido de la vesícula puede verse alguna célula polimorfonuclear aislada. (A = vesícula intraepidérmica; B = dermis.)

Características clínicas

210 Distribución de la erupción. En los niños es rara la existencia de pródromos, pero en los adultos el exantema puede ir precedido de fiebre, cefalea y dolor de garganta.

Las lesiones cutáneas aparecen primero en el tronco y cara interna de los muslos, diseminándose rápidamente a la cara, el cuero cabelludo y la región proximal de las extremidades. Su distribución solía ser de fundamental importancia para distinguir la varicela de la viruela. La erupción de la varicela es muy intensa en el tronco y menos en la periferia; se desarrolla sobre todo en las superficies flexoras y en los pliegues corporales.

208

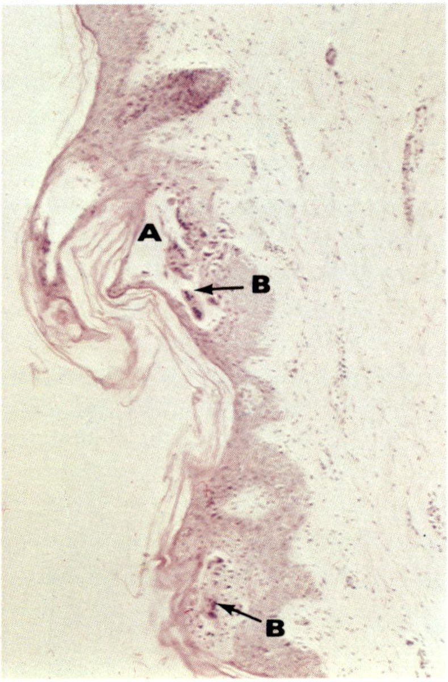

209

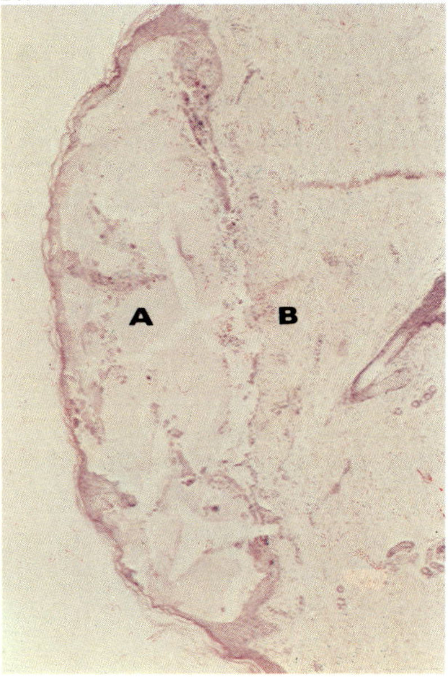

210

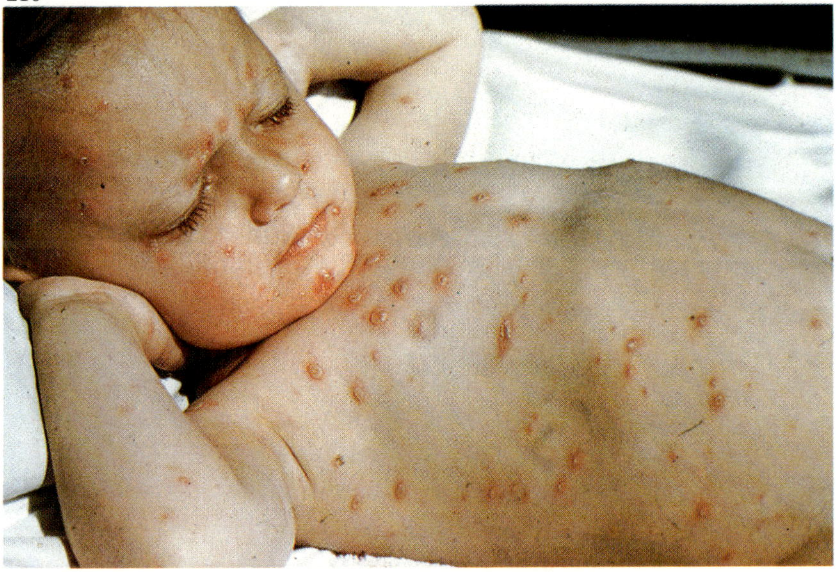

211 Varicela en la piel oscura. Cuando la piel está muy pigmentada, la identificación de la erupción de la varicela es fácil; aunque las lesiones pueden adoptar una morfología algo distinta, siguen la regla general de distribución centrípeta. En esta ilustración, las manchas predominan en el brazo, disminuyen en el antebrazo y son raras en la mano.

212 Erupción pleomorfa. La erupción evoluciona con rapidez a través de los estadios de mácula, pápula, vesícula, pústula y costra. Los dos primeros son difíciles de observar, y es frecuente que el paciente haya llegado ya al estadio vesiculoso cuando se diagnostica la enfermedad. Muchas lesiones abortan antes de concluir su desarrollo.

En la varicela, las lesiones aparecen en racimos a intervalos irregulares durante una semana. En consecuencia, la erupción muestra un carácter pleomorfo con manchas en distinto estadio de evolución. El prurito llega a ser muy molesto durante los primeros días.

211

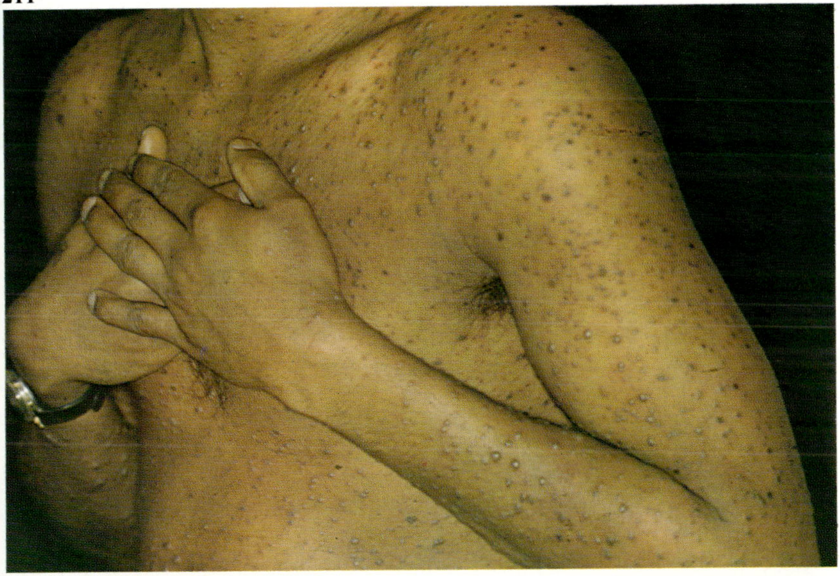

212

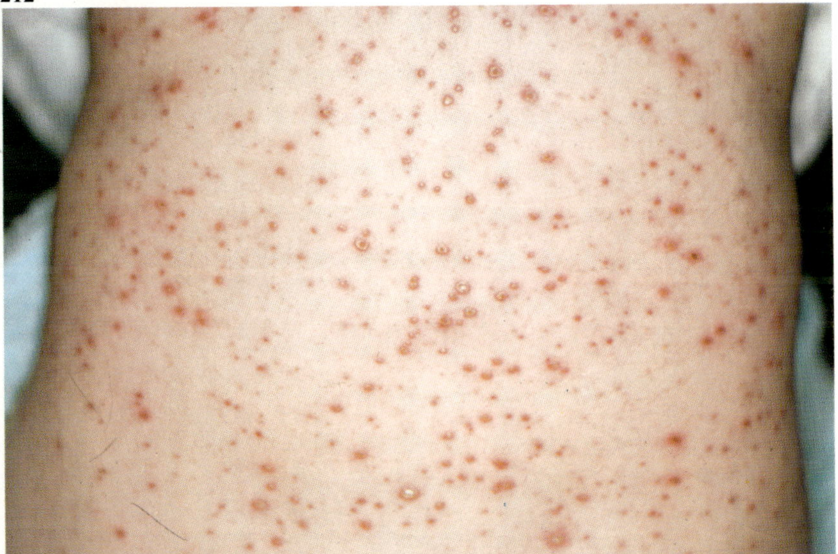

213 Imagen próxima de la erupción sobre piel oscura. En los pacientes de piel oscura, es muy frecuente encontrar un elemento petequial en la erupción y derrame hemorrágico hacia el interior de las vesículas. El pronóstico no se modifica por estas hemorragias cutáneas.

214 Imagen próxima de las lesiones sobre piel clara. Las lesiones cutáneas son de tamaño y forma muy variable. Las vesículas maduras y las pústulas suelen ser ovaladas, pero también pueden ser redondeadas o incluso totalmente irregulares. El eje mayor de las lesiones ovaladas tiende a seguir los pliegues naturales de la piel. Las hemorragias cutáneas son raras en los pacientes de raza blanca.

La vesícula de la varicela es unilocular y descansa sobre la superficie de la piel como una gota de agua. Al madurar, suele aparecer rodeada de un halo eritematoso o areola. Al cabo de dos o tres días, el líquido de la vesícula se opacifica y se forma una pústula de bordes elevados.

215 Cicatrización. Las lesiones de la varicela suelen ser muy superficiales y, por tanto, la epidermis dañada cura sin secuelas. Sin embargo, la lesión se extiende a veces a capas más profundas de la piel y produce una fea cicatriz.

216 Imagen próxima de una cicatriz. El único signo clínico de que un paciente ha padecido la varicela es una cicatriz deprimida o con fóvea. En la vacuna contra la viruela o en la inmunización con BCG pueden aparecer cicatrices similares.

213

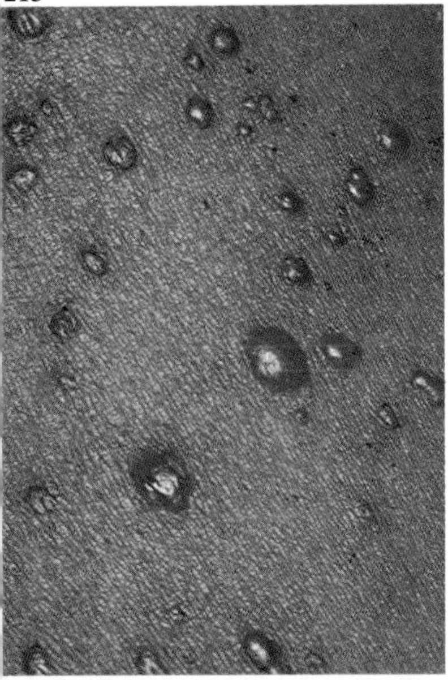

214

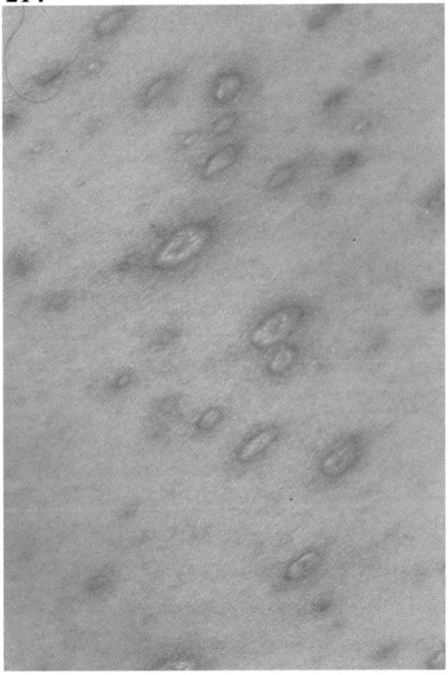

215

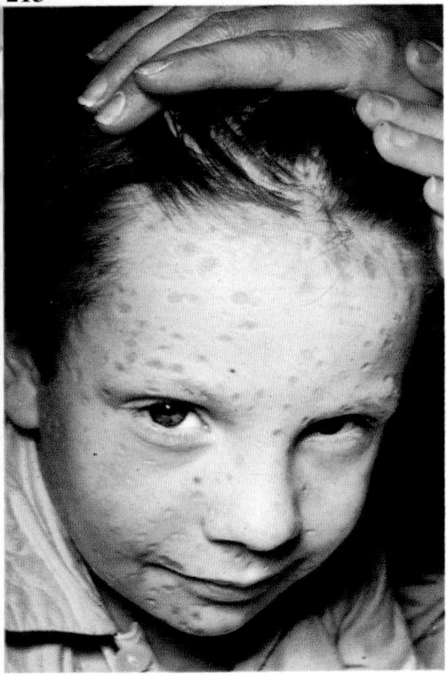

216

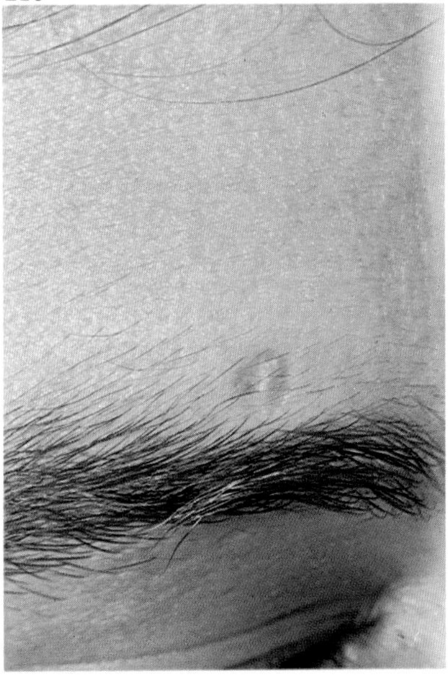

217 Petequias palatinas. En la varicela, como en otras muchas infecciones, pueden aparecer finas hemorragias en el paladar. En esta imagen, está empezando a formarse una vesícula sobre el paladar, encima de la amígdala izquierda.

218 Vesículas palatinas. Durante el primer o segundo día de la enfermedad, puede haber dolor e inflamación de la garganta, pero no se observan lesiones focales. Más adelante, aparecen a veces vesículas en el paladar y la faringe, que contribuyen al malestar del paciente. El fino techo de la vesícula suele romperse, dejando una úlcera superficial que cura sin cicatriz.

219 Vesículas linguales. Pueden aparecer vesículas en la mucosa de la boca y de las vías respiratorias. En la lengua, estas vesículas tienen un techo plano y curan sin formar costra.

220 Vesícula conjuntival. También pueden encontrarse vesículas en la conjuntiva, en la que siguen una evolución benigna y curan sin cicatriz.

217

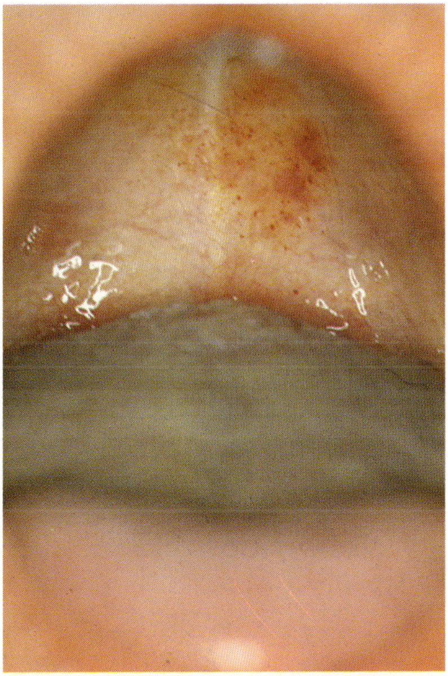

218

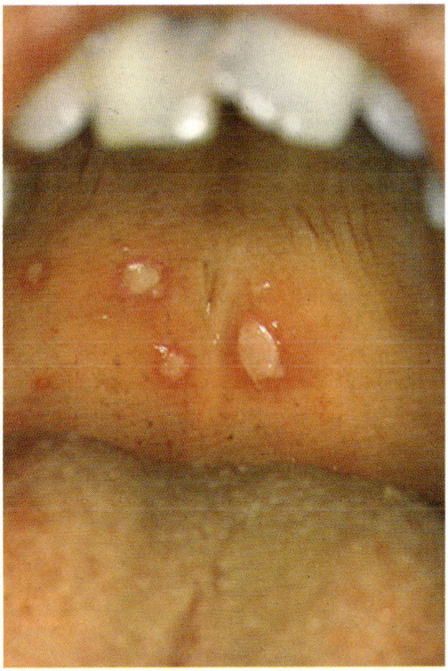

219

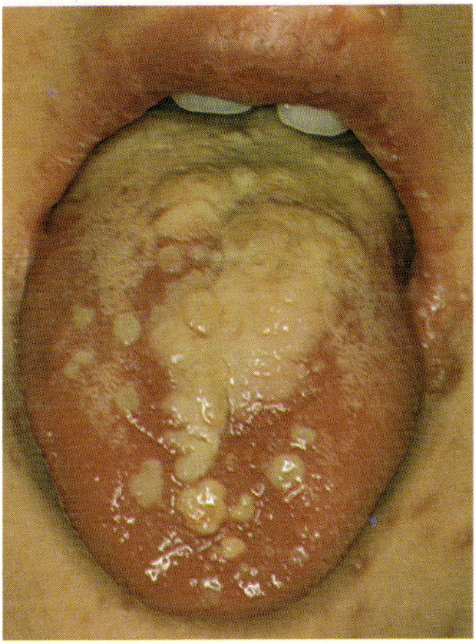

220

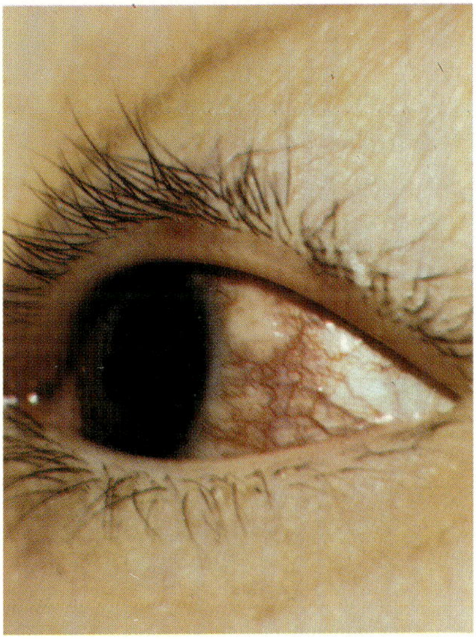

Complicaciones

221 Varicela e impétigo ampolloso. La infección secundaria de las lesiones de la varicela por *Staphylococcus aureus* puede causar un impétigo ampolloso, con amplia infección de la superficie cutánea.

222 Gangrena de la piel. La invasión de las capas profundas de la piel y los tejidos subcutáneos por un estafilococo virulento produce a veces celulitis con gangrena y ulceración profunda.

Puede desarrollarse una septicemia, con o sin signos de sepsis local, por lo que es necesario realizar hemocultivos en todo paciente con gravedad excesiva o fiebre demasiado prolongada.

223 Varicela y escarlatina «quirúrgica». La infección local de una lesión de la varicela por un estreptococo hemolítico en un paciente sensible a la toxina eritrogénica puede producir un episodio de escarlatina. Las lesiones infectadas se reconocen por la inflamación que las rodea. La toxina se absorbe a través de la piel y causa el eritema puntiforme generalizado de la escarlatina.

224 Varicela y escarlatina «quirúrgica»: lengua. Aunque el estreptococo prolifera en la piel y no en la garganta, el paciente desarrolla el típico enantema con lengua aframbuesada blanca (véase **27**).

221

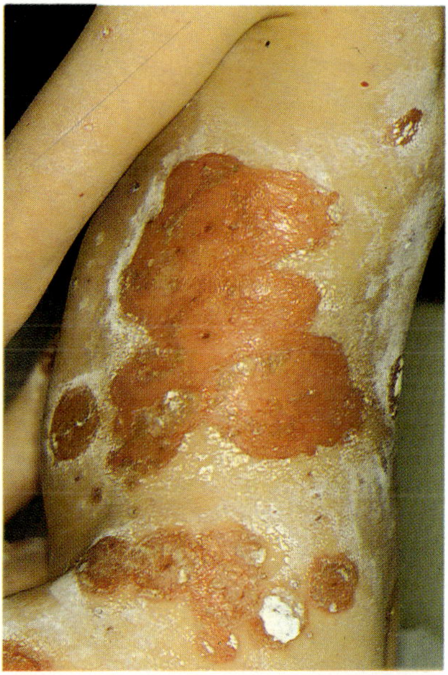

222

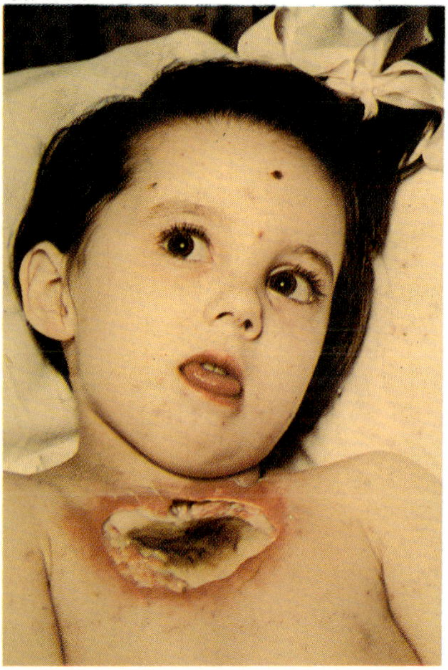

223

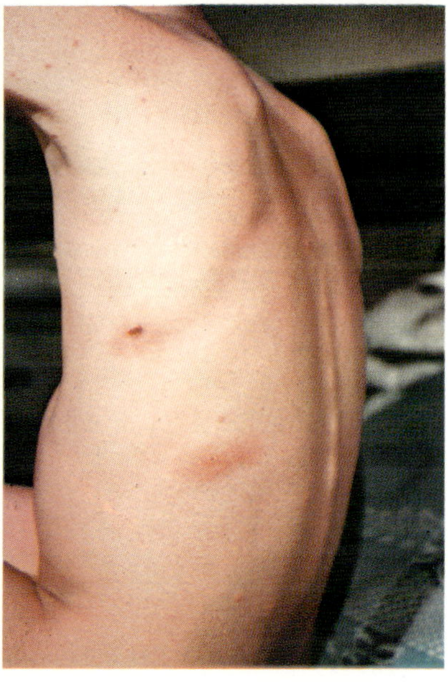

224

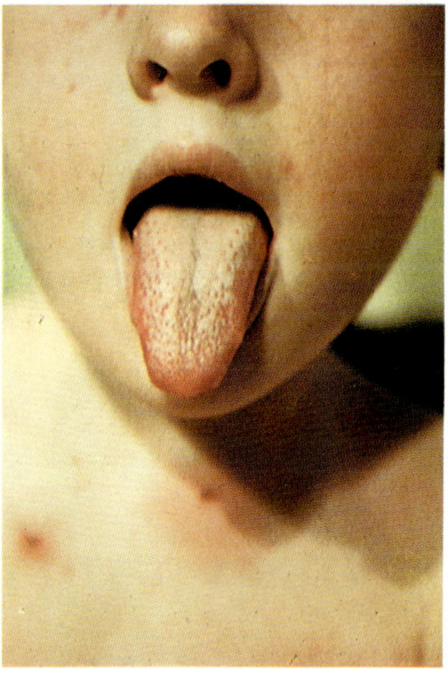

225 Radiografía de tórax en un niño con pioneumotorax estafilocócico. En los niños, la neumonía que aparece como complicación de la varicela suele deberse a invasión bacteriana secundaria a partir de las vías respiratorias altas y su causa más común es el estafilococo. Pueden formarse abscesos pulmonares.

En este niño, la radiografía de tórax muestra gran desplazamiento del mediastino, secundario a un pioneumotorax debido a la rotura de un absceso subpleural. Cada vez que el niño tose, penetra más aire en el espacio pleural a través de la fístula pulmonar, lo que hace necesaria una aspiración continua para reducir la presión. El pus aspirado contenía abundantes *Staphylococcus aureus.*

226 Neumonía de la varicela. Radiografía de tórax: primera semana. La neumonía vírica de la varicela es característica en los pacientes adultos y excepcional en niños. El proceso es de gravedad muy variable; en un extremo, es tan leve que sólo se identifica en una radiografía convencional; en el otro, constituye una enfermedad catastrófica, con disnea grave, cianosis, hemoptisis y postración, que termina con la muerte al cabo de 24 a 48 horas.

En el caso típico, los pulmones se afectan de 2 a 5 días después de que aparezca la erupción. Los signos clínicos característicos durante la primera semana son los de un edema inflamatorio agudo de pulmón, con gran disnea y cianosis. La exploración radiográfica del tórax en esta fase muestra opacidades nodulares blandas diseminadas en ambos pulmones, menos marcadas en los vértices.

225

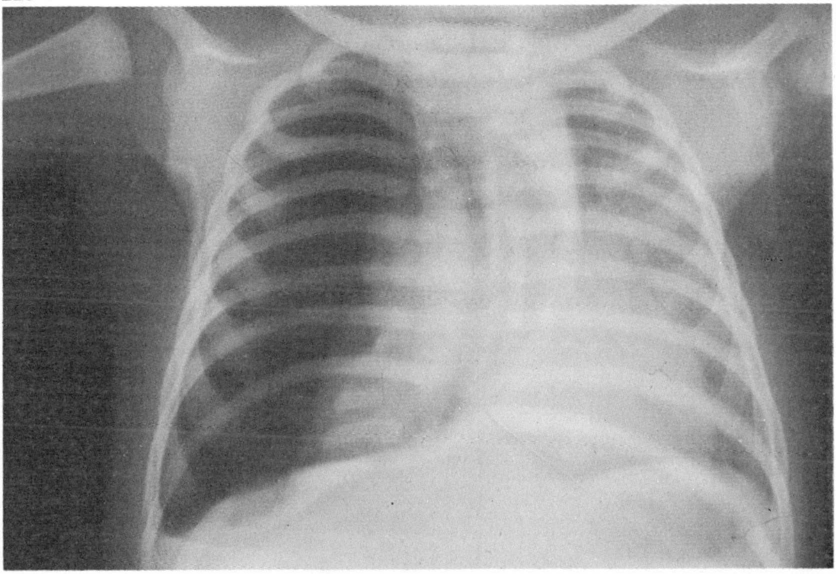

226

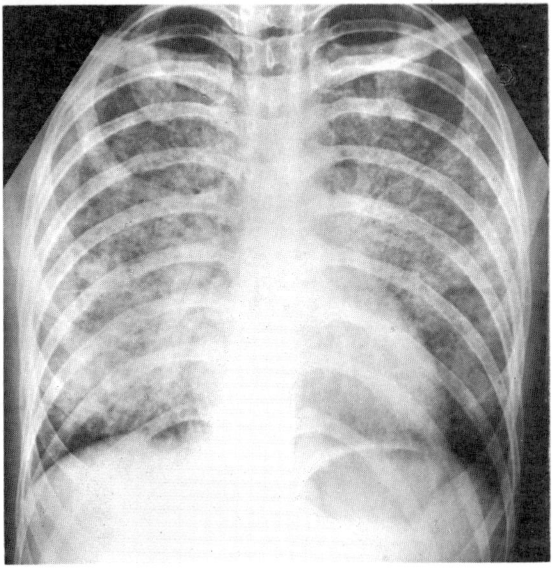

227

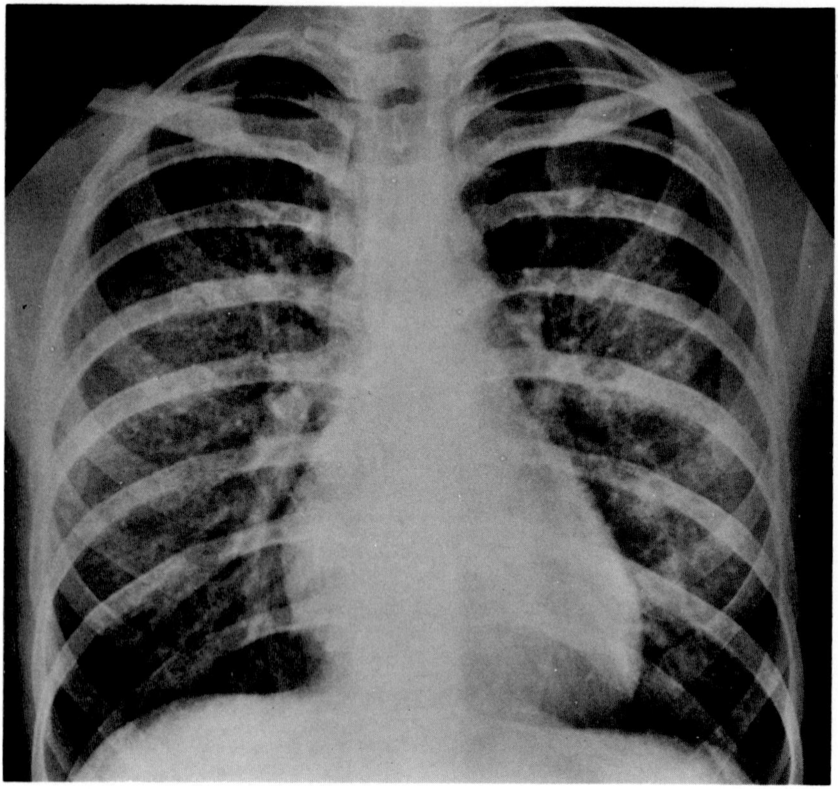

227 Neumonía de la varicela. Radiografía de tórax: segunda semana. La mortalidad es muy alta en las mujeres gestantes y en los pacientes inmunodeprimidos, que suelen fallecen por insuficiencia respiratoria en la primera semana. Durante la segunda, el edema pulmonar cede y el enfermo comienza a mejorar. La tos disminuye y los signos patológicos torácicos desaparecen. Hacia el final de la segunda semana, la radiografía de tórax cambia, difuminándose las sombras nodulares blandas para dar paso a un prominente patrón reticular.

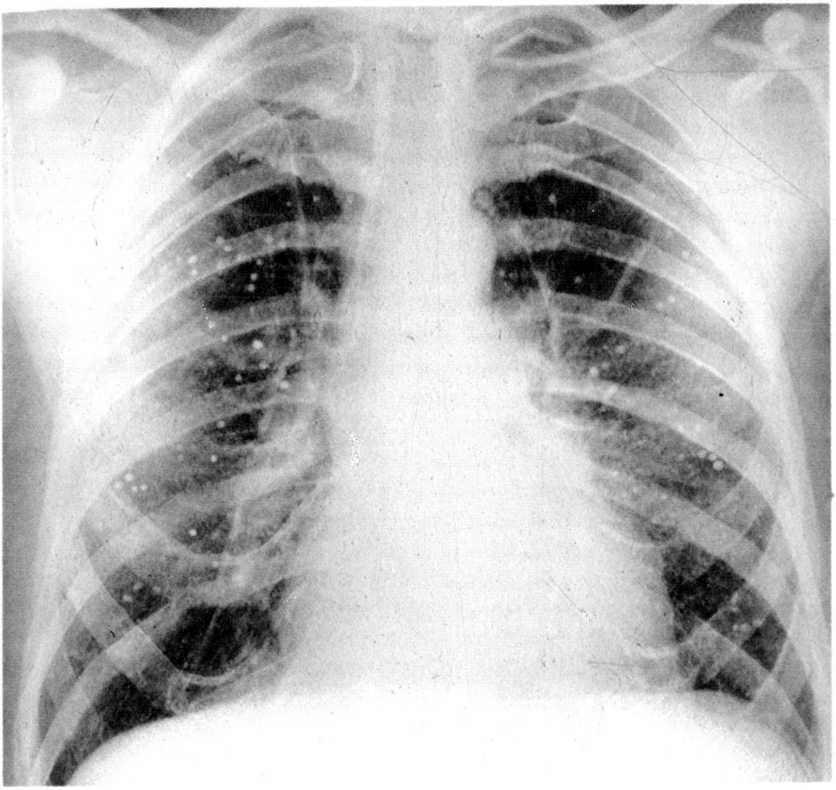

228 Neumonía de la varicela. Radiografía de tórax: calcificación miliar. Al cabo de dos semanas, el paciente sale del estadio agudo para enfrentarse a una prolongada convalecencia. La disnea que aparece al menor esfuerzo puede prolongarse durante semanas o incluso meses, pero termina por desaparecer con restablecimiento completo. El grosero patrón reticular desaparece progresivamente en casi todos los pacientes, aunque la radiografía puede mostrar alteraciones pulmonares durante muchos meses. Cuando una exploración rutinaria revela calcificaciones miliares del pulmón, el paciente suele tener antecedentes de una varicela grave sufrida en la época adulta; se cree que las sales de calcio se despositan en los focos necróticos, que son la característica típica de esta neumonía. La histoplasmosis y la tuberculosis miliar dan imágenes semejantes.

229 Neumonía de la varicela: histología del pulmón. En los casos mortales de neumonía por varicela, los pulmones presentan un intenso edema con amplias hemorragias. El estudio histológico revela una difusa neumonía intersticial con focos de consolidación hemorrágica.

La ilustración muestra un foco de necrosis fibrinoide de 3 mm de diámetro, rodeado por una zona de edema septal y hemorragia.

230 Neumonía de la varicela: exudado alveolar. Los alveolos están repletos de líquido proteico con hematíes y células mononucleadas. A la izquierda, puede verse una de estas células, degenerada, con la típica inclusión intranuclear. La membrana del núcleo es claramente visible, pero el citoplasma está débilmente teñido. (Flecha = membrana nuclear con cuerpo de inclusión.)

231 Varicela hemorrágica. Ciertas infecciones, incluyendo la varicela, pueden causar una extensa y a veces mortal hemorragia de la piel y las membranas mucosas. La extensión de la hemorragia no está necesariamente en relación con la gravedad de la enfermedad causal. En la varicela hemorrágica, el número de plaquetas es muy bajo, el tiempo de protrombina está prolongado y puede haber otros signos de consumo excesivo de factores de la coagulación. Tanto la coagulación intravascular como la lesión de los endotelios provocada por el virus pueden contribuir a la muerte del paciente. Las grandes hemorragias de la piel o las membranas mucosas pueden ir acompañadas de una alarmante epistaxis, de hematemesis o de hematuria.

232 Varicela y sarampión simultáneos. La importancia del fenómeno de interferencia varía con las distintas infecciones víricas. A veces, la infección por un virus previene totalmente la infección por otro. Así sucede sobre todo entre virus muy relacionados, como los miembros del grupo enterovirus, pero rara vez ocurre cuando los virus tienen características muy diferentes.

En la ilustración, está erupcionando la varicela en el brazo de un niño con una florida erupción del sarampión.

229

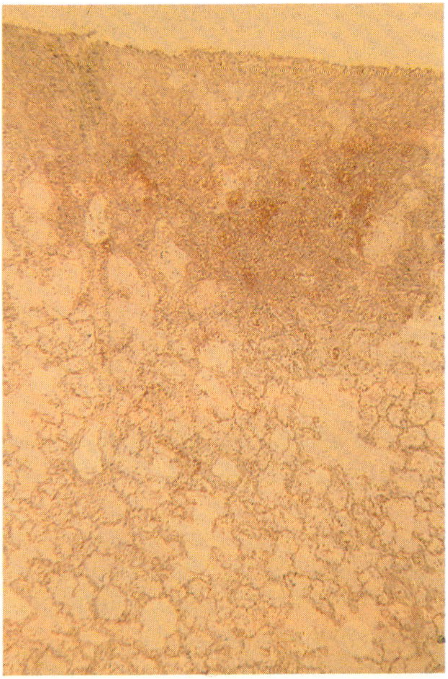

230

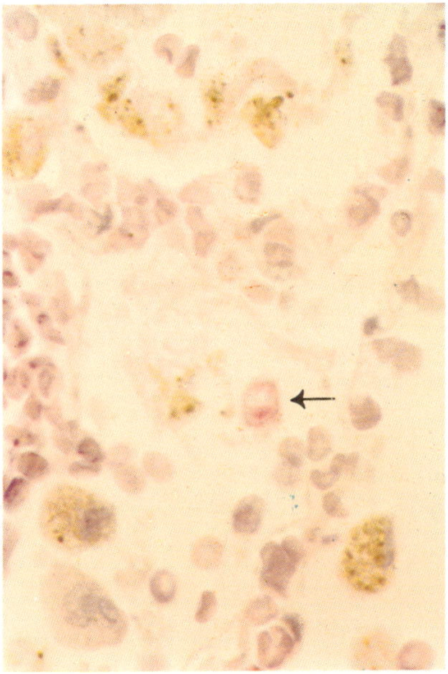

231

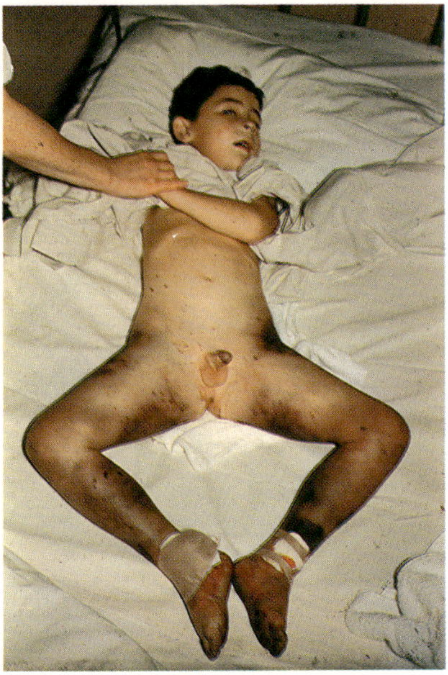

232

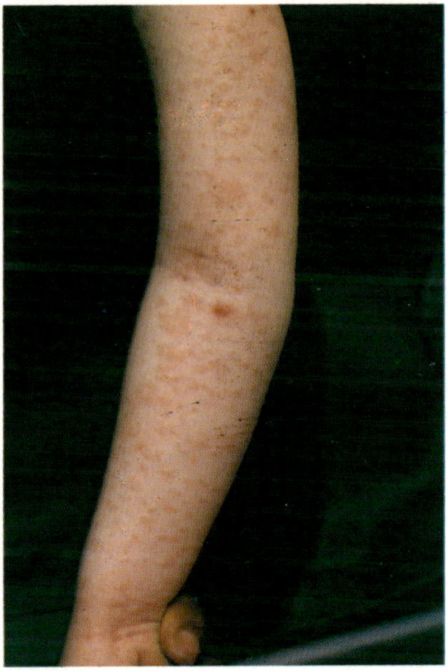

La varicela en la inmunodepresión

233 Varicela e inmunodepresión. Los pacientes que sufren enfermedades que afectan a la inmunidad son especialmente vulnerables a la varicela, que puede seguir un curso excepcionalmente grave o prolongado y terminar con la muerte.

La ilustración muestra una paciente con enfermedad de Hodgkin que ha contraído la varicela por contagio de su hijo. Aunque la erupción no era particularmente densa, las lesiones individuales eran muy grandes y la alteración del estado general, grave. Apareció ictericia y los racimos de lesiones siguieron brotando hasta el fallecimiento de la enferma, tres o cuatro semanas después de comenzar la enfermedad.

234 Imagen próxima de las lesiones de varicela asociada a inmunodepresión. El gran tamaño de las lesiones es muy llamativo. El líquido de las pústulas fue estéril en los cultivos para bacterias.

Los pacientes que nunca han pasado la varicela y tienen alteraciones de la inmunidad como consecuencia de enfermedades del sistema reticuloendotelial o de un tratamiento inmunosupresor corren grave peligro si adquieren la varicela, y no deben verse expuestos a esta infección ni al herpes zóster.

233

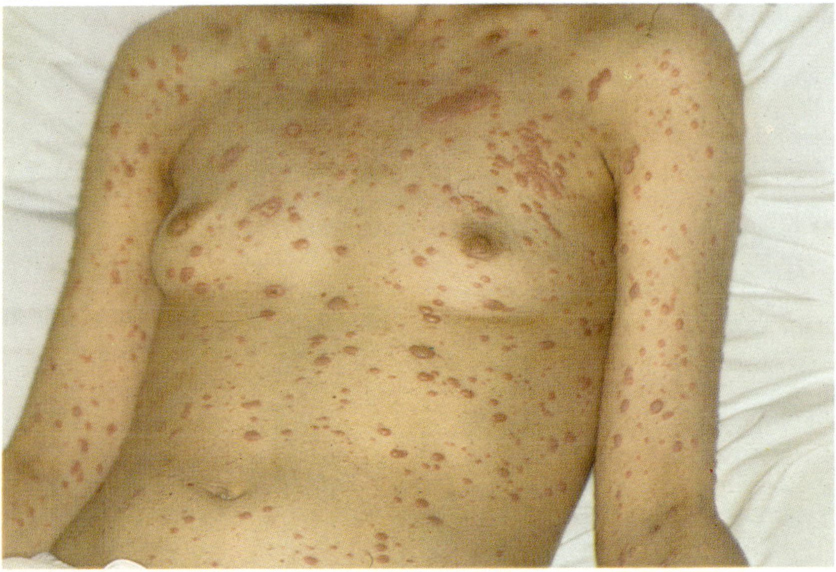

234

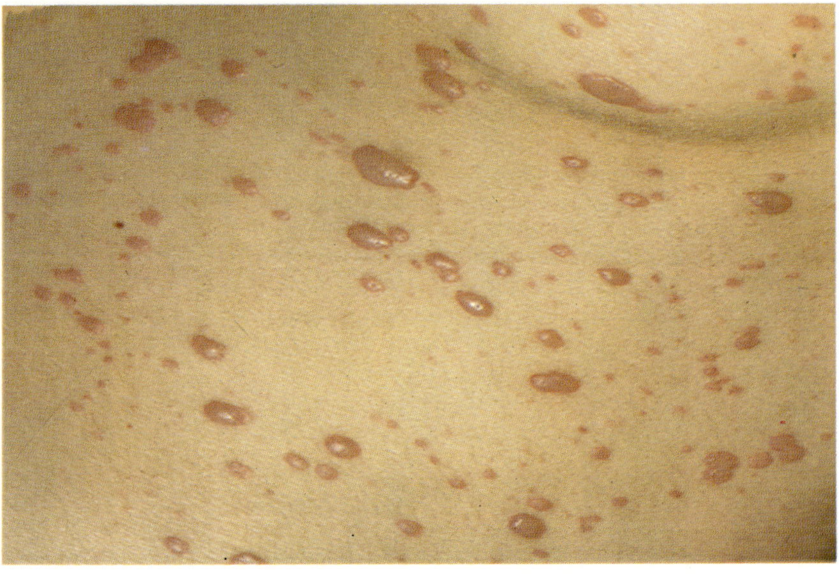

Herpes zóster (Culebrilla)

Anatomía patológica

235 Histología de un ganglio de la raíz dorsal. Se cree que el herpes zóster es consecuencia de la reactivación del virus de la varicela que se encontraba latente en células de los ganglios de las raíces dorsales. En la primera fase, se produce una reacción inflamatoria aguda de estos ganglios, o de sus equivalentes en los pares craneales, que luego se extiende hacia la raíz dorsal y afecta las meninges y la médula espinal. Las células mononucleadas son muy prominentes, pero existe una notable ausencia de polimorfonucleares. (A = neuronas intactas, B = neuronas degeneradas, C = células mononucleadas.)

236 Histología de un nervio periférico. El virus se disemina desde las células ganglionares de la raíz dorsal hasta la piel a través de las fibras del nervio sensitivo. Una vez en la piel, el virus penetra en las células epidérmicas. Durante esta fase, puede encontrarse el virus en el núcleo y el citoplasma de las células ganglionares, en el citoplasma de las células perineurales y en los núcleos y citoplasmas de las células de Schwann, así como en los de las células de la epidermis.

La ilustración muestra un corte del nervio frontal de un paciente con herpes trigeminal que murió a los cuatro días de comenzar la erupción. La tinción con anticuerpos fluorescentes revela la presencia de antígeno vírico en dos fascículos nerviosos, especialmente concentrado en el perineuro.

237 Histología de la vesícula. Las vesículas del herpes zóster y de la varicela son idénticas. Se forman en la epidermis por degeneración de sus células, que se hinchan y se separan, rompiéndose algunas. Existe un gran edema intercelular y las células gigantes son un rasgo muy llamativo. La intensa reacción inflamatoria de la dermis puede dar lugar a cicatrización.

En este corte, la reacción inflamatoria es escasa, pero se observan muchas células abigarradas. (A = vesícula intraepidérmica, B = célula gigante multinucleada, C = dermis.)

235

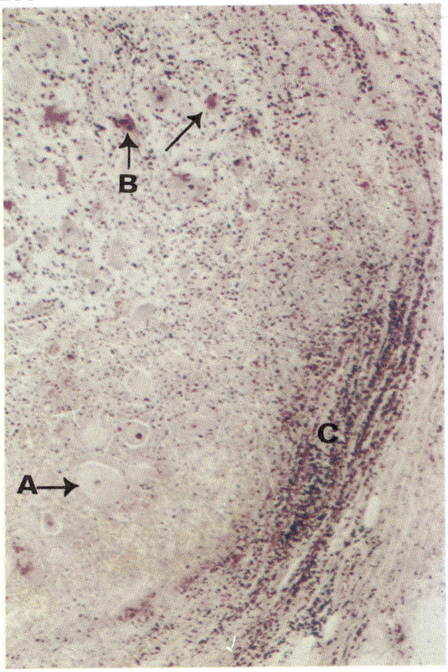

236

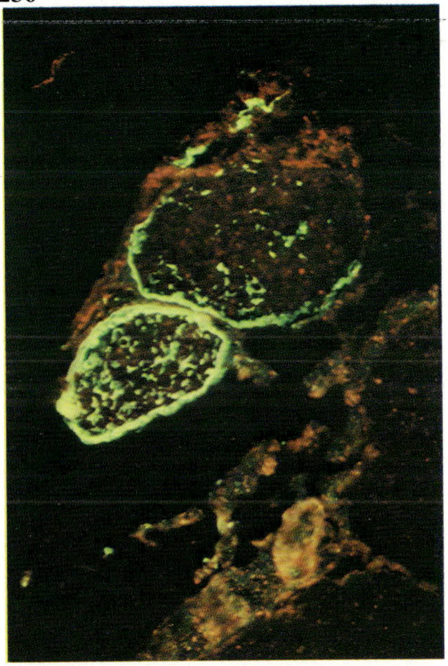

237

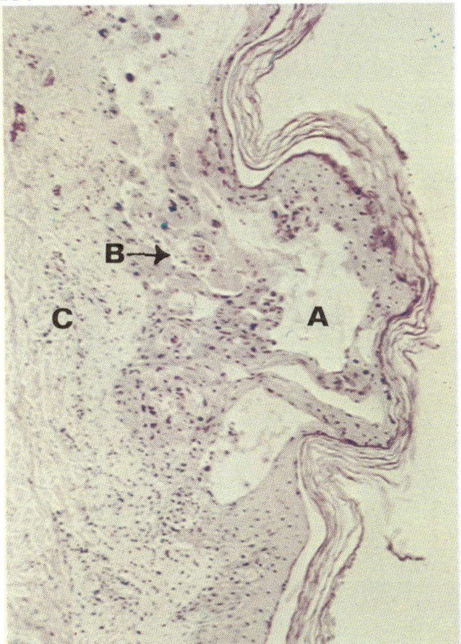

238 Efecto de la lesión del nervio en la distribución de la erupción. Un paciente con hipostesia, secundaria a la sección de un nervio cutáneo durante una herniotomía realizada 15 meses antes, desarrolló un ataque de herpes zóster del mismo dermatoma. El virus se diseminó fácilmente por la piel de sensibilidad normal, mientras que respetó la zona de la cicatriz, donde se había interrumpido la inervación. Este efecto se explicaría si el virus alcanzara la epidermis a lo largo de las fibras nerviosas.

Características clínicas

239 Evolución de la erupción: eritema. El ataque de herpes zóster comienza con dolor e hiperestesia en la distribución de una o dos raíces nerviosas sensitivas. Al cabo de algunos días, aparece una erupción en la misma zona. Al principio, la piel muestra un intenso color rojizo, pero pronto surgen racimos de vesículas. La erupción está estrictamente confinada a la línea media, pero el edema puede extenderse siempre que los tejidos subcutáneos sean laxos.

238

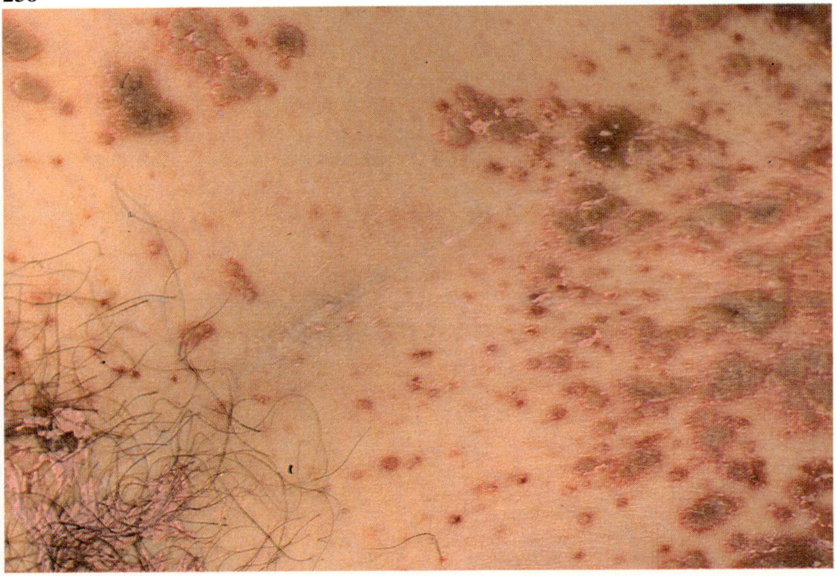

239

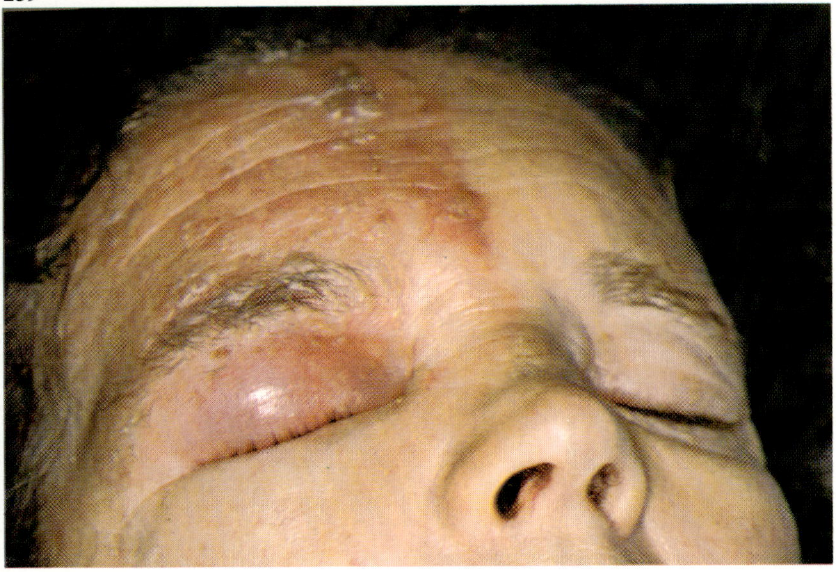

240 Evolución de la erupción: vesículas. La gravedad del proceso y la extensión de la erupción son muy variables. Continúan apareciendo nuevas vesículas durante varios días y a veces se funden para formar flictenas, algunas de las cuales muestran un contenido hemorrágico.

241 Evolución de la erupción: pústulas. Al cabo de una semana, aproximadamente, las vesículas comienzan a secarse y a formar costras, pero algunas atraviesan una fase pustulosa intermedia. El cultivo bacteriano de las mismas suele ser estéril.

242 Evolución de la erupción: costras. Cuando la erupción ha sido muy intensa, y sobre todo si existe afectación del corion subyacente, se puede formar una densa placa de costras que tarda varias semanas en desprenderse. Todo intento de separarla por la fuerza producirá nuevas costras y lesionará aún más la piel. Si la erupción ha sido de intensidad media, las costras se desprenderán normalmente al cabo de dos o tres semanas.

240

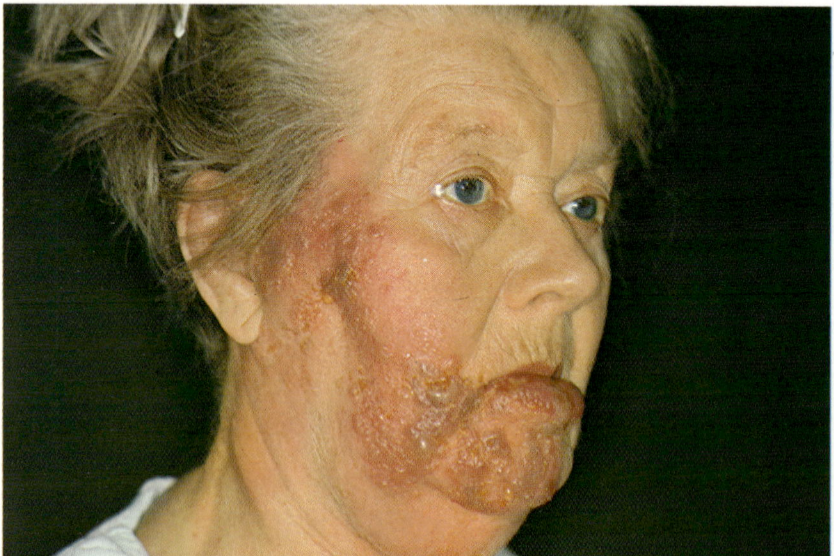

241

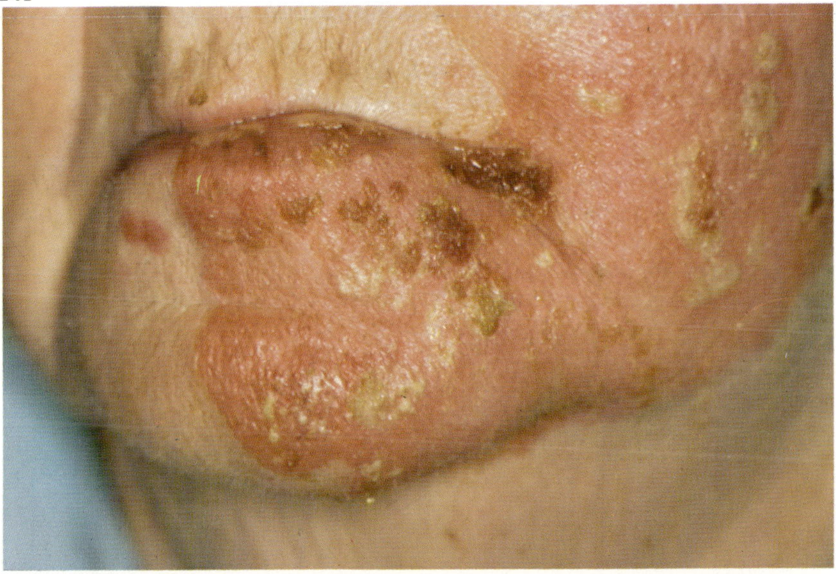

242

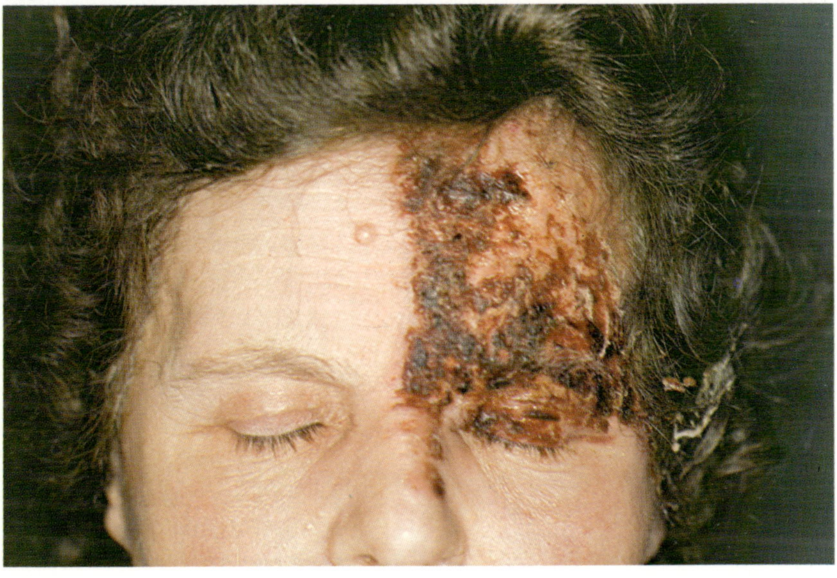

243 Evolución de la erupción: úlceras. En casi todos los ataques de herpes zóster, la piel cura sin formar cicatrices. Si las costras se separan y se producen ulceraciones profundas, la aparición de cicatrices será inevitable. En las zonas dañadas puede aparecer una pigmentación que persiste durante años.

244 Imagen próxima de las vesículas. Las vesículas aparecen en racimos sobre una base eritematosa.

245 Imagen próxima de las pústulas. En una fase posterior, el líquido de las flictenas se enturbia y aparecen las pústulas, que no se deben a la sobreinfección bacteriana, sino a la propia actividad del virus. Las lesiones adyacentes tienden a fundirse y ya está comenzando a aparecer una costra central. Las hemorragias son frecuentes en los episodios graves y producen una coloración azulada.

243

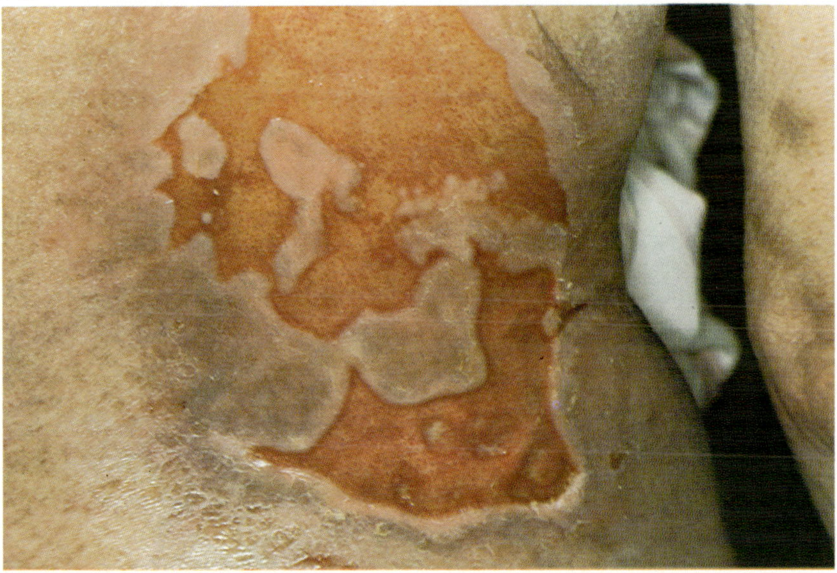

244

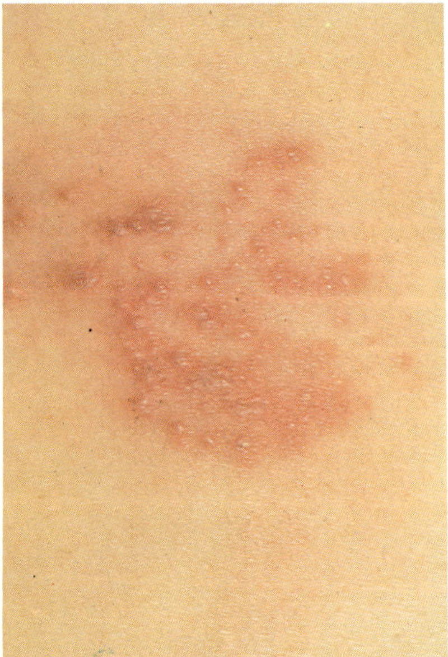

245

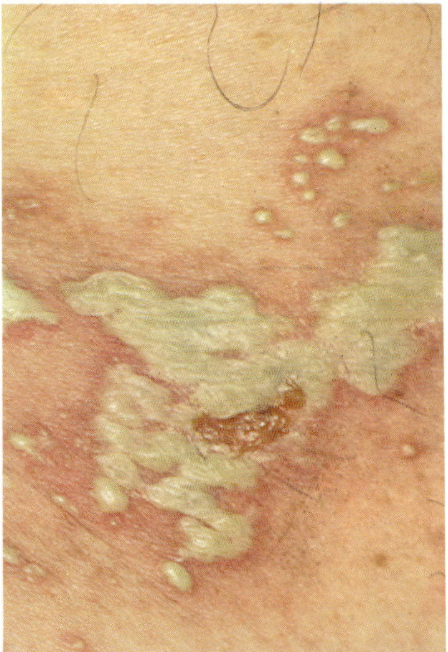

246 Distribución: cervical. La erupción tiene límites muy bien definidos y está limitada a las áreas de la piel inervadas por las raíces cervicales 4 y 5. Esta peculiar distribución segmentaria es muy útil para diferenciar el herpes zóster de otras erupciones semejantes, particularmente de las erisipelas (véase **30**). El herpes simple puede simular el zóster, aunque el dolor es menos intenso y la erupción rara vez adopta una distribución segmentaria completa (véase **284**).

247 Distribución: torácica. Los segmentos torácicos se afectan en más del 50% de los pacientes con herpes zóster. La erupción se desarrolla en banda alrededor del tronco. La palabra *zóster* viene del término griego para *cinturón.*

246

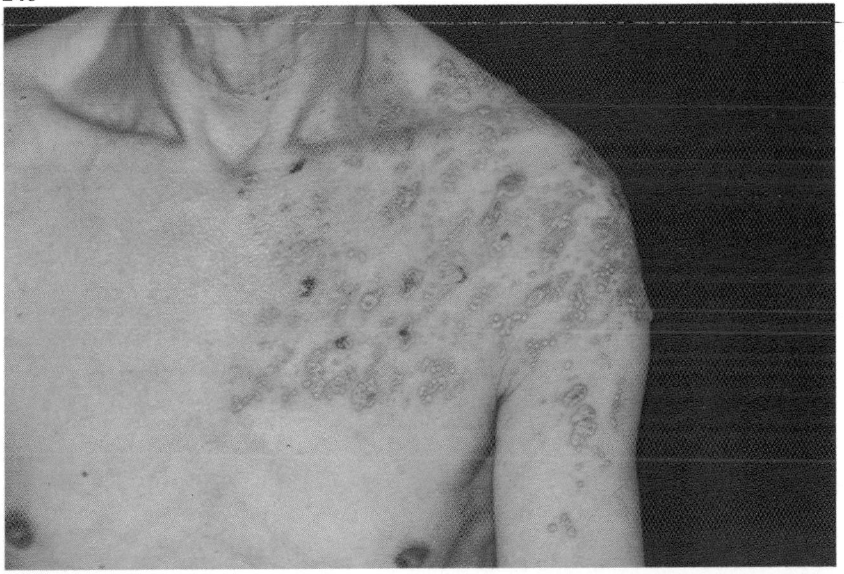

247

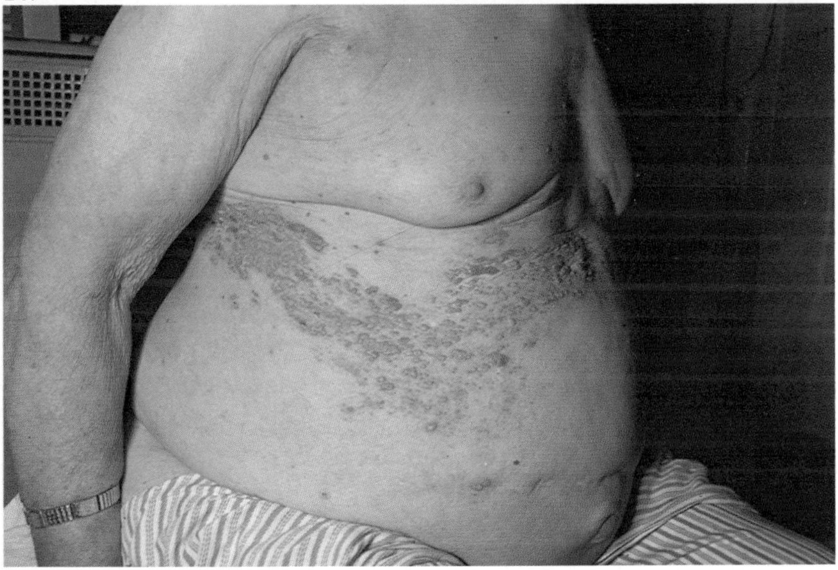

248 Distribución: torácica. La erupción rara vez cubre toda el área cutánea del dermatoma. Las lesiones se agrupan en racimos y su distribución suele adoptar un patrón inequívoco. Sin embargo, cuando sólo da lugar a un grupo de vesículas, el diagnóstico es más difícil, aunque la historia de dolor previo a la aparición de las manchas constituye una útil clave diagnóstica. En los casos dudosos, puede llegarse al diagnóstico mediante demostración de un título creciente de anticuerpos en el suero del paciente.

249 Herpes zóster con erupción generalizada. Si se exploran con atención los pacientes con herpes zóster, se verá que al menos la mitad presentan una erupción salpicada de tipo varicela, que aparece después del zóster y cuyas lesiones suelen abortar en estadios precoces de su desarrollo.

En el 2-4% de los casos, aparecen erupciones de varicela moderadas o intensas, sobre todo cuando existen alteraciones subyacentes de la inmunidad.

La sucesión habitual de acontecimientos es la reactivación del virus en el ganglio de la raíz dorsal, su diseminación a lo largo de los nervios sensitivos hacia el segmento de piel inervado por ellos, seguida de su paso al torrente sanguíneo y consiguiente erupción generalizada.

250 Herpes zóster en una niña. El herpes zóster es sobre todo una enfermedad de la edad madura y la vejez. No llegan al 5% los ataques que se producen en niños menores de 10 años. Cuando se desarrollan en niños muy pequeños, suele existir el antecedente de varicela materna durante la gestación. En los niños no es frecuente la neuralgia postherpética.

248

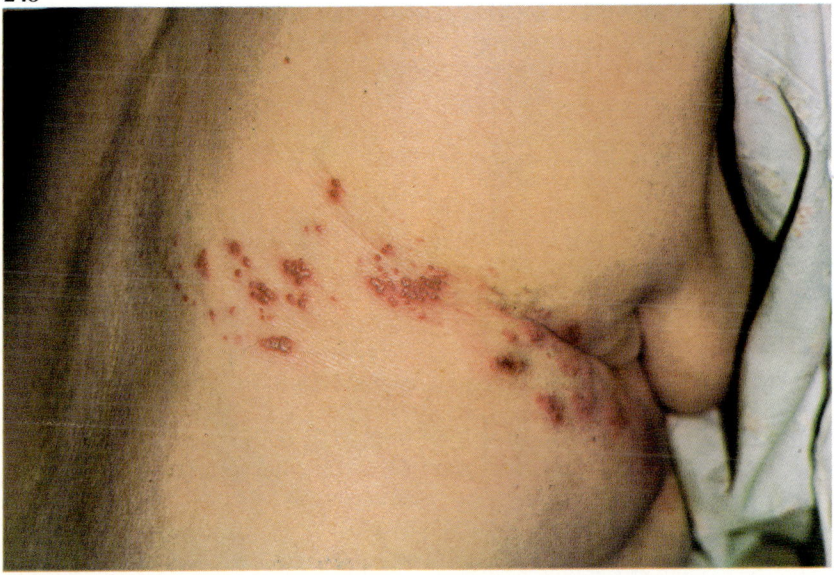

249

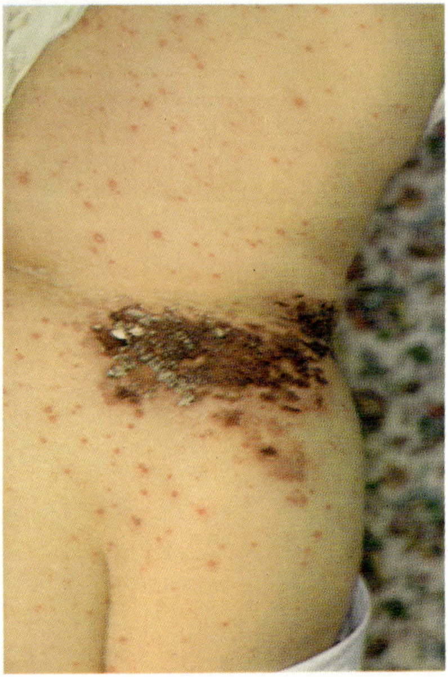

250

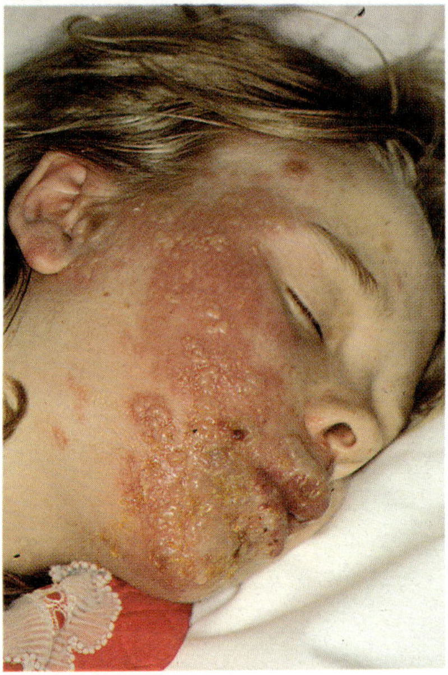

251 **Herpes zóster del paladar.** Cuando se afecta el ganglio correspondiente, pueden encontrarse lesiones de las membranas mucosas. El herpes zóster de la segunda rama del quinto par craneal afecta el paladar y la piel que cubre el maxilar.

Complicaciones

252 **Conjuntivitis.** La conjuntivitis puede persistir durante semanas después de un episodio de herpes oftálmico, sobre todo en los ancianos, y puede ir acompañada de queratitis e iridociclitis.

253 **Ulceración corneal.** Durante la convalecencia, después de un ataque de herpes oftálmico, cualquier pequeño trauma en una córnea anestesiada puede erosionar su superficie y causar una molesta ulceración. La aplicación continua del pañuelo al ojo lacrimoso y dolorido por un paciente anciano y confundido puede producir una úlcera penetrante que perfore la cámara anterior. En estas circunstancias, suele ser necesario practicar una tarsorrafia para proteger al ojo hasta que cure la úlcera.

254 **Quemosis.** El herpes oftálmico unilateral puede ir acompañado de edema de la conjuntiva del ojo afectado (quemosis). Al abrir los párpados, se observa protrusión de la conjuntiva que forma un rodete amarillo gelatinoso. Esta alteración no es grave y cede con rapidez.

251

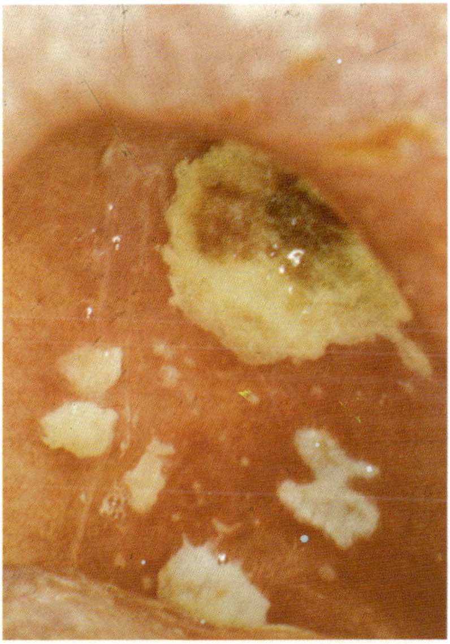

252

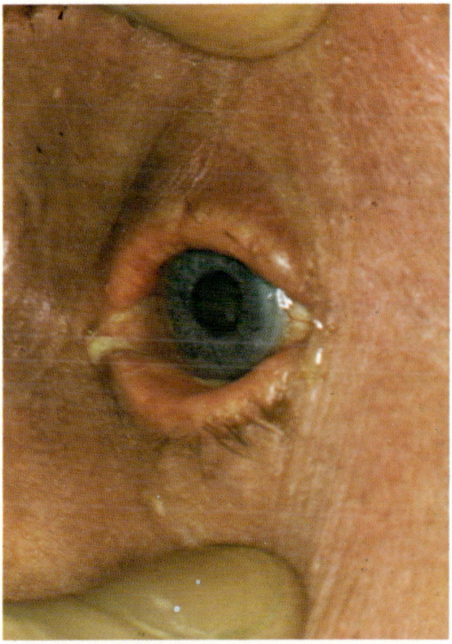

253

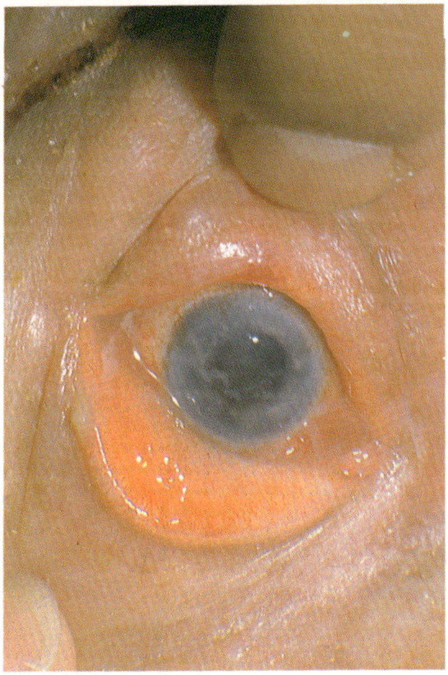

254

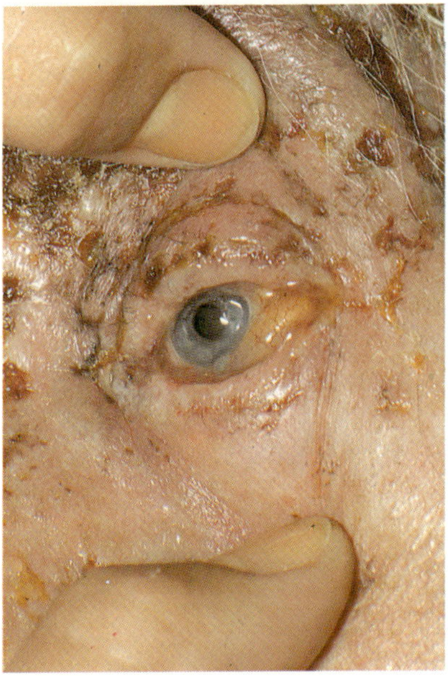

255 Iridociclitis. La primera rama del trigémino inerva la piel de la frente y también el iris y el cuerpo ciliar. La presencia de una gran erupción en un lado de la nariz indica que la rama nasociliar está gravemente afectada, con grandes probabilidades de que se produzca una iridociclitis.

Los pacientes suelen tener dificultad para abrir los párpados edematosos, por lo que muchos no refieren alteraciones de la visión. En la exploración se encuentran una córnea algodonosa y una pupila miótica. Se observan alteraciones de las reacciones pupilares y del color del iris. Cuando se dilata la pupila con un midriásico, puede apreciarse un contorno irregular por adherencias entre el iris y la córnea.

256 Impétigo estreptocócico. Si las lesiones herpéticas se mantienen secas, rara vez se produce la infección bacteriana de las mismas. La invasión estreptocócica sobreañadida puede causar impétigo o erisipelas.

257 Infección estafilocócica secundaria. La combinación de un herpes zóster y una infección estafilocócica virulenta puede producir graves lesiones del corion con cicatrices de desagradable aspecto.

255

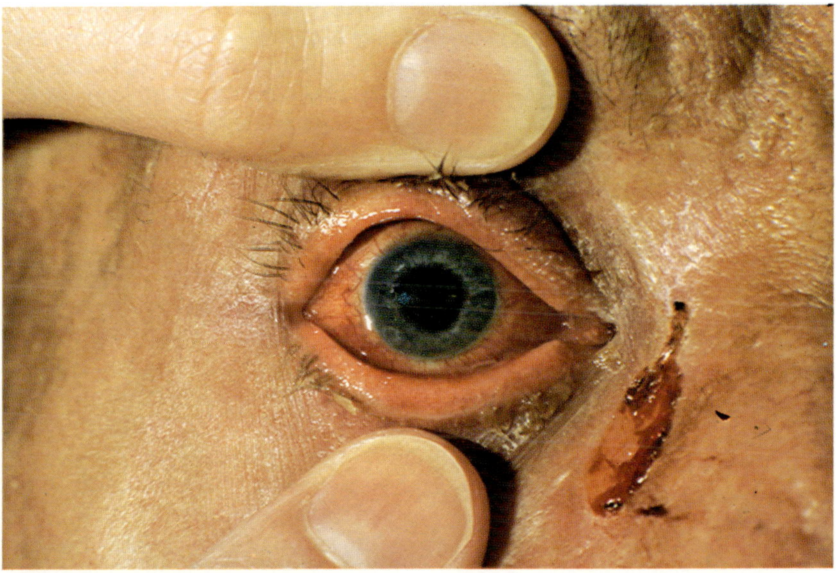

256

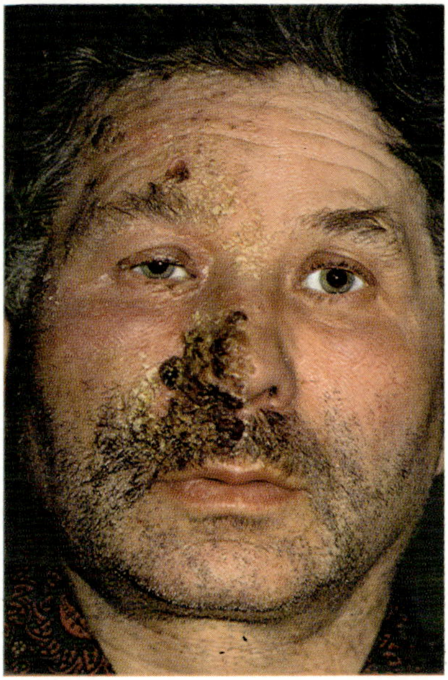

257

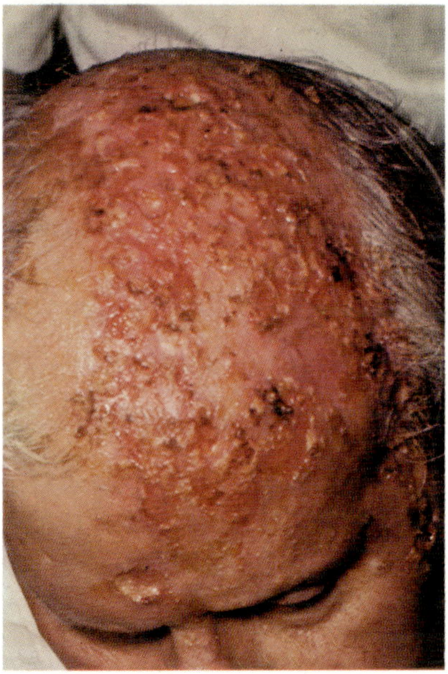

258 Herpes zóster con oftalmoplejía. La diseminación del virus a las neuronas motoras inferiores no es rara, y los grados leves de debilidad muscular suelen pasar inadvertidos.

Este paciente sufrió un ataque de herpes zóster que afectaba la rama oftálmica del quinto par, complicado por una oftalmoplejía. Presenta ptosis y no puede mover el ojo derecho. La conjuntiva muestra una intensa congestión.

259 Parálisis facial como complicación de un herpes zóster. Tras un ataque de herpes zóster del nervio trigémico, el ganglio geniculado del séptimo par o la segunda y tercera raíces cervicales, puede producirse una parálisis facial. No se conoce con seguridad el camino que sigue el virus en estos casos.

Esta paciente sufrió un herpes zóster del quinto par craneal, que produjo debilidad facial de tipo neurona motora inferior y una grave neuralgia postherpética.

258

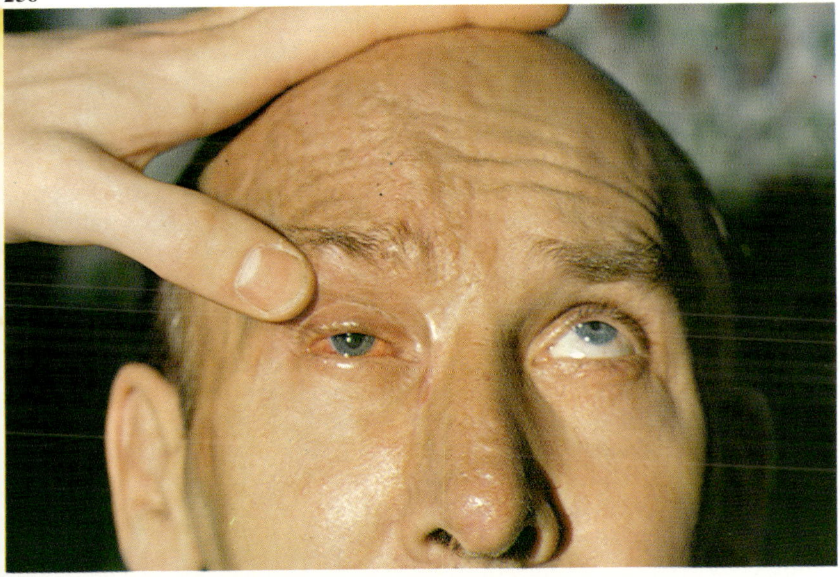

259

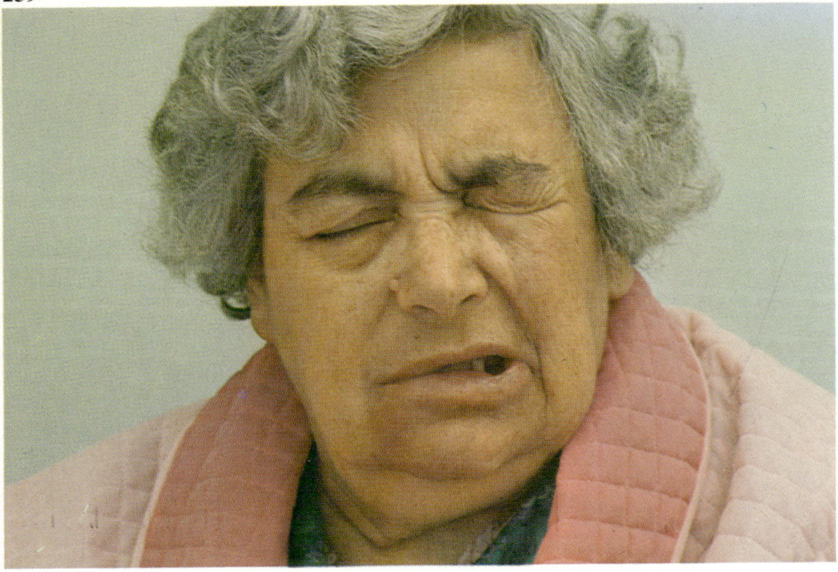

260 Herpes geniculado. El herpes zóster del ganglio geniculado del séptimo par craneal produjo un racimo de vesículas en el pabellón auricular y parálisis facial, acompañada de pérdida del sentido del gusto en los dos tercios anteriores de la lengua. También puede producir sordera. El pronóstico depende de la gravedad inicial de la debilidad muscular.

261 Herpes zóster de C2 y C3 con parálisis facial. La paciente sufre un extenso herpes zóster del lado derecho del cuello, complicado con parálisis facial y sordera. Es incapaz de cerrar el ojo derecho y muestra desviación de la comisura bucal hacia la izquierda. Al cabo de un año, la parálisis no mostraba mejoría alguna.

262 Herpes zóster de C4 y C5 con parálisis. Durante un ataque de zóster que afectó las raíces cervicales cuarta y quinta, esta paciente de edad avanzada refería «reumatismo» en el hombro derecho. La exploración reveló que la rigidez se debía a debilidad de los músculos de la zona. Al intentar la separación del hombro, la paciente compensaba la parálisis del deltoides elevando el hombro y rotando la escápula.

260

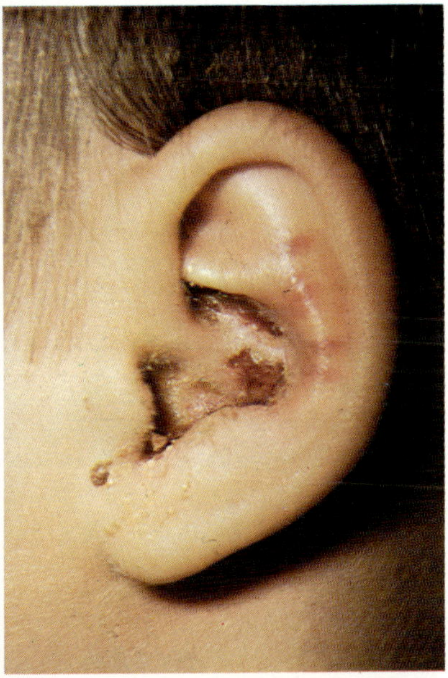

261

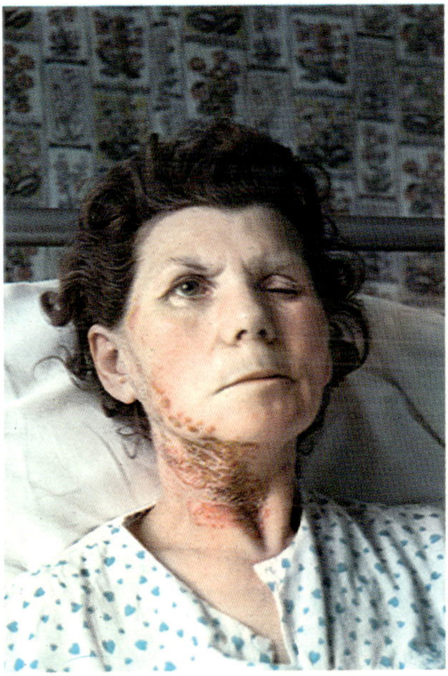

262

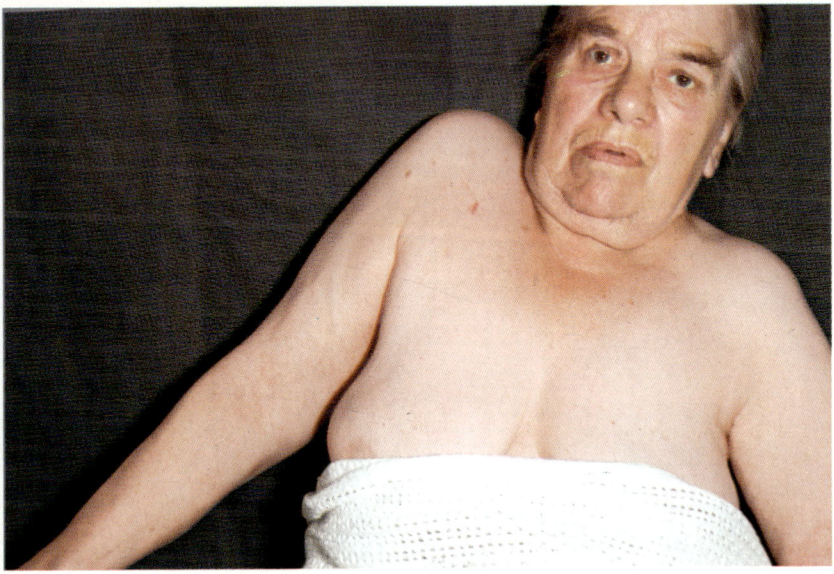

263 y 264 Síndrome de Horner. El sistema nervioso autónomo también puede verse afectado por el herpes zóster. Este paciente, con herpes zóster de T2, desarrolló un síndrome de Horner del lado afectado. El enoftalmos y la miosis pupilar persistieron durante algunas semanas y después desaparecieron.

263

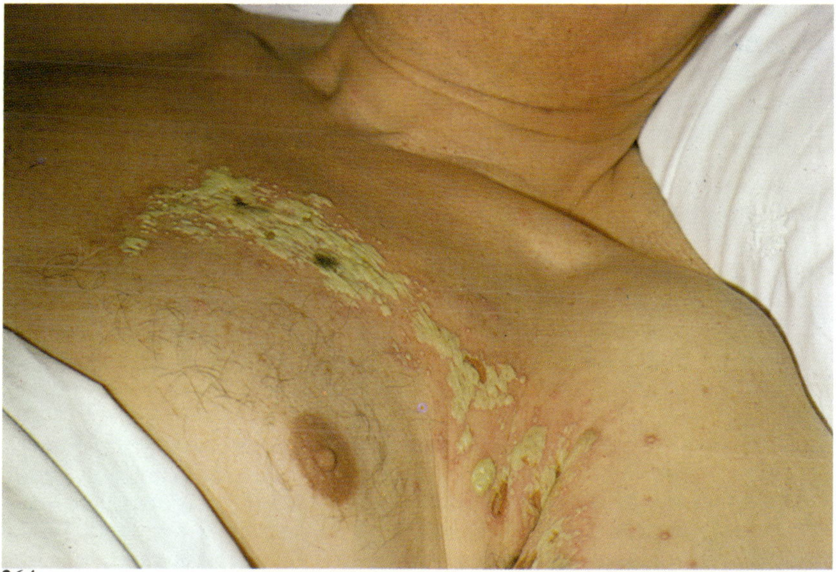

264

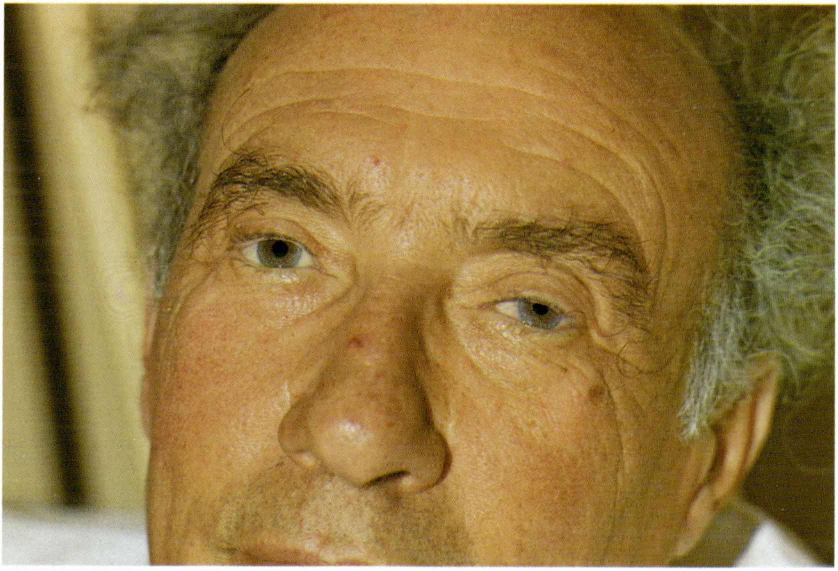

Enfermedades asociadas

265 Herpes zóster y leucemia. Cualquier proceso capaz de deprimir la inmunidad y permitir la activación del virus latente puede descencadenar un ataque de herpes zóster. En todo paciente con esta infección es preciso realizar una meticulosa exploración para descartar la presencia de adenopatías, esplenomegalia o hepatomegalia. La primera señal de una leucemia linfática no diagnosticada puede ser el episodio de herpes zóster.

266 Herpes zóster y enfermedad de Hodgkin. Alrededor del 8% de los pacientes que ingresan en un hospital por herpes zóster presentan alguna enfermedad subyacente, como leucemia, enfermedad de Hodgkin o carcinomatosis. En ellos, las lesiones cutáneas suelen ser hemorrágicas y necróticas. La afectación general es grave y muchos pacientes mueren.

267 Herpes zóster y carcinomatosis. En esta paciente se descubrieron las metástasis de un cáncer de mama operado cuando desarrolló una grave erupción de varicela. Muchas de las lesiones cutáneas son necróticas y existe ictericia. Hay hepatomegalia y el abdomen está distendido por la ascitis. La exploración radiológica del tórax reveló infiltración neoplásica secundaria de los pulmones.

265

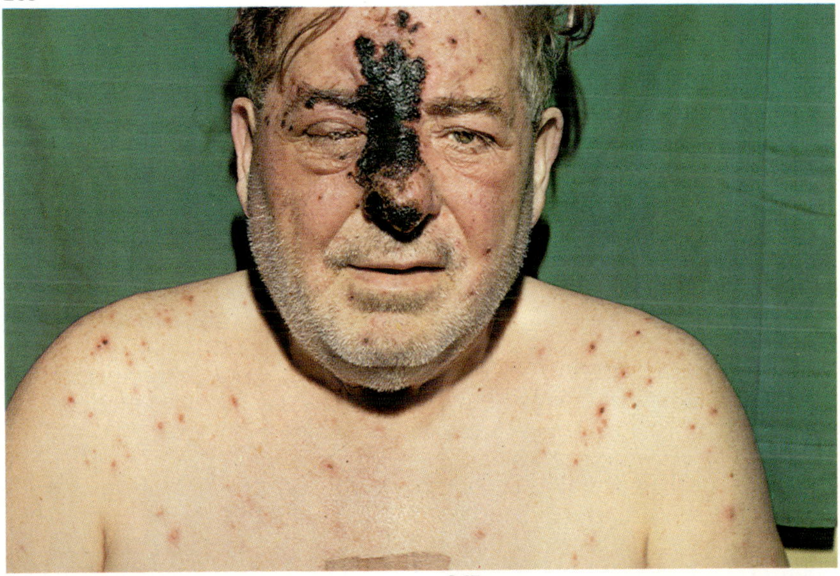

266

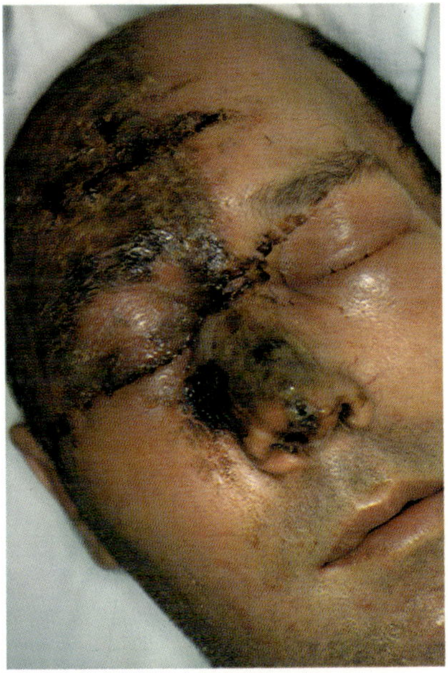

267

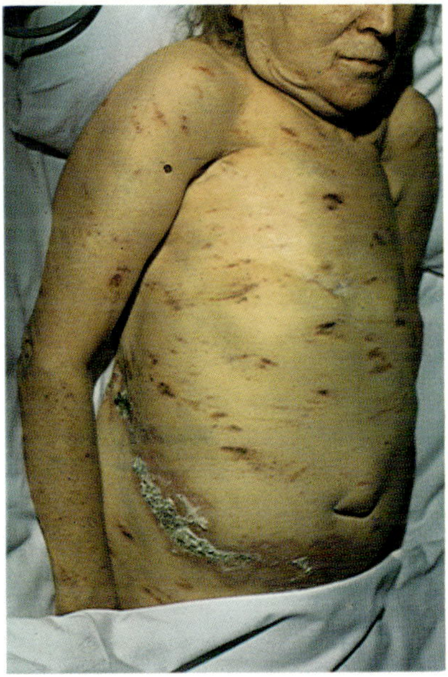

Infección por herpes simple

La infección primaria por el virus del herpes simple suele producirse en la primera infancia, aunque puede retrasarse hasta la edad adulta. La reacción a la invasión inicial es trivial en casi todos los niños, con sólo algunas vesículas en torno a la boca, pero algunos desarrollan una gingivostomatitis aguda con muy mal estado general. Las infecciones subclínicas no son raras. Una vez adquirido, el virus puede permanecer latente durante muchos años en las células de los nervios sensitivos, habiendose observado en numerosos ganglios extirpados inmediatamente después de la muerte.

Los ataques recidivantes son frecuentes y suelen infectar la piel perioral, aunque también puede afectar a otras localizaciones. El virus del herpes simple también es responsable de infecciones del sistema nervioso central, los ojos y el aparato genital, y se sospecha que es un factor etiológico en el carcinoma epidermoide de los labios y en el carcinoma del cuello uterino. Los pacientes con eccema son especialmente sensibles a este virus y pueden fallecer por infección generalizada.

El virus del herpes simple del hombre forma parte de un grupo más grande de virus similares que producen infecciones espontáneas en muchos mamíferos y aves. De ellos, sólo el virus B del mono es causa conocida de enfermedad humana. El virus del herpes simple puede diferenciarse en dos tipos, según sus características antigénicas y biológicas. Existen, sin embargo, unas pocas cepas que no son fáciles de clasificar.

Virología

268 Virus del herpes simple tipo 1 en la membrana corioalantoides. Los virus de tipo 1 suelen cultivarse en la boca, en la garganta, en las lesiones cutáneas y en el cerebro de los pacientes adultos con encefalitis.

Todas las cepas humanas de este virus crecen con facilidad en embriones de pollo. Las lesiones aparecen en la corioalantoides de 24 a 28 horas después de la inoculación y alcanzan su tamaño máximo a los tres o cuatro días. Las pústulas producidas por el virus de tipo 1 son más pequeñas (menos de 0,5 mm de diámetro), pero más numerosas que las que causa el tipo 2. También son más superficiales.

269 Virus del herpes simple tipo 2 en la membrana corioalantoidea. Los virus de tipo 2 suelen cultivarse a partir del aparato genital, pero pueden encontrarse también en el encéfalo y en otros órganos durante las infecciones neonatales.

Estos virus producen menor número de lesiones en la membrana corioalantoidea, pero más grandes (más de 1 mm de diámetro) y de localización más profunda.

268

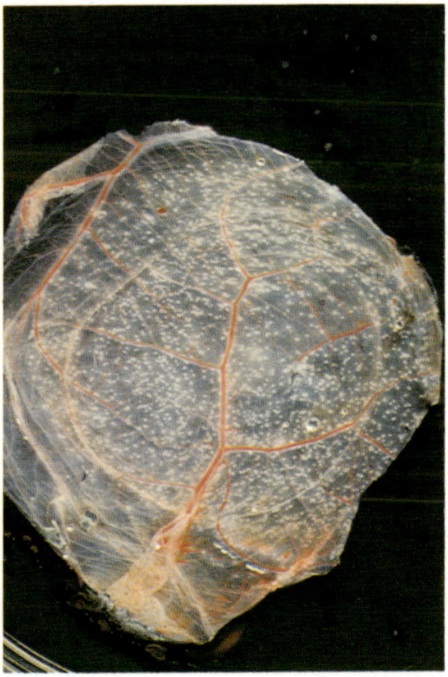

269

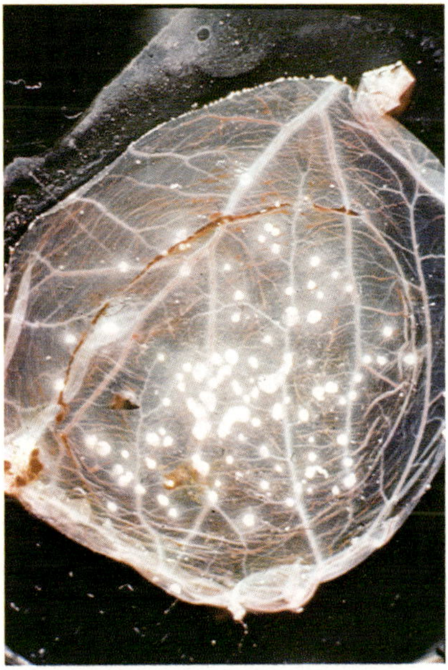

270 Cultivo de células renales normales de mono.

271 Virus del herpes simple en células renales de mono. En los cultivos primarios de virus del herpes simple ya no se emplean embriones de pollo, aunque todavía se usan para confirmar el tipo. El crecimiento del virus se logra con más facilidad en cultivos primarios de riñón de conejo o de amnios humano, aunque también son adecuadas otras muchas células. La proliferación del virus se reconoce por los cambios citopáticos que induce y que aparecen al cabo de 24 a 28 horas. Estos cambios dependen del tipo de virus y de la naturaleza de las células huéspedes. En las células amnióticas aparece un efecto lítico y en los cultivos de células HeLa pueden verse células gigantes multinucleadas. En el cultivo de células de riñón de mono, las células infectadas degeneran y adquieren contornos redondeados.

Síndromes clínicos

272 Infección herpética generalizada en el neonato. Necrosis hepática focal. El paso al feto de la infección del aparato genital de la madre durante el parto o a partir del personal sanitario puede causar una grave infección generalizada que produce la muerte del neonato. Los signos de infección suelen aparecer cuatro a cinco días después del nacimiento. Se encuentran lesiones locales de la superficie corporal, que pronto quedan eclipsadas por las graves manifestaciones sistémicas.

Aparecen focos de necrosis miliar en numerosos órganos, sobre todo en el hígado. La enfermedad puede confundirse con una tuberculosis miliar. (Flechas = focos necróticos.)

273 Herpes agudo diseminado: histología del hígado. Se observan cuerpos de inclusión intranucleares en la vecindad de las áreas de necrosis. La inclusión desarrollada es eosinófila y negativa con la técnica de Feulgen; está separada de la membrana nuclear por un halo claro.

Junto al borde de la lesión existen células con signos de necrosis inminente, que pueden identificarse por su núcleo picnótico.

En el 80% de los neonatos con infección generalizada se encuentran virus del herpes simple de tipo 2. (A = inclusión intranuclear, B = núcleo picnótico.)

270

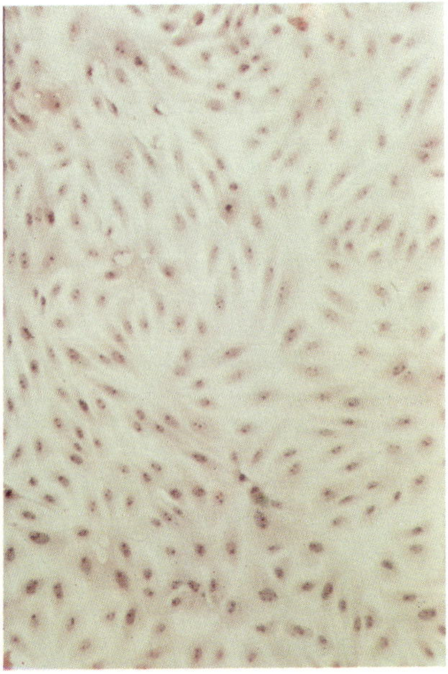

271

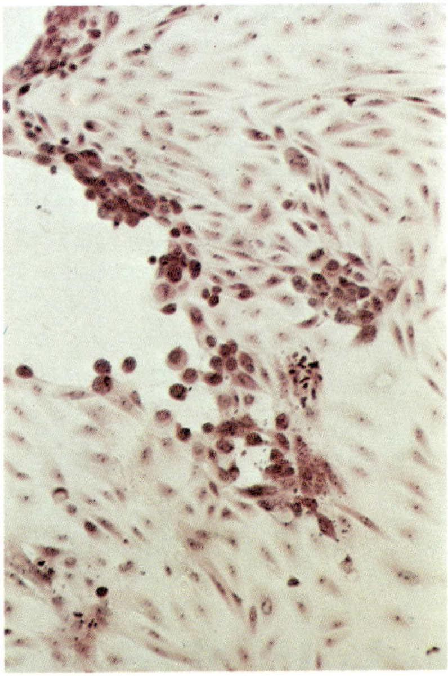

272

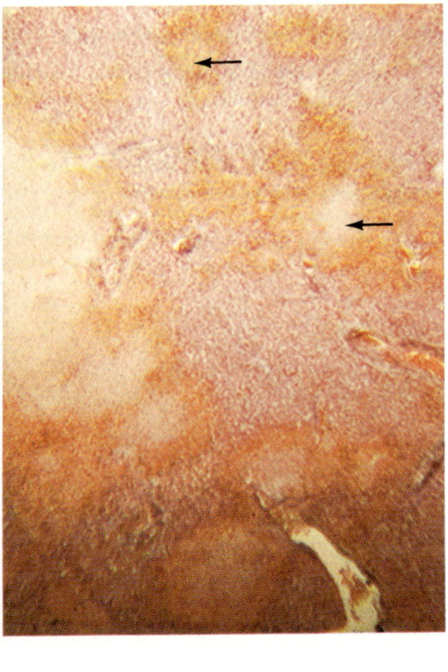

273

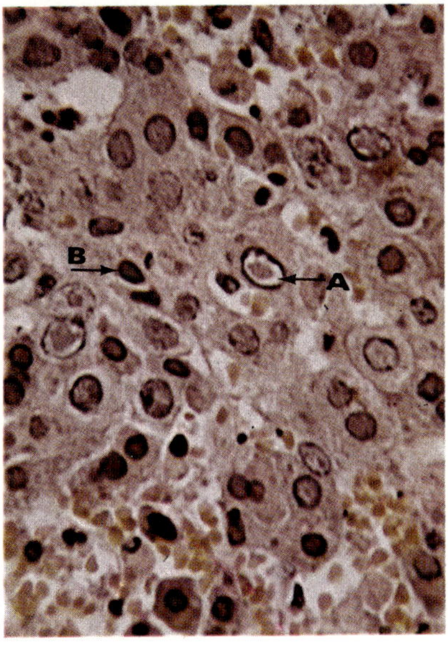

274 Encefalitis herpética: corte del encéfalo. La infección del sistema nervioso central es más frecuente de lo que se creía. Se puede poner de manifiesto por una meningoencefalitis o una encefalitis, generalmente asociada al virus de tipo 1, o como una meningitis aséptica, mielitis o radiculitis, asociadas sobre todo al virus de tipo 2.

En la autopsia, se encuentra una intensa congestión del encéfalo y las meninges con manguitos perivasculares en la corteza y la sustancia blanca subcortical. El tejido encefálico está infiltrado por linfocitos, células plasmáticas y grandes células mononucleadas. Los cuerpos de inclusión, aunque pueden estar presentes en las neuronas, son mucho más abundantes en las células de la glía.

Los niños más mayores y los adultos desarrollan una forma localizada de encefalitis que afecta sobre todo el lóbulo temporal y que se manifiesta clínicamente como una lesión ocupante de espacio. La necrosis es una importante característica de esta forma localizada.

Este corte del encéfalo muestra un manguito perivascular formado por linfocitos, plasmáticas y células mononucleadas. No se observan leucocitos polimorfonucleares ni cuerpos de inclusión.

275 Neuronas infectadas por el virus del herpes simple. La tinción con anticuerpos fluorescentes revela la presencia de antígenos víricos en las neuronas procedentes de un caso mortal de encefalitis herpética.

276 Herpes agudo generalizado en un niño mayor: histología del hígado. La diseminación mortal del virus se produce en niños mayores que padecen malnutrición. Los cambios observados en los tejidos son similares a los hallados en la infección neonatal. La causa habitual es el virus de tipo 1.

Este corte del hígado, procedente de un niño africano, ha sido teñido con la técnica de anticuerpos fluorescentes, que indica la presencia del virus en un espacio porta.

274

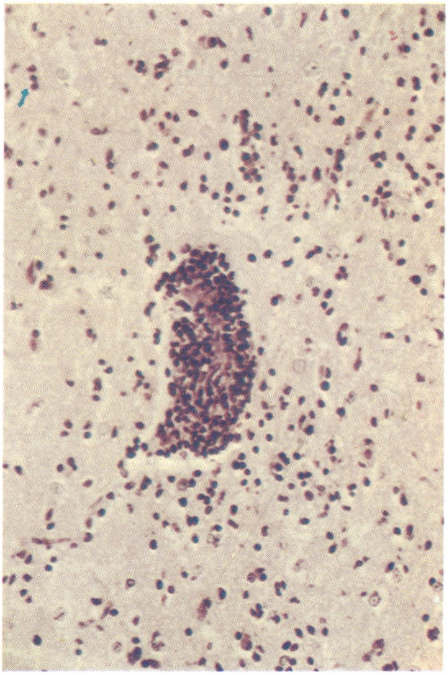

275

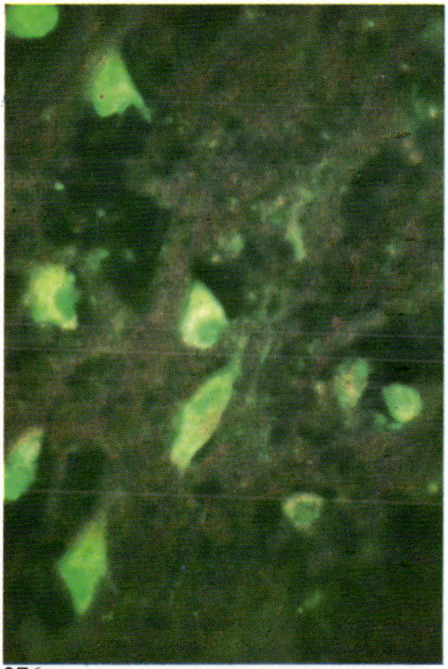

276

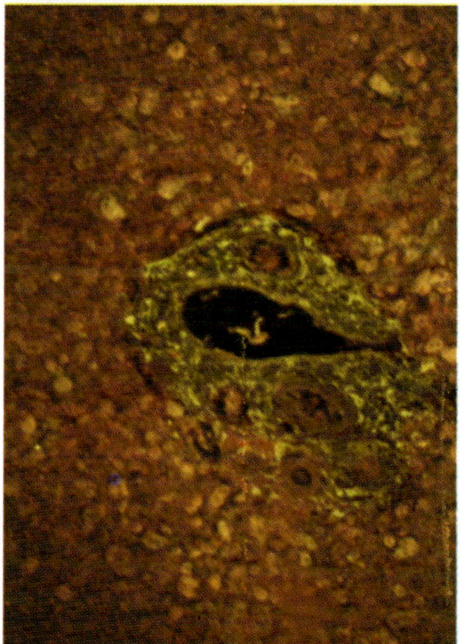

277 Histología de la vesícula. Al comienzo de la infección, se produce proliferación de las células de las capas más profundas de la epidermis, seguida rápidamente de cambios degenerativos. Las células afectadas se balonizan, se separan y algunas terminan por romperse. Pueden aparecer células gigantes multinucleadas. La dermis subyacente está infiltrada por un discreto número de polimorfonucleares neutrófilos y linfocitos.

Este corte ha sido tomado de la piel pilosa y muestra una vesícula superficial que ha destruido la epidermis. El techo de la vesícula se ha hundido y puede verse, en parte, a ambos lados de la lesión. (A = bordes del techo de la vesícula, B = dermis, C = folículo piloso, D = tejido subcutáneo.)

278 Gingivostomatitis primaria en un niño. El virus del herpes simple es un parásito afortunado y sus infecciones son universales. En casi todas las poblaciones, alrededor del 60% de los individuos mayores de cinco o seis años poseen anticuerpos contra el virus de tipo 1. Las infecciones subclínicas o leves son muy frecuentes en la primera infancia, pero a veces esta infección primaria puede causar una grave gingivostomatitis.

Tras una corta fase prodrómica, aparecen las lesiones de la boca, consistentes en vesículas de pared fina sobre una base eritematosa que pronto se rompen para formar las típicas úlceras superficiales de borde serpiginoso. Las encías están muy inflamadas y tumefactas.

277

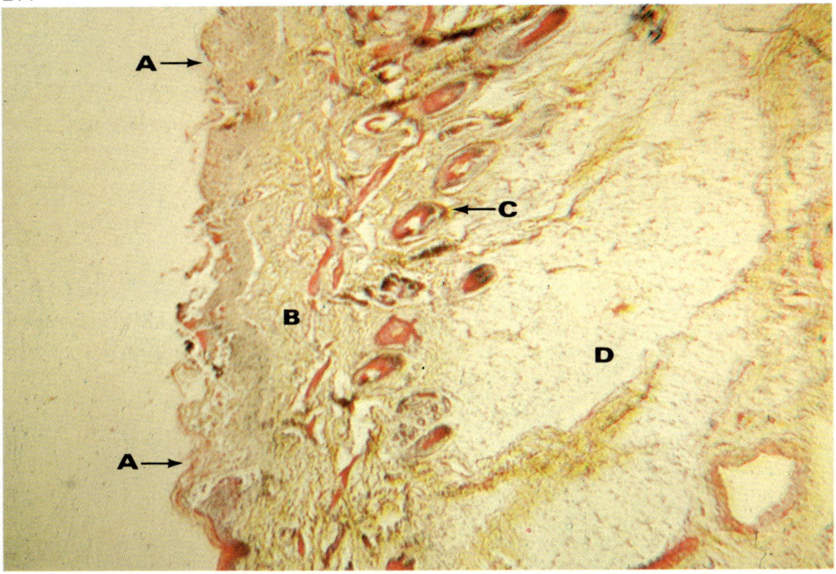

278

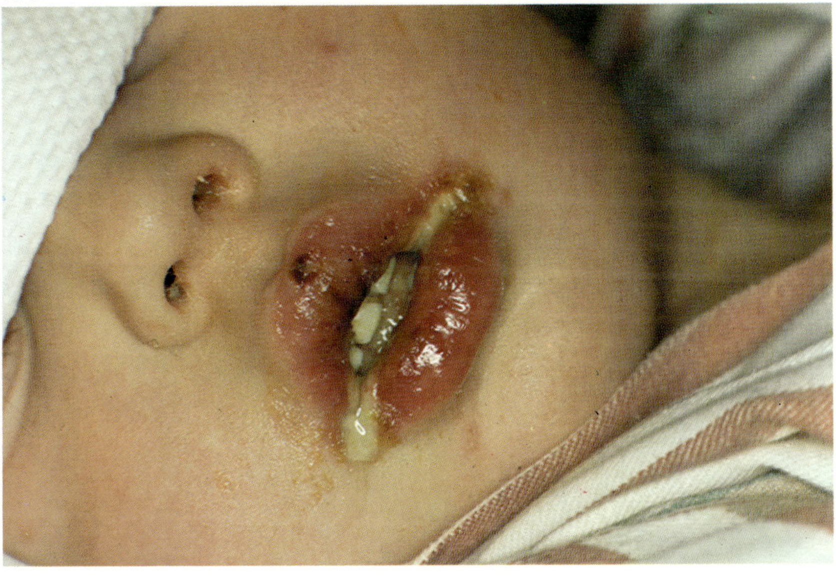

279 Estomatitis con lesiones secundarias de la piel. En la gingivostomatitis herpética grave, el niño pequeño presenta mal estado general, fiebre alta y miedo a comer o beber a causa del dolor. El continuo babeo de saliva infectada transfiere el virus a la piel de la cara, el cuello y el tórax. Al cabo de una semana, la temperatura suele recuperar la normalidad, pero deben transcurrir una o dos semanas más antes de que se produzca la curación de la boca.

280 Gingivitis herpética en un adulto. Los pacientes adultos con infección primaria de las encías suelen acudir al dentista antes que al médico. Las encías están inflamadas y tumefactas. Las vesículas son inicialmente pequeñas, pero pronto se funden y se rompen para formar las típicas úlceras serpiginosas. La infección primaria del adulto se observa sobre todo en las categorías socioeconómicas más altas.

279

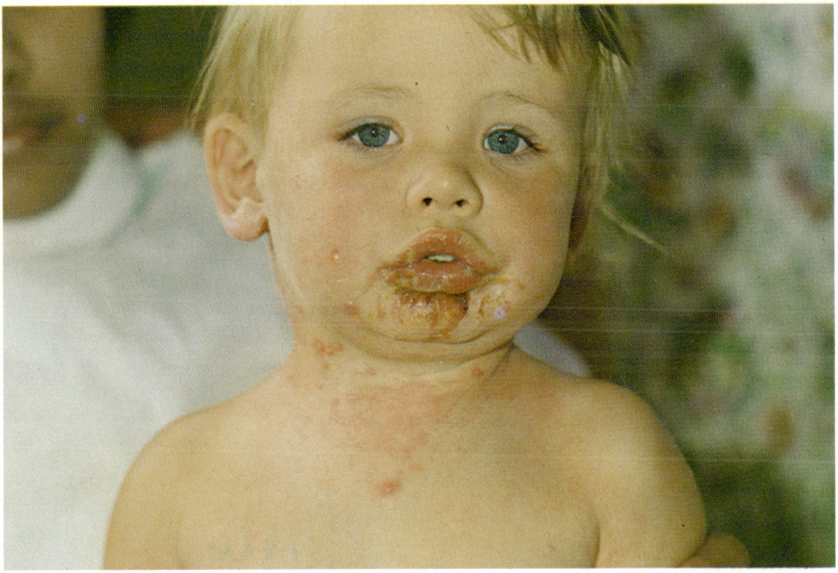

280

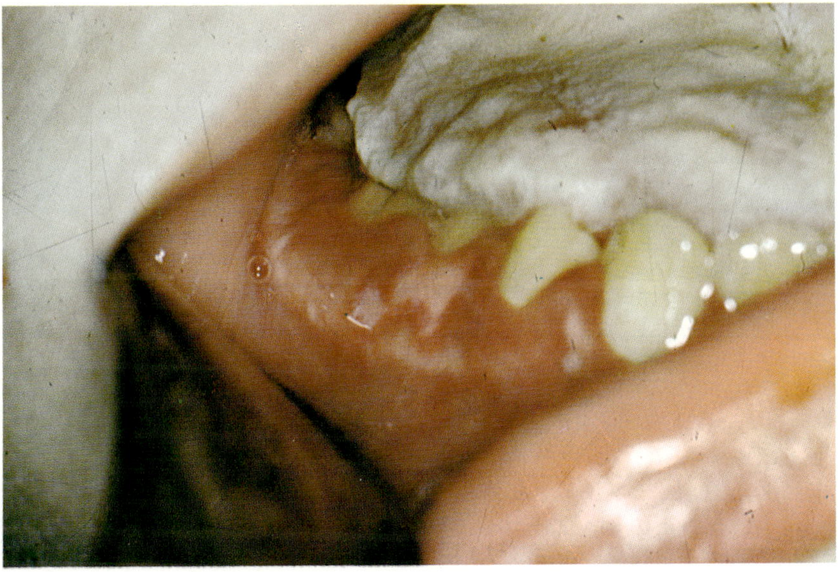

281 Gingivostomatitis aguda en un adulto. La infección primaria por el virus del herpes simple puede producirse en la boca de los adultos igual que en la de los niños. Su aspecto es similar en ambos casos, pero los adultos presentan menos afectación del estado general.

282 Lesiones herpéticas de la lengua en un adulto. La lengua está intensamente saburral y muestra pequeñas vesículas redondeadas salpicadas por su superficie. No hay que confundir la estomatitis o la glositis herpéticas con la estomatitis aftosa, que es un proceso completamente distinto. Las lesiones palatinas pueden confundirse con una herpangina (véanse **385** y **386**).

281

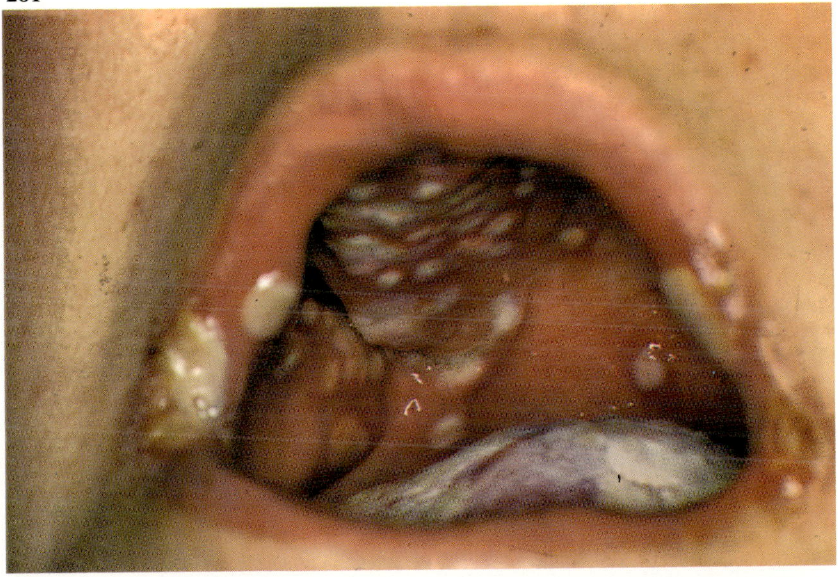

282

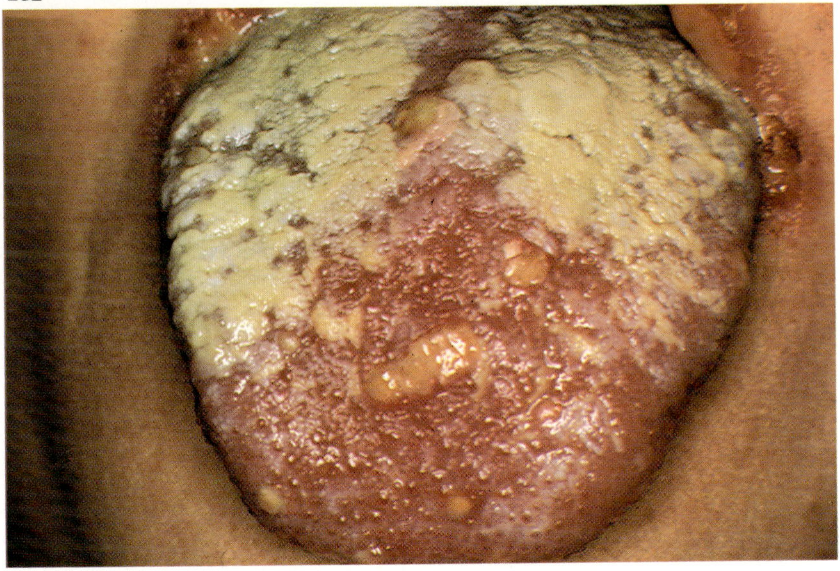

283 Infección primaria de la piel. La infección primaria de la piel es más frecuente en los niños mayores y los adultos. Se disemina por contacto directo a cualquier parte del cuerpo. Los brotes que aparecen en los luchadores han sido dignificados con el apelativo de «herpes gladiatorum».

284 Herpes simple remedando un herpes zóster. En algunos pacientes, la infección del herpes simple puede simular la de un zóster y puede ir acompañada incluso de leve alteración sensitiva, aunque con menos dolor y con una distribución que no se adapta al dermatoma. El diagnóstico diferencial con un herpes zóster que sólo afecte parte de una raíz puede ser difícil. En estas circunstancias, el menor período prodrómico y la ausencia relativa de dolor son sugestivos de infección por herpes simple, aunque, si la duda persiste, se debe recurrir a las pruebas de laboratorio.

Este jugador de rugby desarrolló una erupción facial después de un partido, creyendo al principio que se trataba de una infección por herpes zóster, si bien el rápido comienzo y la distribución poco común despertaron sospechas. El diagnóstico de infección por herpes simple se confirmó mediante cultivo del virus y demostración del aumento del título de anticuerpos.

285 Infección recidivante. Las recidivas de los ataques de infección por herpes simple difieren del episodio primario. Aparecen en niños mayores y adultos con altas concentraciones de anticuerpos y no producen elevaciones posteriores de los títulos de éstos. El ataque suele desencadenarlo algún acontecimiento trivial, pero también es frecuente asociado con neumonía, meningitis o paludismo. Parece muy probable que el virus se encuentre en estado latente en las células de los ganglios nerviosos sensitivos y que se extienda a la piel a través de las fibras nerviosas cutáneas.

Es frecuente la sensación de cosquilleo o tensión en la piel horas antes del desarrollo de la erupción, que está formada por grupos de pequeñas vesículas sobre una base eritematosa y es más frecuente en la región perioral. Las vesículas pasan rápidamente a pústulas y éstas a costras, que se desprenden y curan sin dejar cicatrices. Es muy raro el desarrollo de un carcinoma epidermoide en el lugar de un herpes recidivante.

283

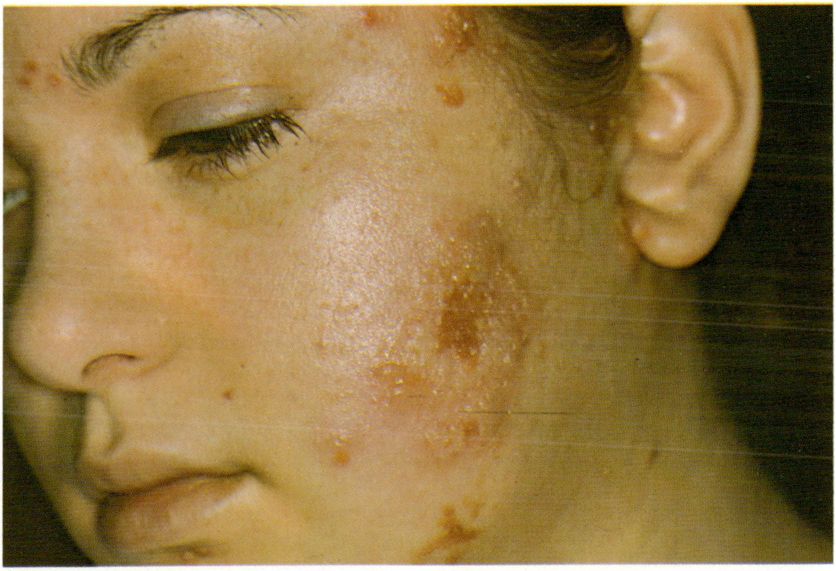

284

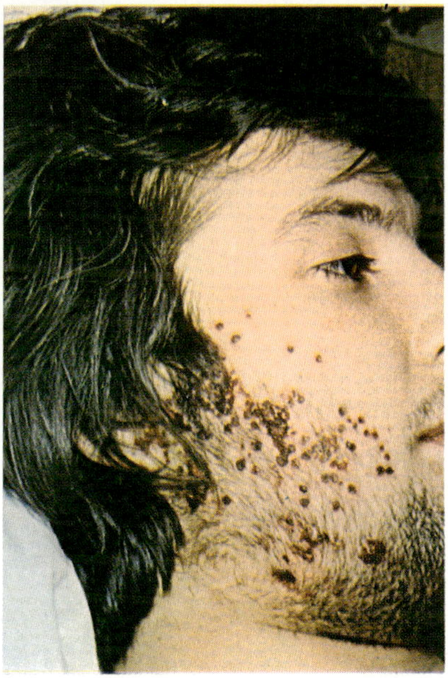

285

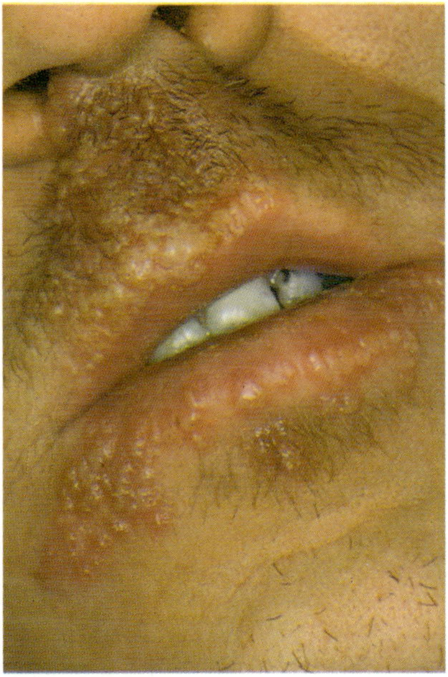

286 Infección herpética del ojo. Las infecciones herpéticas de los ojos se producen a cualquier edad y pueden ser primarias o recidivantes.

Las infecciones oculares suelen proceder del aparato genital de la madre y se transmiten durante el parto; pueden ser la única manifestación de la infección o formar parte de un proceso generalizado.

La infección primaria ocular es particularmente frecuente en los niños, en los que adopta la forma de una conjuntivitis folicular unilateral con gran edema de la conjuntiva y de los párpados. La infección asociada de la córnea produce a menudo opacidades puntiformes epiteliales groseras.

El herpes recidivante suele observarse en los adultos y llega a ser extraordinariamente molesto. Afecta sobre todo a la córnea, siendo excepcional la conjuntivitis folicular. La queratitis herpética es de gravedad muy variable, desde la ulceración dendrítica superficial hasta la inflamación de las capas más profundas del estroma corneal. Las aplicaciones de corticoides tópicos son peligrosas y pueden convertir una simple ulceración dentrítica es una profunda ulceración ameboide, con riesgo de perforación e hipopión.

La úlcera dendrítica de la ilustración ha sido teñida con fluoresceína.

287 Panadizo herpético. Los médicos y enfermeras que carecen de anticuerpos específicos son especialmente susceptibles a la infección herpética primaria de los dedos. El contagio del virus a partir de un paciente hace que penetre con facilidad a través de las pequeñas heridas y abrasiones de la piel. Esta infección se produce a menudo a partir de las sondas utilizadas para limpiar los tubos de traqueostomía. Las infecciones herpéticas de los dedos también se producen en niños, y en este caso suelen ser secundarias a gingivostomatitis.

Los panadizos herpéticos pueden adoptar la forma de pulpitis o de acumulaciones de vesículas en la piel. Son lesiones dolorosas y pueden ir acompañadas de reacción general con fiebre y cefalea.

286

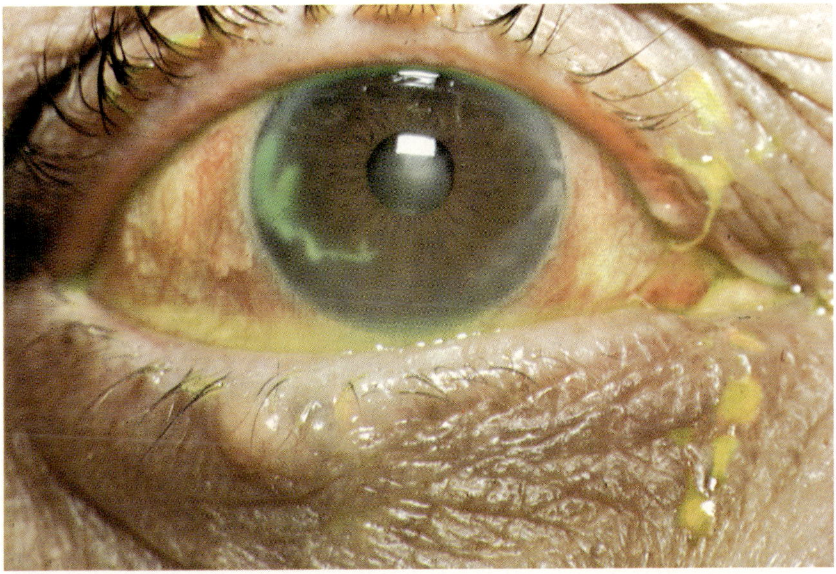

287

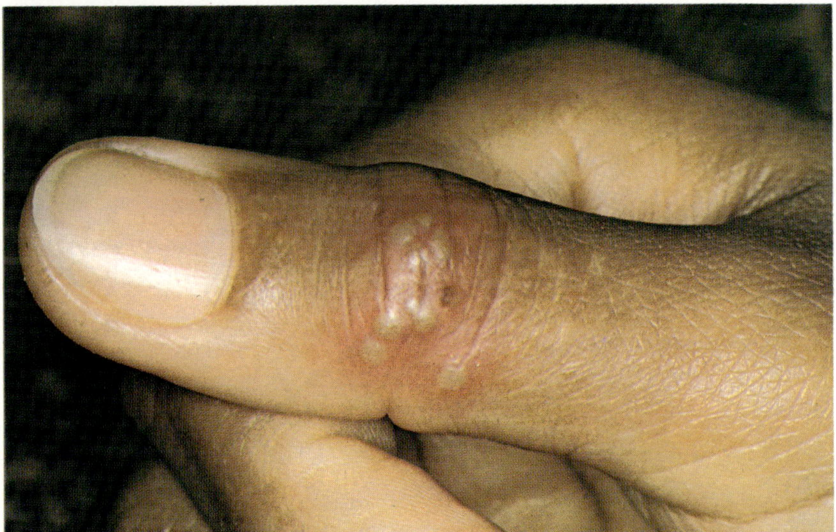

288 Eccema herpeticum: tronco del adulto. Los pacientes con eccema son especialmente susceptibles a la infección por el virus del herpes simple, pues éste se extiende con rapidez por la piel eccematosa y produce grupos de pequeñas vesículas superficiales. Éstas pasan a un estadio pustuloso y forman costras que se desprenden, dejando úlceras necróticas superficiales que terminan por curar con grados de cicatrización variables.

La invasión sistémica puede provocar una infección generalizada y la muerte. El eccema herpeticum es más frecuente en los niños pequeños, aunque aparece ocasionalmente en niños mayores y en adultos.

289 Eccema herpeticum: aproximación.

290 Herpes genital: varón adulto. El herpes genital suele ser secundario al virus de tipo 2. Habitualmente se transmite por contacto sexual, pero no siempre ocurre así. Su prevalencia es mucho mayor en la mujer.

Las lesiones aparecen sobre todo en el prepucio o en el surco, aunque también pueden desarrollarse en el tallo del pene o en la uretra. La infección latente por el virus de tipo 2 parece ser frecuente en los varones, pero no en las mujeres. Las mayores infecciones se producen en los deferentes.

288

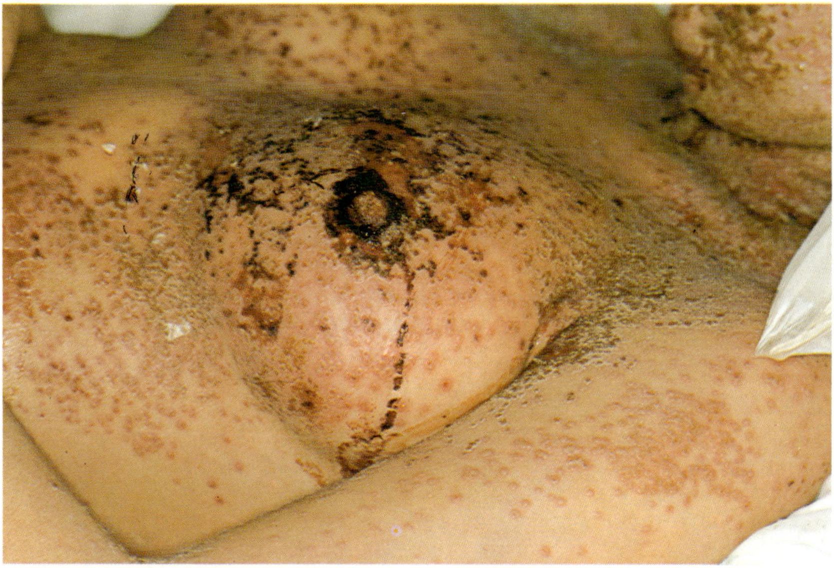

289

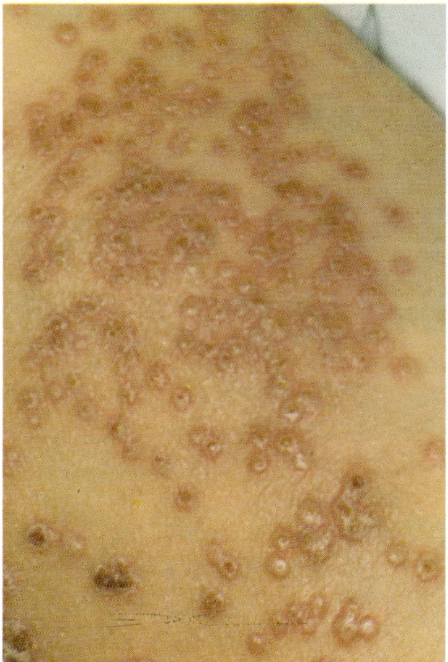

290

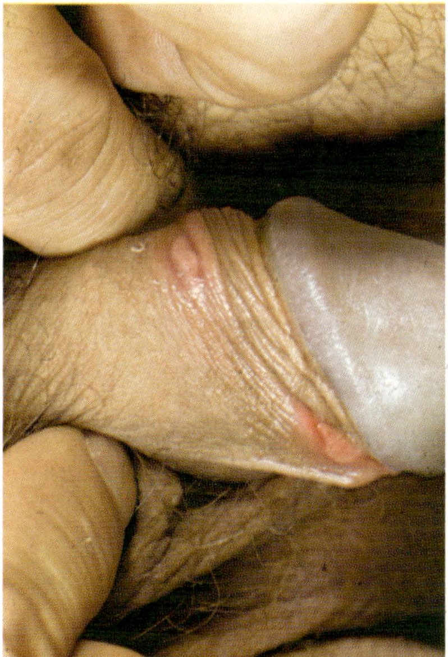

291 Herpes genital: mujer adulta. Las lesiones herpéticas aparecen en la vulva, la vagina o el cuello uterino y también pueden desarrollarse en el perineo o en los glúteos. Durante el embarazo, esta infección puede producir una afectación masiva del recién nacido, sobre todo si es prematuro. La elevadísima mortalidad de este proceso obliga a estudiar todas las vesículas o úlceras que se observen en el aparato genital de las mujeres gestantes.

292 Herpes genital: mujer adulta. Las cervicitis herpética puede ser consecuencia de una infección primaria o de la reactivación de una infección latente. En la mujer, las lesiones genitales tienden a ulcerarse con rapidez y aparecen cubiertas de exudado. Se ha sugerido que puede haber una asociación entre las infecciones por el virus de tipo 2 y el carcinoma infiltrante de cuello uterino.

293 Vulvovaginitis en una niña. La infección primaria de la piel puede producirse en cualquier lugar. Cuando se infecta la vulva en una niña lactante, se puede llegar al diagnóstico erróneo de «dermatitis del pañal», olvidando la posibilidad de una infección herpética.

En la vulvovaginitis herpética, la piel está macerada y los labios mayores se encuentran adheridos por un exudado gomoso. Las vesículas pueden ser poco manifiestas.

291

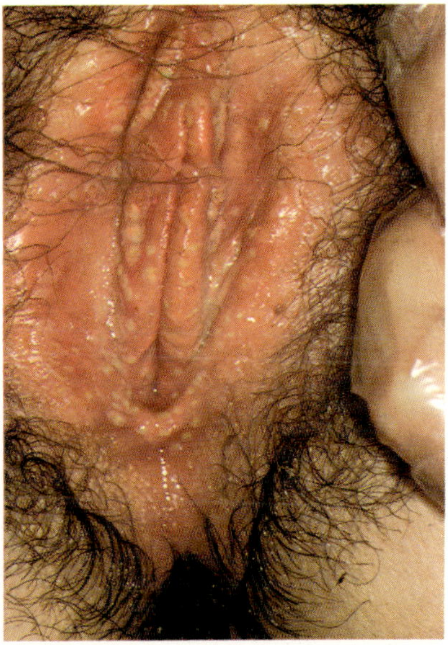

292

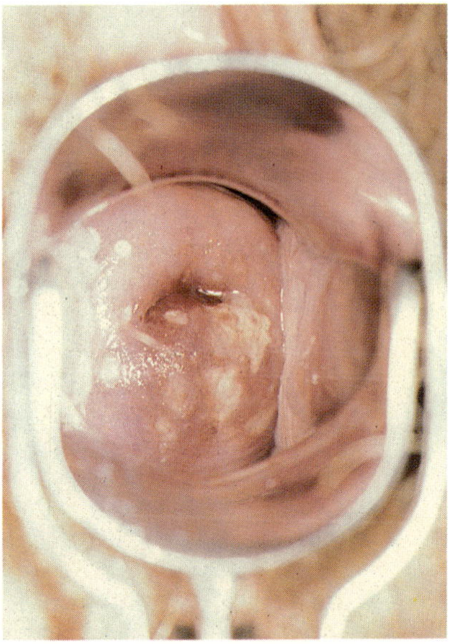

293

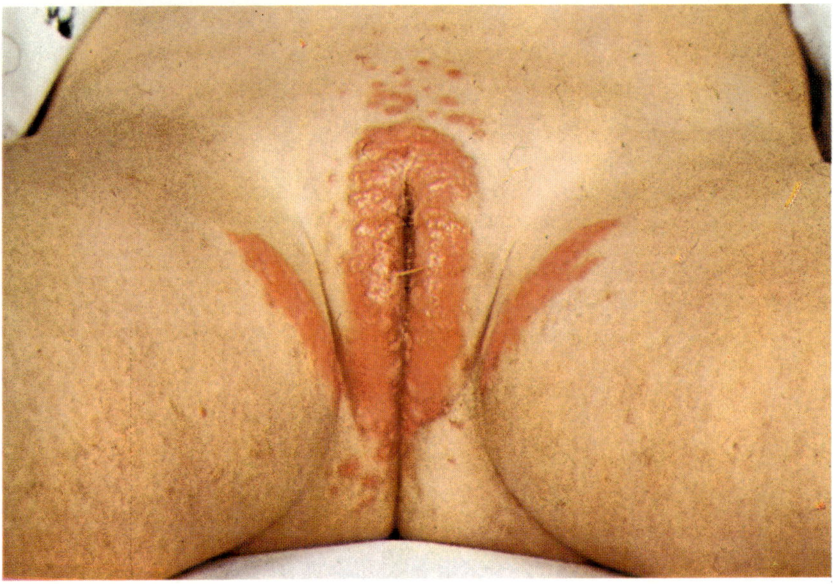

Infección por citomegalovirus

La infección primaria de la madre durante el embarazo puede a veces producir la muerte del feto o una grave enfermedad generalizada del neonato, muy semejante a la toxoplasmosis. Sus características más llamativas son eritroblastosis, trombocitopenia, púrpura, ictericia y hepatomegalia. Sin embargo, es más frecuente que las infecciones congénitas por citomegalovirus parezcan seguir una evolución benigna, aunque alrededor del 10% de los niños afectados presentan posteriormente retraso mental.

En los niños, la infección adquirida después del nacimiento puede producir hepatopatía crónica, pero es más frecuente que sea latente y asintomática durante toda la infancia y la adolescencia. En los adultos, la infección primaria puede ser subclínica o manifestarse como distintos síndromes, incluyendo la fiebre del citomegalovirus, la hepatitis o la mononucleosis infecciosa con reacción de Paul-Bunnell negativa. Los pacientes con alteraciones de la inmunidad o sometidos a tratamiento inmunodepresor pueden desarrollar una enfermedad generalizada, con grave afectación de los pulmones.

294 Microfotografía electrónica del citomegalovirus. Los citomegalovirus se encuentran en el hombre y en distintos animales. Con el microscopio electrónico, muestran características de herpesvirus, con una cápside de 96 nm de diámetro, aproximadamente. El virus tiene forma de icosaedro y muestra 162 capsómeros alargados huecos. El diámetro de la partícula completa es de alrededor de 180 nm.

295 Citomegalovirus. Preparación de glándula parótida que muestra los cuerpos de inclusión. Los citomegalovirus muestran una afinidad especial por las glándulas salivales. En el 25% de los niños que mueren durante la primera infancia, se encuentran grandes inclusiones acidófilas intranucleares («ojo de búho») en el interior de algunas células de revestimiento de los conductos de estas glándulas. Las células afectadas son grandes, con diámetros de hasta 40 µm; también pueden contener pequeños gránulos basófilos en su citoplasma. (Flecha = célula de gran tamaño con inclusión en «ojo de búho».)

294

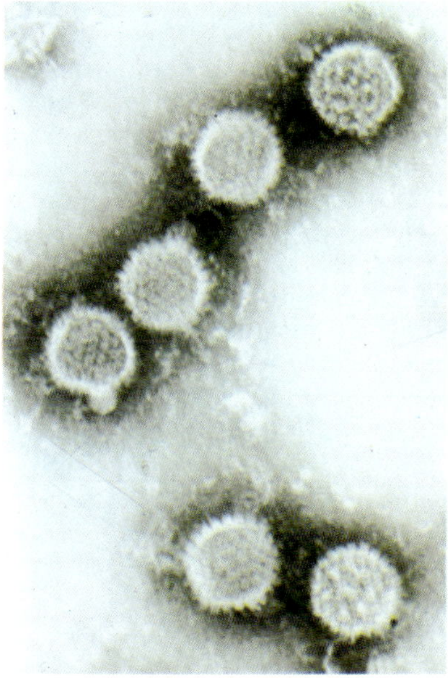

295

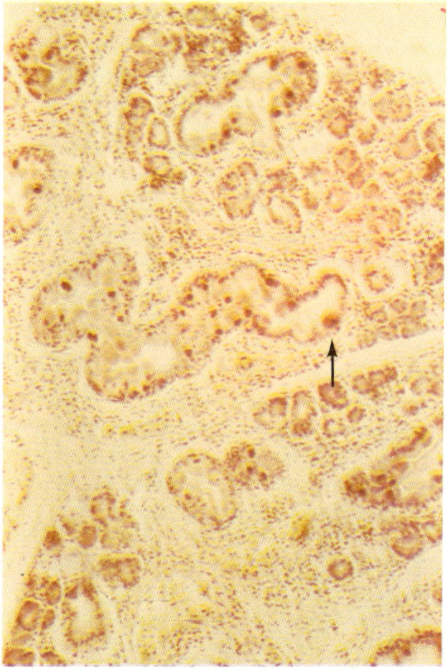

296 Citomegalovirus. Corte histológico de riñón mostrando las inclusiones. En la infección generalizada, pueden encontrarse grandes células con inclusiones en los pulmones, los riñones, el páncreas y otros órganos. En el centro de este corte de parénquima renal, se aprecia un túbulo dilatado cuyas células de revestimiento presentan grandes inclusiones intranucleares. Estas grandes células pueden aparecer en la orina, y el virus puede propagarse en cultivos de tejidos. La infección de los niños causa una prolongada excreción del virus, por lo que es imprescindible valorar tales hallazgos en relación con el cuadro clínico. En los adultos, por el contrario, la excreción del virus se asocia a enfermedad activa. (Flecha = túbulo con las características células grandes que contienen los cuerpos de inclusión intranucleares.)

296

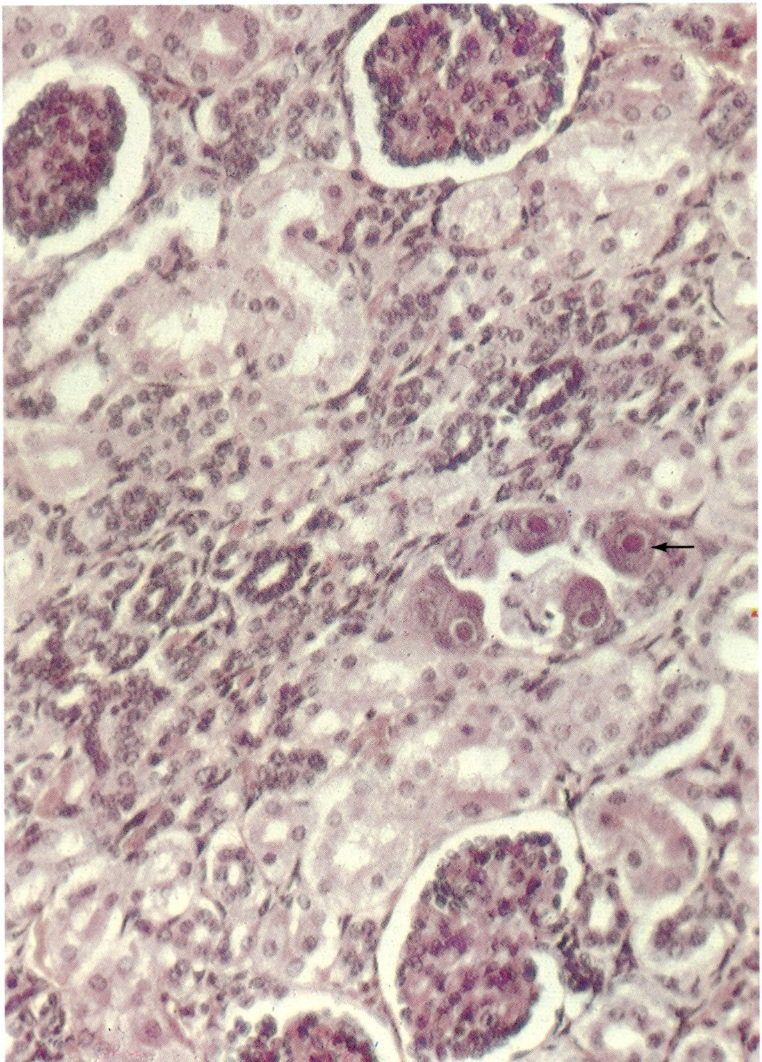

297 Radiografía de tórax: infección por citomegalovirus en un paciente inmunodeprimido. Un gran número de pacientes con trasplante renal o de médula ósea o ciertas neoplasias malignas, como leucemias o enfermedad de Hodgkin, sufren una enfermedad activa, ya sea por infección primaria o por reactivación de una infección latente. La infección es en muchos casos subclínica, pero en otros causa fiebre, un cuadro de mononucleosis infecciosa o neumonía. La infección pulmonar por citomegalovirus es difícil de diagnosticar y puede estar asociada a otras infecciones oportunistas, como las secundarias a *Candida* o *Pneumocystis*. En los pacientes con infecciones graves, son comunes la fiebre, la disnea y la tos no productiva.

El aspecto radiológico de la neumonitis por citomegalovirus no es característico. En algunos casos se observa un patrón reticular; en otros, nodular. La radiografía de tórax de este niño leucémico muestra un gran neumatocele del pulmón derecho secundario a una neumonía estafilocócica y una opacificación intersticial difusa debida a la neumonitis por citomegalovirus. El diagnóstico se confirmó por virología.

297

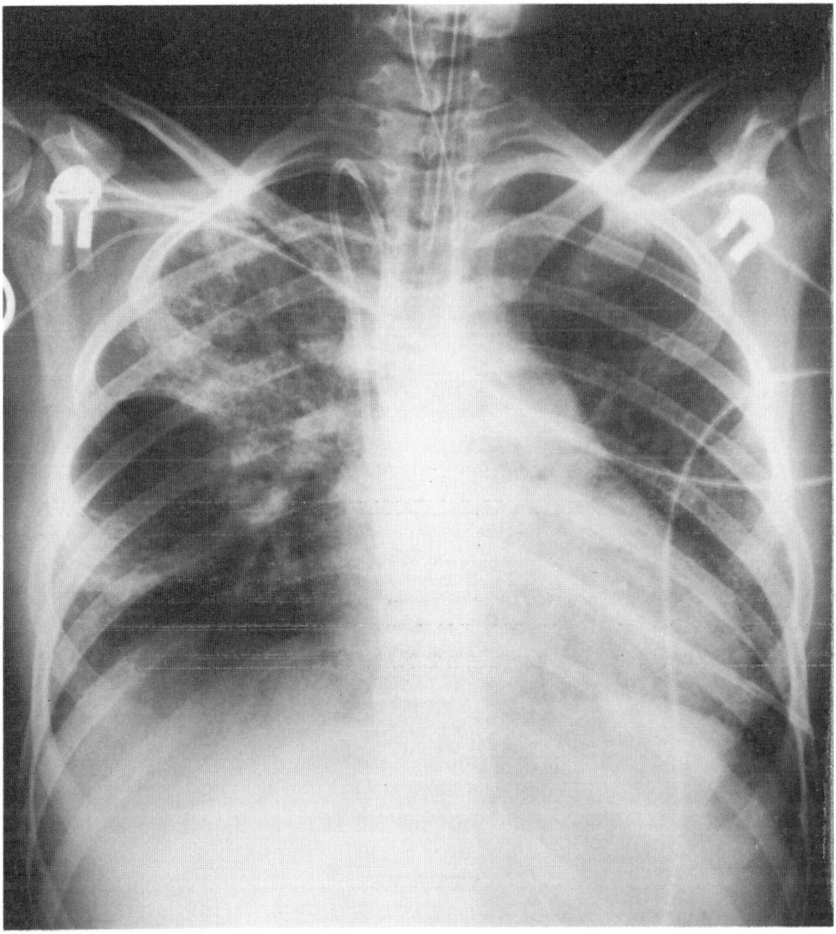

Mononucleosis infecciosa

La mononucleosis infecciosa aguda es una enfermedad generalizada que adopta diversas formas. La variedad anginosa es la más frecuente en los adultos jóvenes, pero puede haber distintos síndromes mal definidos que dependen de los órganos afectados. Los cambios característicos se observan en la sangre; existe un gran número de células mononucleadas anormales y muchos «anticuerpos inadecuados». La prueba de Paul-Bunnell-Davidsohn, que es diagnóstica, detecta la presencia de un anticuerpo heterófilo que aglutina los hematíes de cordero, pero no se adsorbe en el riñón de cobaya. Hay varias modificaciones simplificadas de esta prueba.

La enfermedad es endémica en casi todo el mundo y muestra una llamativa predilección por los jóvenes de 15 a 20 años de edad. El virus se transmite por la saliva de enfermos o portadores y parecen existir numerosas infecciones subclínicas. No se conoce con seguridad la duración del período de incubación, aunque se cree que es de 33 a 49 días. Durante muchos años no pudo identificarse el agente causal, pero hoy sabemos que es el virus de Epstein-Barr (VEB).

Virología y anatomía patológica

298 Microfotografía electrónica del virus de Epstein-Barr. El VEB fue identificado inicialmente en las células procedentes de un linforma de Burkitt. Posee la morfología de un herpesvirus con un centro electrodenso de DNA. Estudios posteriores han demostrado que la infección por este virus es universal. Se adquiere habitualmente durante la infancia y no se asocia a síndromes clínicos identificables.

Los pacientes con mononucleosis infecciosa forman anticuerpos contra el VEB y este virus ha sido cultivado a partir de las secreciones faríngeas de los pacientes con mononucleosis infecciosa. También se ha sugerido una relación entre este agente y el carcinoma nasofaríngeo, la enfermedad de Hodgkin, la leucemia y el linfoma. Los estudios realizados en familiares o contactos sociales de sujetos con esta enfermedad han demostrado la existencia de diseminación, pero el virus tiene una baja infectividad.

298

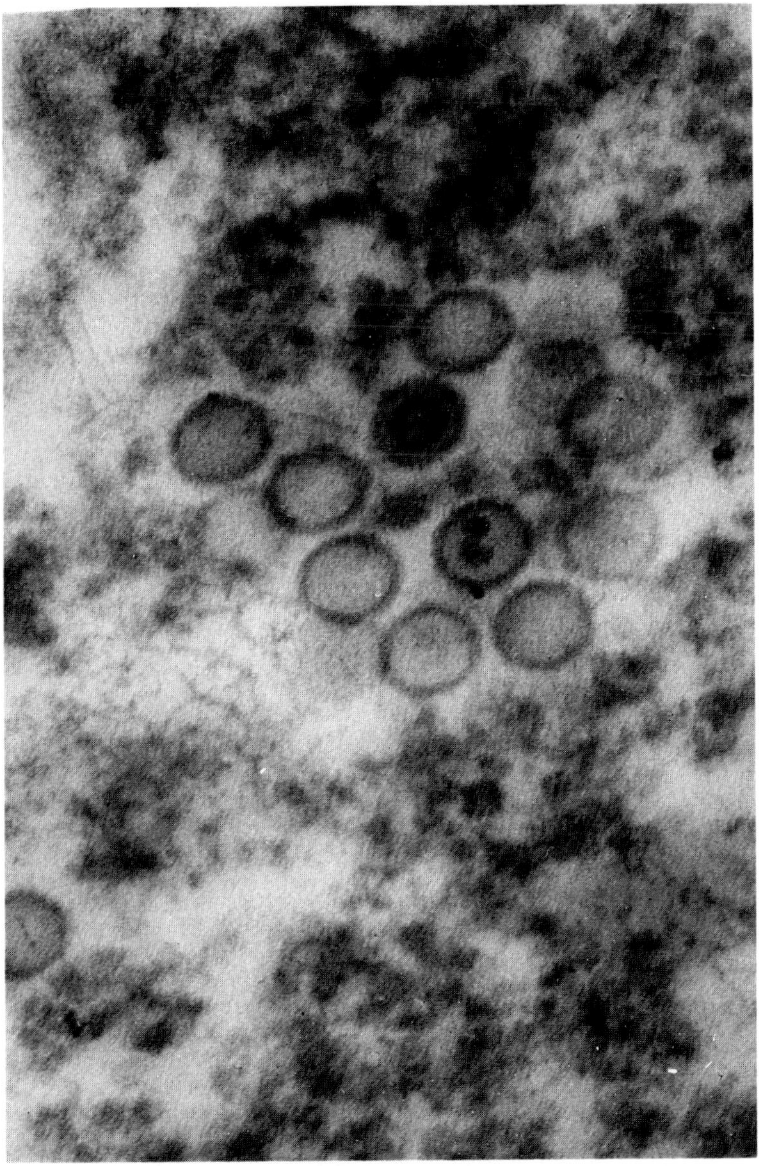

299 Extensión de sangre: células mononucleadas anormales. El recuento leucocitario suele ser normal o aumenta ligeramente durante la primera semana, aunque algunos pacientes presentan neutropenia. Al final de la primera semana o comienzo de la segunda, se observa una moderada leucocitosis que alcanza su máximo valor en la tercera semana. Esta leucocitosis se debe al aumento absoluto de los linfocitos circulantes, muchos de los cuales muestran una morfología anómala. El virus se encuentra en el interior de los linfocitos B.

El gran número de células mononucleadas atípicas presentes en la sangre periférica de los pacientes con mononucleosis infecciosa es una de las características de la enfermedad. Estas células son de tamaño y forma muy variables. Su núcleo puede ser redondo, reniforme o lobulado; el citoplasma está vacuolado y es más basófilo de lo habitual. Se observan células en división en sangre periférica y un gran aumento de la actividad mitótica, pero sin distorsión básica de la estructura celular. En las células mononucleadas más anormales, la cromatina nuclear es demasiado gruesa y el citoplasma demasiado abundante como para que puedan confundirse con linfoblastos.

Características clínicas

300 Aspecto de la cara. Muchos pacientes con mononucleosis infecciosa presentan ligera hinchazón de los párpados y coloración rosada de las mejillas.

301 Enantema: petequias. En el paladar se han observado distintas erupciones. En la variedad anginosa de la mononucleosis infecciosa, aparece casi invariablemente una acumulación de pequeñas vesículas en la unión entre el paladar duro y el blando, pero no es un signo patognomónico, ya que también aparece en otras infecciones respiratorias.

299

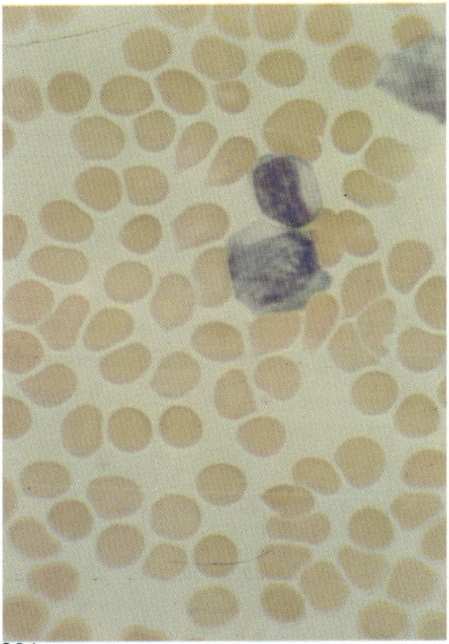

300

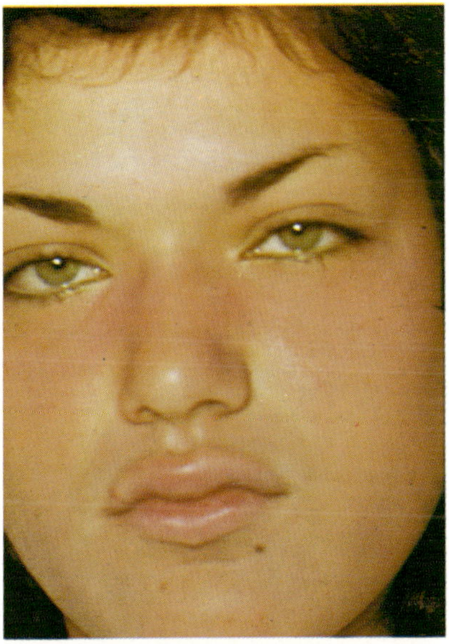

301

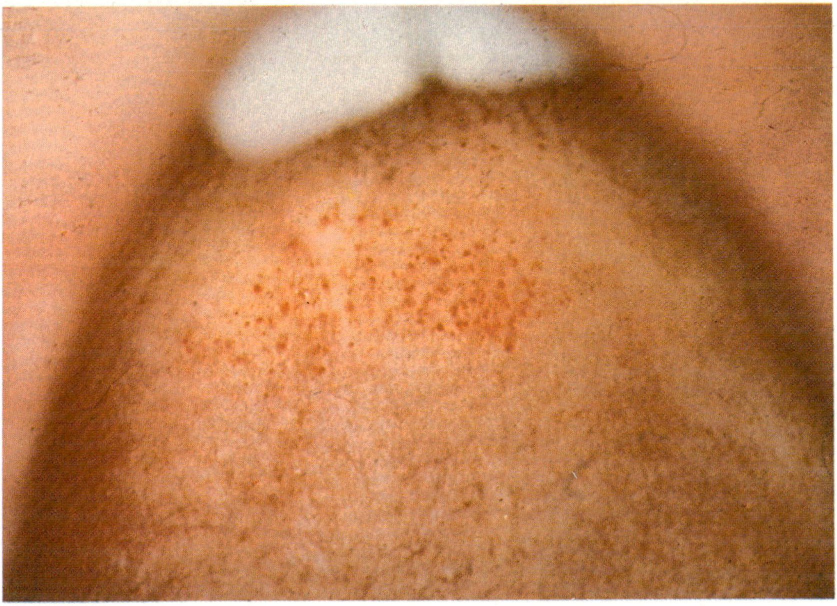

302 **Variedad anginosa: garganta irritada sin exudado.** Poco después del comienzo de la enfermedad, el paciente se queja de dolor de garganta. Existe inflamación de las fauces, pero no hay exudado sobre las amígdalas y no es posible llegar al diagnóstico de mononucleosis infecciosa sólo por el aspecto de la garganta.

303 **Variedad anginosa: exudado folicular.** Al progresar la enfermedad, aparecen placas de exudado blanquecino sobre las amígdalas, que pueden estar muy hinchadas. La úvula está enrojecida y edematosa.

304 **Variedad anginosa: exudado típico.** Las placas de exudado se unen, formando una membrana gruesa, opaca y blanca. El grado de inflamación es muy variable.

302

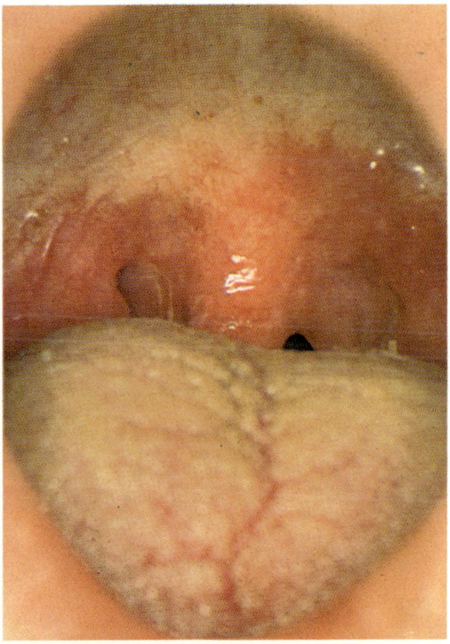

303

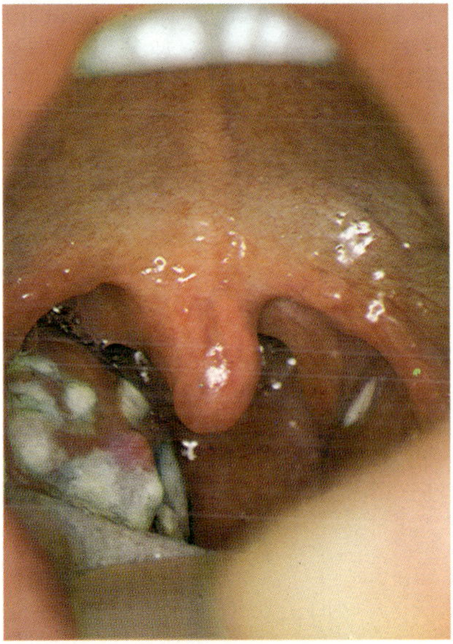

304

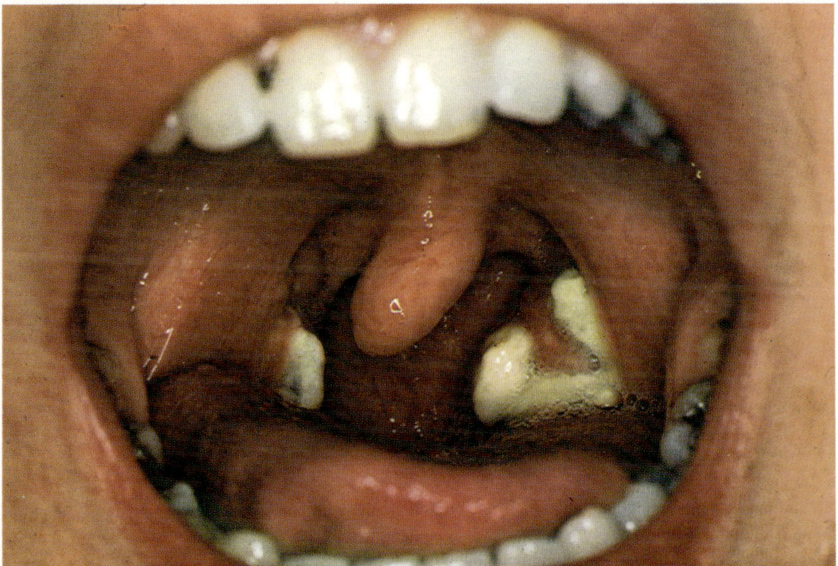

305 Variedad anginosa: fase tardía. El exudado persiste durante 7 a 14 días, o incluso más, y puede llegar a cubrir por completo ambas amígdalas; sin embargo, el estado general del paciente sigue siendo bueno. La membrana suele conservar su nívea blancura, pero también puede cambiar de color. Obsérvese el enantema palatino.

306 Variedad anginosa: obstrucción. En los casos más graves, el edema inflamatorio produce tal congestión que se hace difícil tragar y respirar, y puede aparecer una obstrucción respiratoria peligrosa para la vida del paciente.

Resulta difícil identificar las estructuras anatómicas normales. Las amígdalas están tumefactas y cubiertas por una gruesa membrana. El aspecto de la garganta podría confundirse fácilmente con el de una difteria, pero la existencia de esplenomegalia y adenopatías generalizadas sugieren el diagnóstico correcto. En caso de duda, deben buscarse las características células en sangre periférica y hacer una prueba de Paul-Bunnell, que será positiva. Si ello no fuera posible, parece aconsejable administrar la toxina antidiftérica.

305

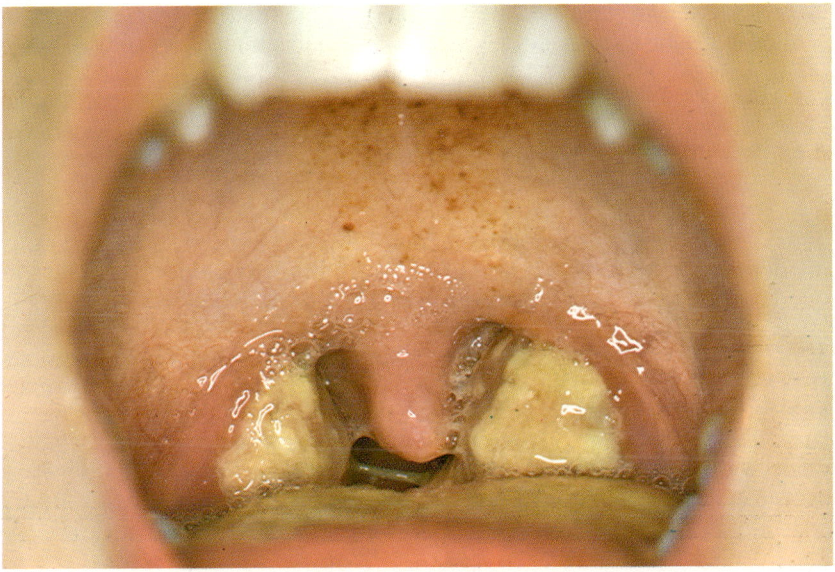

306

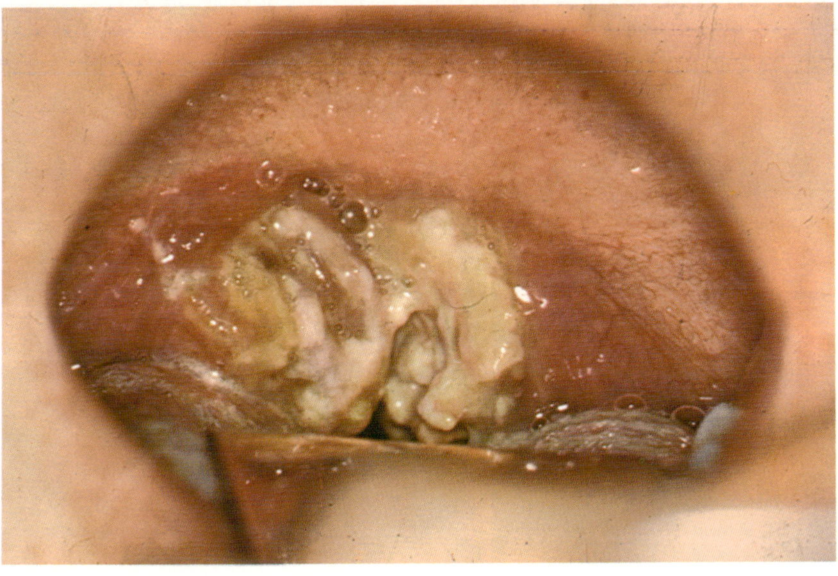

307 Erupción en el tronco. Los pacientes con mononucleosis infecciosa presentan una alta incidencia de erupciones cutáneas medicamentosas, pero también es posible observar erupciones en sujetos que no han sido tratados con fármacos. La erupción de la mononucleosis infecciosa suele aparecer durante la segunda semana y su carácter maculopapuloso rosado puede confundirse con el exantema de la rubeola. La duración del período prodrómico es una útil indicación diagnóstica.

308 Erupción en la extremidad superior. La erupción tiende a presentar una distribución irregular y a ser más intensa en las extremidades, al contrario que la erupción de la rubeola (**364** a **367**).

309 Erupción de la ampicilina. La incidencia de erupciones es extraordinariamente elevada (alrededor del 60%) en los pacientes tratados con ampicilina como tratamiento de una mononucleosis infecciosa. Esta erupción recuerda a la del sarampión, pero tiene un tinte azulado. Las lesiones individuales varían en los distintos pacientes; algunas tienen centro pálido y otras centro oscuro.

307

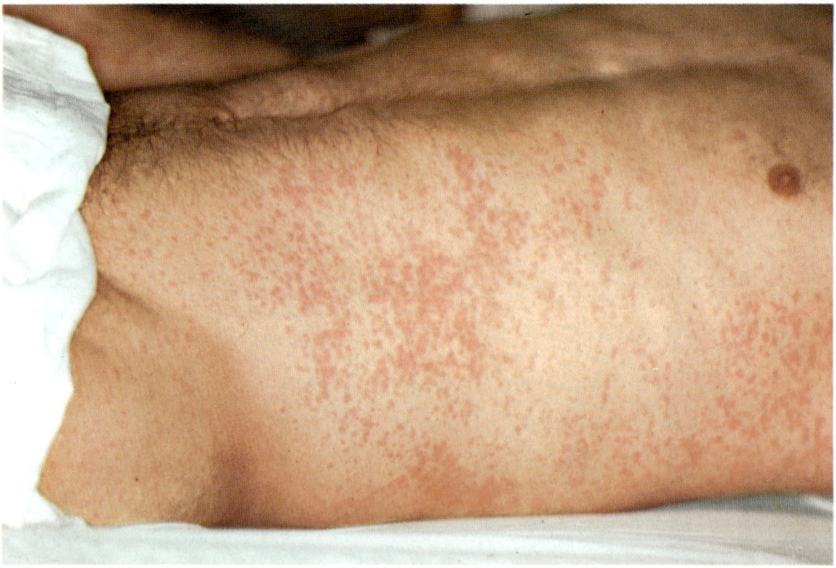

308

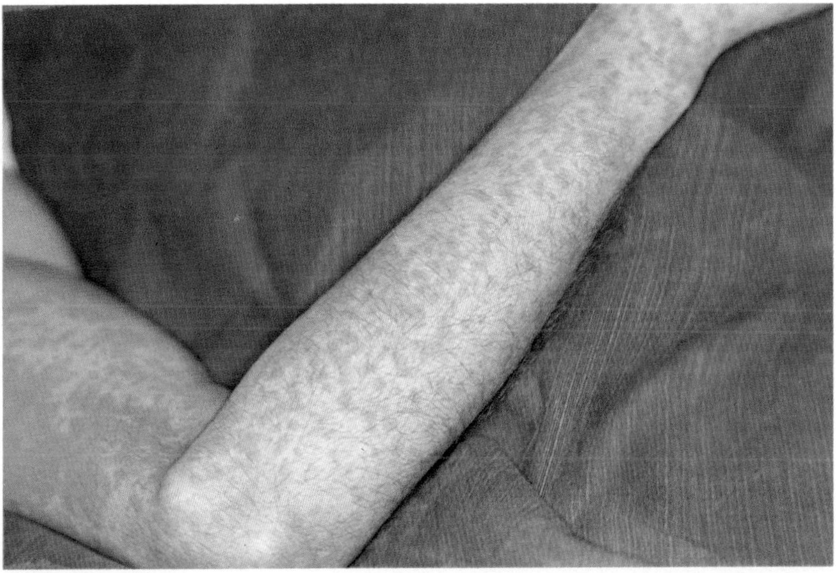

309

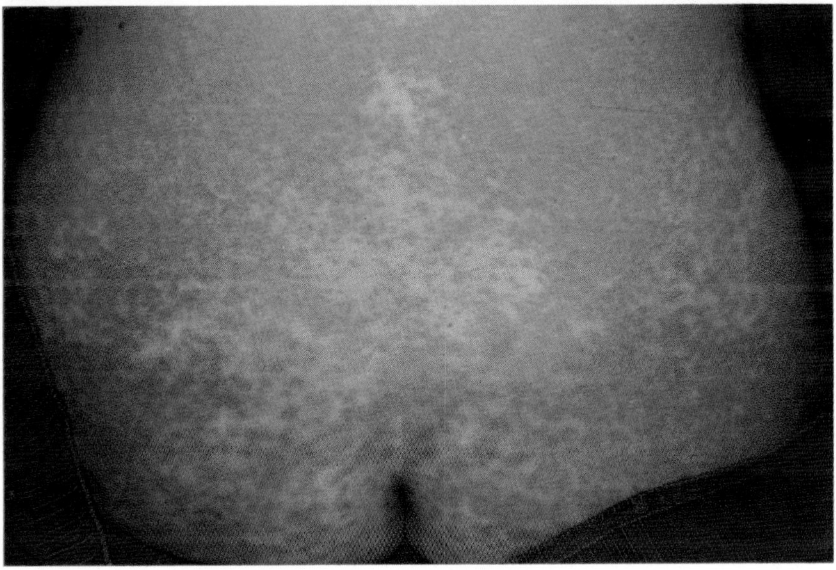

310

310 Erupción de la ampicilina: aproximación. Comparar con la erupción del sarampión en la ilustración **347**. Cuando existe exudado en las amígdalas, el diagnóstico es fácil, pero en su ausencia puede haber cierta confusión. El carácter de los distintos componentes de la erupción y la ausencia de catarro respiratorio descartan el diagnóstico de sarampión.

Hepatitis vírica

Son muchos los parásitos, con una complejidad que va desde los virus a los metazoos, que pueden producir hepatitis en el hombre. Las infecciones víricas del hígado son especialmente frecuentes en todo el mundo, y son varios los virus conocidos capaces de producirlas. Los dos más importantes entre los identificados hasta la fecha son el virus A, con un corto período de incubación (hepatitis infecciosa), y el virus B, con un período de incubación mucho más largo (hepatitis sérica). El empleo de sensibles inmunoanálisis para el diagnóstico de estas dos formas de hepatitis ha revelado la existencia de al menos dos agentes más, responsables de la hepatitis no-A no-B. Es menos frecuente observar hepatitis causadas por otros virus, como el de la fiebre amarilla, el citomegalovirus, el virus del herpes simple y algunas cepas de enterovirus. Una hepatitis de grado leve es también un hallazgo común en la mononucleosis infecciosa aguda.

El virus A de la hepatitis afecta sobre todo a niños y adultos jóvenes. Suele transmitirse por la vía fecal-oral, pero en algunos casos se ha producido contagio a partir de la sangre o sus derivados y varios brotes epidémicos grandes han tenido su origen en el agua contaminada por el alcantarillado. Otros brotes, producidos por infecciones transmitidas por los alimentos, pueden haberse debido a la contaminación directa por un portador o a una contaminación indirecta a través del agua. Los mariscos son especialmente peligrosos a este respecto. Muchas infecciones son subclínicas: los niños pequeños tienden a presentar episodios anictéricos, caracterizados por molestias gastrointestinales leves, mientras que los más mayores y los adultos presentan ictericia.

La transmisión del virus B suele ser parenteral, a partir de sangre o suero infectados, pero a veces puede deberse a inhalación o ingestión. El período de incubación del virus B se solapa con el del virus A, pero tiende a ser considerablemente más largo. Existe una gran incidencia de hepatitis con largos períodos de incubación en drogadictos y homosexuales, y esta variedad de hepatitis puede resultar un gran problema en las unidades de trasplante o de diálisis. No hay inmunidad cruzada entre ambas infecciones. La inmunización pasiva con inmunoglobulina humana normal protege frente al virus A, pero no frente al B, para el que es necesario administrar una globulina hiperinmune.

Las hepatitis no-A no-B son hoy día las hepatitis postransfusionales más frecuentes en muchas partes del mundo y constituyen un grave problema en las unidades de diálisis y otros servicios especializados. Los virus responsables pueden trasmitirse por la sangre total o los hemoderivados, como el factor VIII. La infección es endémica en algunas localidades y también se han descrito brotes no asociados a inoculación; se desconoce el modo de transmisión en estos casos, pero se admite que podría ser por ingestión.

Anatomía patológica

311 Microfotografía electrónica de una preparación de suero infectado por el virus B de la hepatitis con tinción negativa. El suero de los pacientes con hepatitis B contiene tres partículas diferentes: las partículas Dane, esferas y túbulos. Todas son aglutinadas por el antisuero contra el antígeno de superficie de la hepatitis B (HBsAg). La partícula Dane es la más grande, posee una doble vaina, tiene un diámetro relativamente constante de 42 nm y un claro centro de 27 nm, que se cree es el propio virus. Se han encontrado partículas semejantes a virus, iguales a este componente interno, en el hígado de pacientes fallecidos durante la fase aguda de una hepatitis B. Las esferas y túbulos amorfos parecen ser partículas incompletas del revestimiento vírico; se encuentran homogéneamente dispersas durante el estadio precoz de la infección, pero al evolucionar la enfermedad se agrupan junto con los anticuerpos para formar grandes complejos inmunes. Su tamaño permanece discreto en los portadores crónicos.

Se ha encontrado HBsAg en casi todos los líquidos corporales, pero sólo el suero, la saliva y el semen son infecciosos. El HBsAg aparece en la circulación de uno a tres meses después de la infección y persiste durante algunas semanas en los procesos autolimitados. La producción de anticuerpos frente a este antígeno (anti-HBs) es muy variable en relación con la desaparición del mismo del suero. El anti-HBs puede persistir durante años y se asocia con protección frente a la reinfección.

La estructura antigénica del HBsAg es variable y se conocen al menos ocho subtipos del mismo. Estas variaciones han resultado útiles en las encuestas epidemiológicas. El antígeno central («core») de la hepatitis B (HBcAg) se encuentra en el núcleo de los hepatocitos infectados y sólo aparece en la circulación como componente interno de la partícula Dane. El anti-HBc suele encontrarse en el suero de tres a cinco semanas después del HbsAg, persiste durante toda la enfermedad clínica y se prolonga durante varios años más. La existencia de HBcAg en suero se asocia a elevadas concentraciones de partículas Dane y es un marcador de la infectividad del sujeto.

En casi todos los pacientes con hepatitis B, el HBsAg desaparece del suero al cabo de cuatro a seis semanas, pero puede persistir indefinidamente. Por lo general, los portadores sanos de este virus nunca presentan ictericia. Este estado de portador es frecuente en muchos pacientes sometidos a diálisis crónica por insuficiencia renal y también en sujetos con síndrome de Down, así como en personas con alteraciones de la inmunidad. El HBsAg es relativamente raro en la población general de Europa Occidental y Norteamérica, y mucho más común en Japón y numerosos países tropicales.

En ciertas partes de África y el sudeste asiático, en los que la incidencia de infección por el VBH es alta, es frecuente el cáncer de hígado en adultos

311

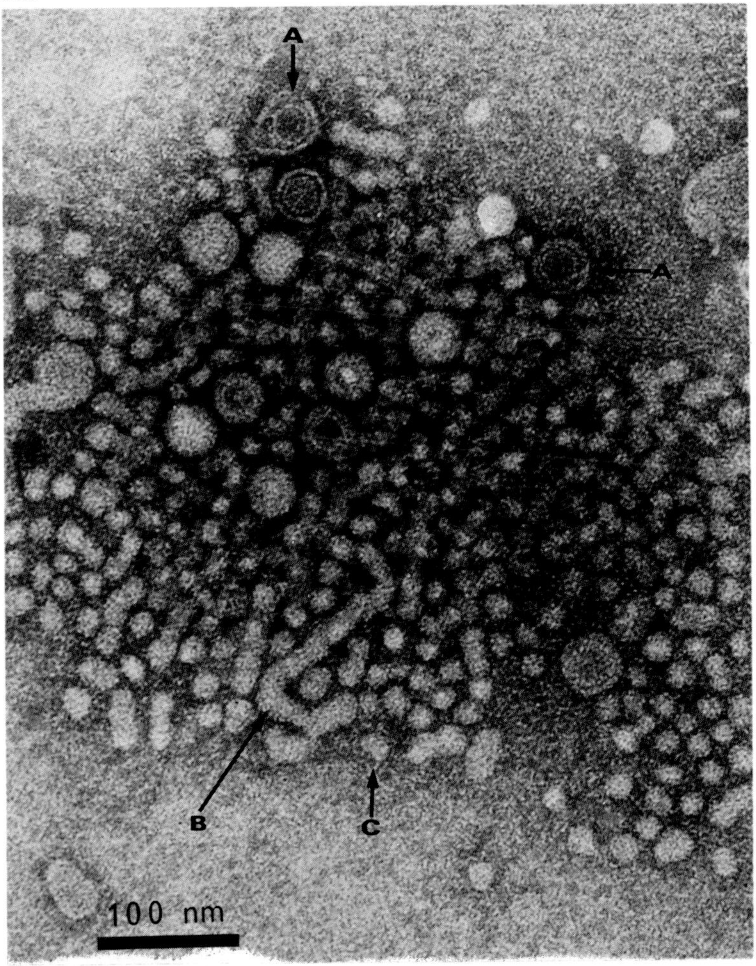

de todas las edades. Los de mayor riesgo parecen ser los portadores crónicos del virus que se infectaron en la primera infancia. El cáncer, a su vez, suele asociarse a cirrosis hepática. Aunque epidemiológicamente resulta claro que existe relación entre el VBH y esta forma de cáncer, es probable que factores ambientales y de otro tipo desempeñen algún papel en la elevada incidencia de neoplasia. Se admite que el cáncer hepático primitivo es la neoplasia maligna más frecuente del hombre. (A = partícula Dane, B = túbulo, C = esfera.)

312 Histología de la hepatitis aguda (H y E). El aspecto del hígado es idéntico en los dos tipos principales de hepatitis vírica. Se afecta la totalidad del órgano y el grado de afectación muestra una correlación aproximada con la gravedad de los cambios histológicos.

Durante el estadio agudo, las células parenquimatosas de todo el hígado sufren necrosis, se hacen redondeadas, disminuyen de tamaño y adquieren un citoplasma intensamente eosinófilo. El núcleo degenera y desaparece, dejando una estructura eosinófila globulosa. En las zonas más alejadas de los espacios porta, los hepatocitos se balonizan, el núcleo se desintegra y la célula desaparece.

Las células de Küpffer aumentan de tamaño y de número. Se produce infiltración por linfocitos, células plasmáticas e histiocitos en torno a los espacios porta. En los casos no complicados, la reacción de las células de Küpffer comienza a disminuir al cabo de un mes y la reacción inflamatoria portal cede por completo al cabo de dos meses. La estructura normal del hígado se restablece.

En el corte aquí presentado, la arquitectura del hígado permanece intacta. En el centro de la imagen se reconoce con facilidad un hepatocito necrótico por su aspecto eosinófilo y núcleo picnótico. Las células de Küpffer son muy prominentes, pero en este estadio precoz existe escasa infiltración inflamatoria. (A = hepatocito degenerado con núcleo picnótico, B = células de Küpffer.)

313 Hepatitis crónica persistente. Corte del hígado (H y E). Se produce a veces la persistencia de síntomas leves durante más de un año después de un episodio de hepatitis aguda, y el hígado permanece aumentado de tamaño con consistencia normal o firme. Las pruebas de función hepática suelen estar algo alteradas.

En la biopsia, es característico encontrar un patrón de reticulina normal, pero con una marcada infiltración inflamatoria por células redondas en los espacios porta y ocasional necrosis de los hepatocitos. Aunque el aspecto histológico puede permanecer estable durante años, la evolución suele ser favorable, con mínima cicatrización de las regiones portales. Muy rara vez el proceso termina en cirrosis.

En el corte aquí presentado se observa un denso infiltrado de células redondas y proliferación fibrosa en un espacio porta. Algunas células parenquimatosas muestran necrosis incipiente con citoplasmas oscuros y núcleos picnóticos. (A = espacio porta, B = parénquima.)

312

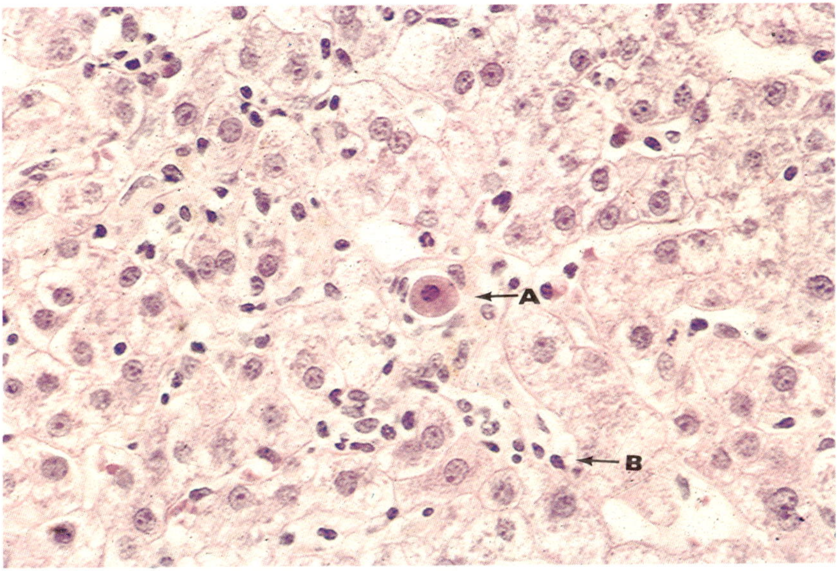

313

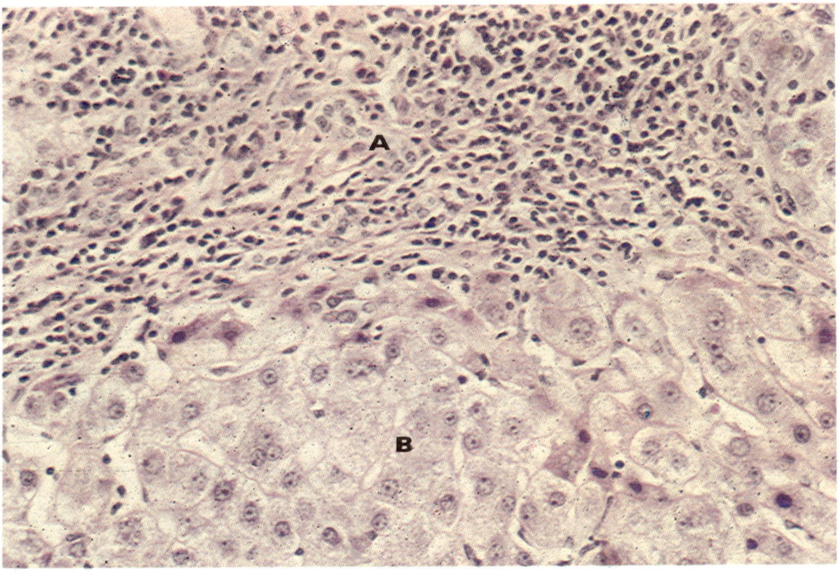

314 Necrosis hepática. Histología del hígado (H y E). En algunos pacientes con hepatitis grave, la recuperación puede ir acompañada de una amplia cicatrización. Durante la fase aguda de la enfermedad, la extensa necrosis de los hepatocitos provoca el colapso de la red de reticulina y la aproximación de los espacios porta adyacentes. En la fase de restablecimiento, las células hepáticas destruidas son sustituidas por tejido fibroso, que separa nódulos de tejido hepático regenerado. Con el tiempo, el tejido fibroso se retrasa y se hace menos celular. El estadio final es un hígado nodular con grandes cicatrices.

El corte muestra una fase precoz del proceso, con una banda de tejido fibroso y linfocitos que separa nódulos de células parenquimatosas. (A = tejido fibroso y linfocitos, B = células parenquimatosas.)

Características clínicas

315 Aspecto de la orina en la hepatitis. En la hepatitis vírica aguda, la bilirrubina aparece en la orina antes de que el paciente desarrolle ictericia. La urobilina se encuentra durante las primeras fases, pero más tarde desaparece, reapareciendo al mejorar la función del órgano.

La orina que contiene bilis muestra un color verdoso o pardoamarillento. Existe alteración de la tensión superficial y la espuma, que normalmente se forma en la parte superior del tubo al agitarlo, suele ser permanente. La bilirrubina conjugada se pierde por la orina, pero la no conjugada no se excreta. La orina que contiene un exceso de urobilina desarrolla un cálido color anaranjado cuando permanece en reposo.

El color de las heces varía con el grado de obstrucción intrahepática.

316 Esclerótica ictérica. El tejido elástico tiene una particular afinidad por la bilirrubina, por lo que las estructuras que lo contienen en abundancia, como la piel, la esclerótica ocular y los vasos sanguíneos, son los primeros en adquirir un tinte ictérico, que conservan incluso después de haberse normalizado la bilirrubina sérica.

Compárese el ojo ictérico de la hepatitis vírica con el ojo hemorrágico de la ictericia por leptospiras de la ilustración **170**.

314

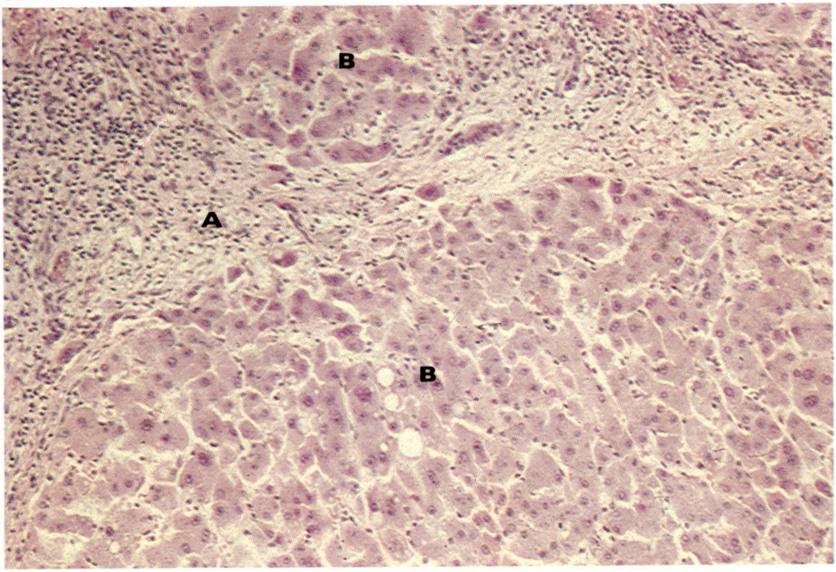

315

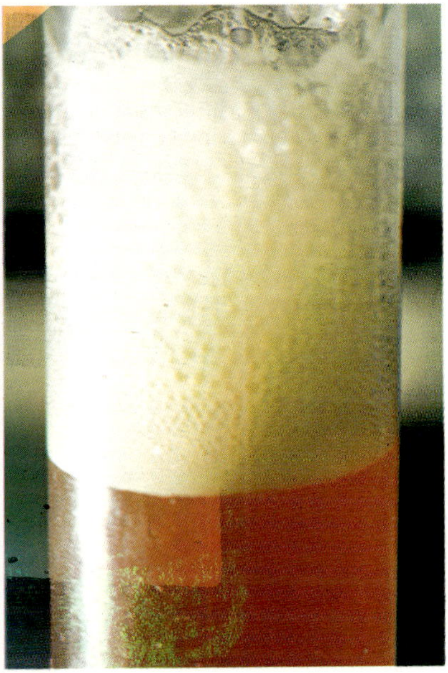

316

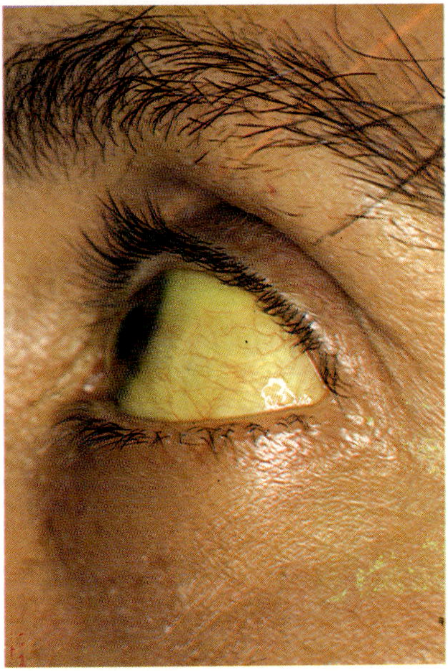

317 Piel ictérica. La bilirrubina conjugada, que es hidrosoluble, aparece en los pacientes con ictericia hepatocelular o colestásica y confiere a la piel un color más intenso que el pigmento no conjugado de la ictericia hemolítica. La piel de los pacientes con ictericia obstructiva de larga evolución puede adquirir una tonalidad verdosa, posiblemente por depósito de biliverdina y otros pigmentos.

En esta ilustración, se compara el color de la piel normal con la coloración ictérica de un paciente con hepatitis aguda.

318 Erupción en la hepatitis vírica. El 5% de los pacientes con hepatitis vírica desarrollan erupciones. Éstas son más frecuentes en los sujetos HBsAg positivos, especialmente en la fase preictérica, en la que pueden presentar artralgias. La erupción es eritematosa, maculopapulosa o urticariforme. Las erupciones purpúricas son frecuentes en los pacientes con insuficiencia hepática.

La ilustración muestra una erupción eritematosa de la pierna en un paciente con hepatitis B.

319 Hepatitis por el virus B. La hepatitis con largo período de incubación (virus B) suele trasmitirse a través de la sangre o los hemoderivados. Se sabe que basta con sólo 0,004 ml de suero para provocar la infección. Los pacientes y el personal sanitario de las unidades de diálisis están particularmente expuestos a la enfermedad, que también muestra una alta incidencia en drogadictos y homosexuales.

El paciente de la ilustración fue uno de los distintos jóvenes que se infectaron a partir de una aguja de tatuaje. La intensidad de la ictericia se muestra por comparación con el color normal de la mano del médico.

317

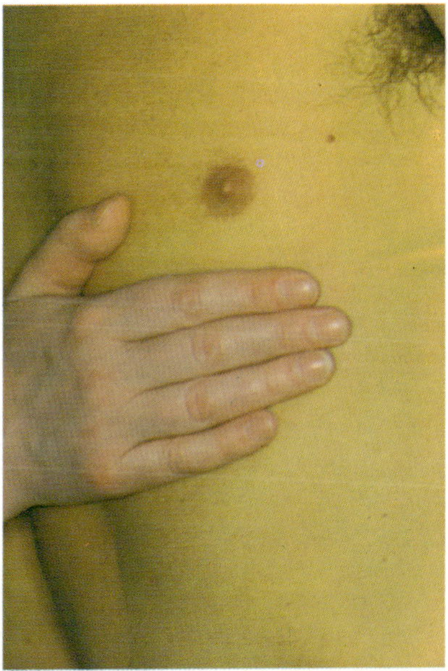

318

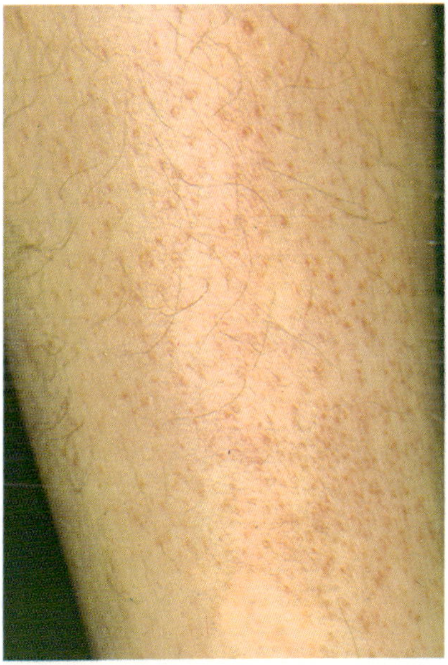

319

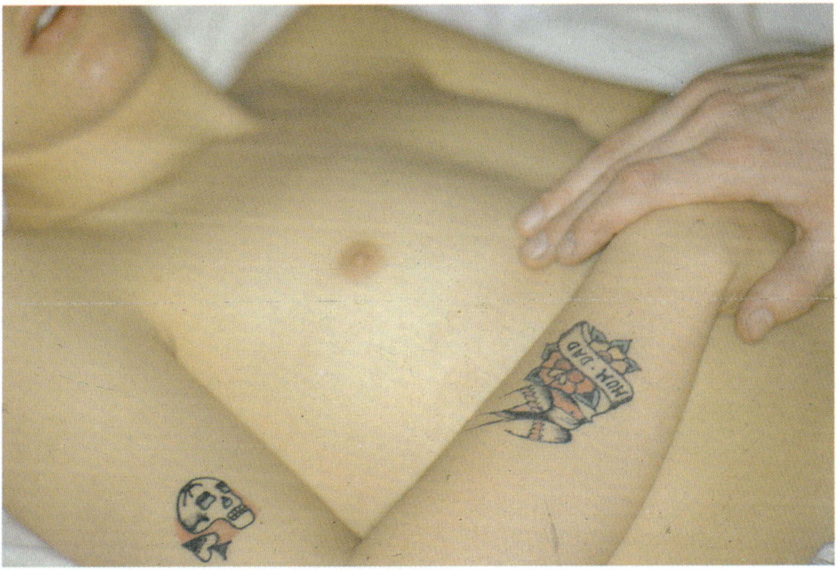

Infección por mixovirus

Los mixovirus producen muchas infecciones respiratorias en el hombre, en otros mamíferos y en las aves. Se les ha dado ese nombre por su gran afinidad por las mucinas. Estos virus contienen un centro de RNA, con capsómeros proteicos dispuestos a lo largo de sus espirales. La membrana externa tiene un componente lipídico, por lo que estos virus son sensibles al éter. Casi todos poseen hemaglutininas y algunos también hemolisinas. Se deforman con facilidad, por lo que son difíciles de medir, pero en general varían de 80 a 150 nm de diámetro. Pueden ser esféricos o filamentosos. Los mixovirus se dividen en dos grupos, pero sólo valoraremos aquí aquellos capaces de afectar al hombre.

a) Ortomixovirus: virus de la influenza A, B y C. Son pequeños y de forma filamentosa. La estructura interna de RNA es esbelta. No poseen hemolisinas.

b) Paramixovirus: virus del sarampión, virus de las paperas, virus de la parainfluenza 1, 2, 3 y 4. Son grandes y de tamaño variable. Su estructura de RNA es más gruesa y no muestran formas filamentosas. Poseen hemolisinas y hemaglutininas.

Influenza

La influenza (gripe) es una enfermedad sumamente contagiosa producida por *Myxovirus influenzae,* del que existen tres serotipos distintos (A, B y C), cada uno con distintas cepas antigénicas. Aunque la enfermedad causada por los dos virus principales, A y B, es idéntica en la clínica, su patrón epidemiológico difiere. El virus A produce pandemias y brotes localizados, mientras que el virus B aparece en epidemias limitadas y casos esporádicos. La influenza muestra el fenómeno de desviación antigénica y la aparición de una nueva cepa antigénica puede ser el aviso de una pandemia. La infección se transmite por el aire y el virus accede al organismo a través de las vías respiratorias.

Tras un corto período de incubación de uno a cuatro días, comienza bruscamente un cuadro compuesto por fiebre, cefalea y mialgias. El virus lesiona la mucosa respiratoria, produciendo obstrucción nasal, dolor de garganta y tos seca; existe una sudoración profusa. En los casos no complicados, los signos físicos son escasos. La duración de la enfermedad es muy variable, pero la fiebre suele desaparecer a los tres o cuatro días. En los episodios graves, se producen bronquiolitis y neumonía debidas al virus y a una invasión bacteriana sobreañadida del pulmón. Aunque la mortalidad es baja, el índice de morbidad es muy elevado, y las pandemias causadas por nuevas cepas antigénicas pueden producir millones de muertes.

Virología

320 Microfotografía electrónica del virus de la influenza. Las partículas del líquido amniótico infectado son de forma esférica y miden de 80 a 120 nm de diámetro. El virus A aislado recientemente puede ser filamentoso y, aunque tiene el mismo diámetro, llega a medir varias micras de longitud. Está formado por una cinta helicoidal hueca de nucleoproteína de 800 nm de longitud y 9 nm de diámetro, enrollada en una masa central. La nucleoproteína vírica se forma dentro del núcleo de la célula huésped. La membrana externa posee proyecciones en forma de bastoncillo que contienen hemaglutinina; la superficie también posee neuraminidasa.

Los virus de la influenza pueden desarrollarse en huevos de gallina embrionados o en cultivos de células de mamífero. Producen aglutinación de los hematíes humanos y de las aves de corral. Los distintos tipos de virus de la influenza se caracterizan por poseer un antígeno nucleoproteína (soluble) específico. Los antígenos de la vaina (antígenos V) dan reacciones específicas de subtipo o de cepa.

Anatomía patológica

321 Influenza: aspecto de la tráquea y los pulmones. Cuando la muerte se produce durante las fases iniciales de la enfermedad, antes de que haya sobrevenido la infección bacteriana, los pulmones muestran un moteado brillante, con hemorragias subpleurales, y mana de las superficies de corte un abundante líquido hemático. La tráquea y los bronquios están congestivos y se aprecia una importante destrucción del revestimiento epitelial. Al corte, los pulmones están hemorrágicos y consolidados, hallazgo que explica la gran insuficiencia respiratoria y la cianosis que preceden a la muerte. La neumonía que aparece en fases más tardías se debe a la sobreinfección bacteriana, a menudo estafilocócica. (A = laringe, B = tráquea.)

320

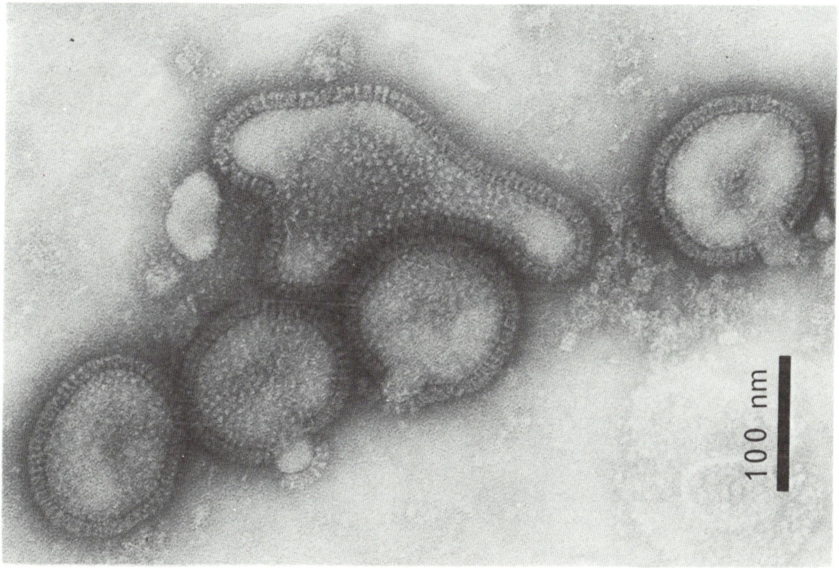

321

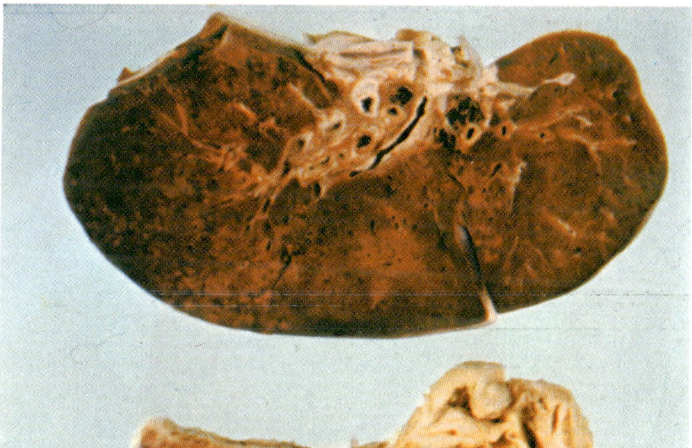

322 Corte de la tráquea (H y E). La tráquea y los bronquios sufren la agresión inicial por el virus de la influenza. La submucosa está tumefacta e infiltrada por células mononucleadas, mientras que el epitelio cilíndrico ciliado se ha descamado, dejando desnuda la membrana basal. Esta lesión del epitelio de la tráquea y los bronquios abre el camino a la infección bacteriana secundaria, procedente de las vías respiratorias altas. (A = epitelio descamado, B = membrana basal, C = submucosa con células mononucleadas, D = anillo cartilaginoso.)

323 Corte de pulmón en la influenza (H y E). Los tabiques alveolares están engrosados e infiltrados por células mononucleadas; los espacios aéreos no muestran exudado. Existe congestión en torno a los pequeños bronquios del centro de la imagen y su luz está ocupada por células redondas. (A = espacio aéreo, B = tabique alveolar engrosado, C = bronquio con tapón celular.)

324 Corte de pulmón en la influenza (H y E). A mayor aumento, puede verse que la estructura alveolar está conservada, pero que los tabiques están notablemente engrosados e infiltrados por células mononucleadas. No existe exudado en los espacios aéreos, pero se ha producido un depósito de material hialino en su superficie que impide la absorción de oxígeno. En la enfermedad por membranas hialinas del recién nacido, se observa una imagen similar, así como en la neumonitis por radiación. (A = espacio aéreo, B = tabique alveolar, C = material hialino.)

322

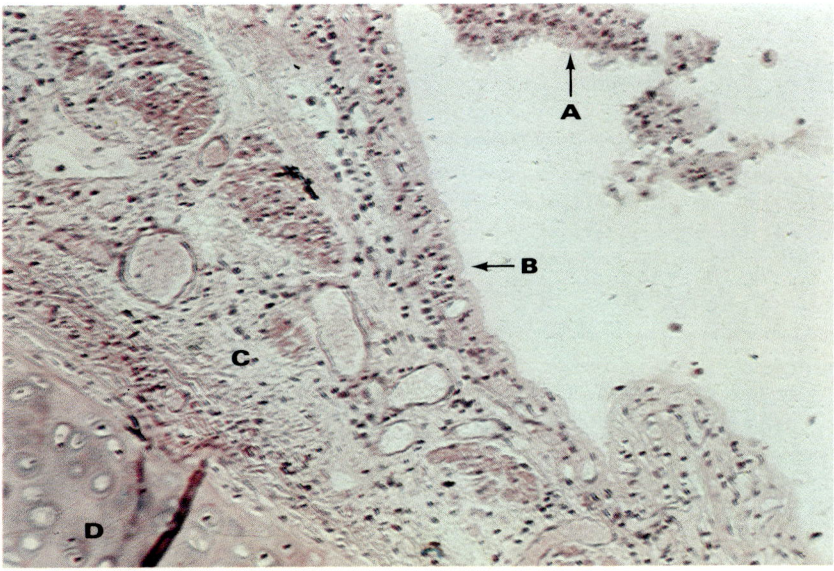

323

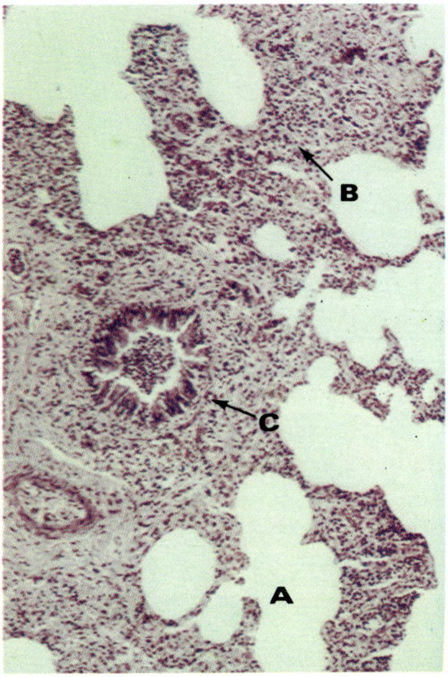

324

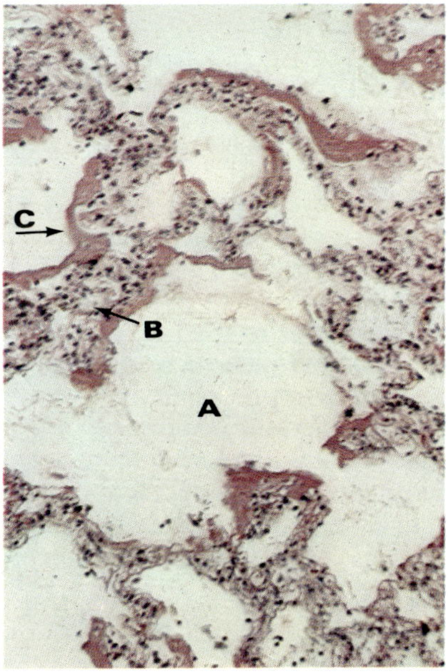

Paperas

La parotiditis epidémica (paperas) es una infección vírica generalizada que muestra predilección por las glándulas salivales, pero que también afecta otros muchos órganos; a veces, su manifestación inicial puede ser una inflamación de los testículos, del páncreas o del sistema nervioso central. Los ataques subclínicos son muy frecuentes y producen alrededor del 30% de todos los casos.

Las paperas son sólo moderadamente infecciosas y el hombre es su único reservorio. El virus difunde por la saliva infectada y accede al organismo por las vías respiratorias. Aunque también se ha demostrado su presencia en la orina, no hay pruebas de que ésta contribuya a la diseminación del proceso.

Myxovirus parotidis posee hemaglutinina y hemolisina. No se han encontrado formas filamentosas. Se trata de una entidad antigénica distinta de otros mixovirus. Tiene dos antígenos fijadores del complemento, V (antígeno vírico) y S (antígeno soluble). Tras la infección activa, el V se desarrolla de forma lenta, pero persiste, mientras que el S aparece durante la primera semana de la enfermedad, alcanza su máximo valor y luego desciende.

Virología

325 Cultivo normal de células de riñón de mono.

326 Virus de las paperas en células de riñón de mono. El virus de las paperas crece de forma un tanto más lenta en el embrión de pollo que el virus de la influenza. No ejerce efecto citopatógeno, pero puede identificarse en el líquido amniótico por aglutinación de los hematíes de ave.

Su aislamiento se consigue sobre todo en cultivos de células HeLa, de amnios humano y de riñón de mono, en el que produce efecto citopatógeno, con formación de células gigantes e inclusiones intracitoplásmicas. La presencia del virus puede demostrarse mediante hemadsorción con hematíes de pollo, cobaya, cordero o humanos. El líquido sobrenadante aglutina los hematíes de ave y los del hombre.

El diagnóstico de la enfermedad se confirma preferentemente mediante pruebas de fijación del complemento en sueros emparejados.

325

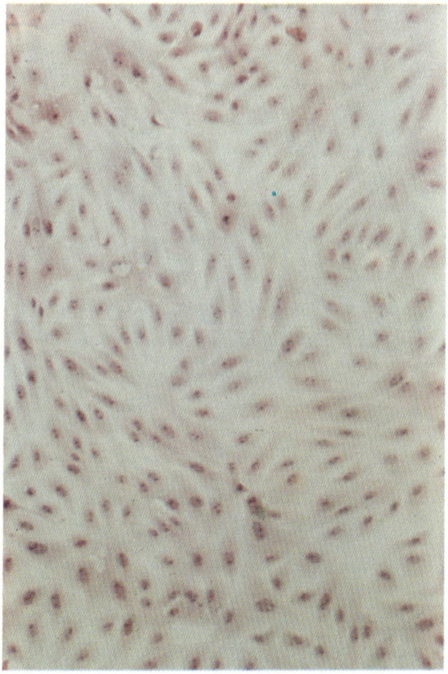

326

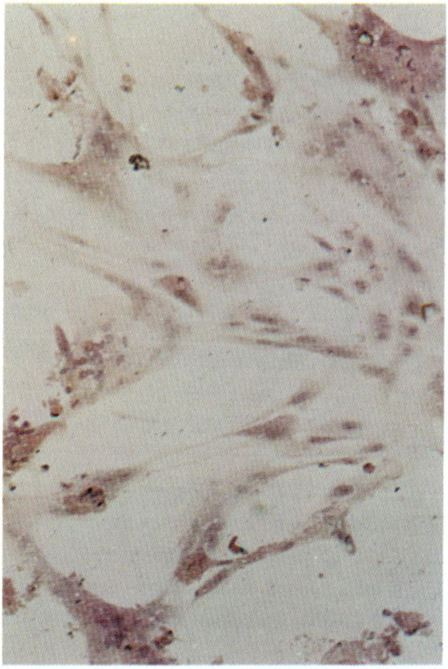

Características clínicas

327 Parotiditis en un niño. Las paperas son una infección generalizada con una amplia gama de manifestaciones clínicas. La parotiditis es frecuente y puede ir acompañada de inflamación de otras estructuras. En el 70% de los pacientes se afectan ambas glándulas parótidas.

La enfermedad comienza con fiebre y malestar general, seguidos rápidamente por trismus y dolor detrás del ángulo de la mandíbula. Al cabo de 24 horas, la glándula parótida comienza a aumentar de tamaño, el espacio situado detrás del ángulo de la mandíbula se llena y la tumefacción se extiende por la rama vertical. A veces, esta tumefacción se confunde con adenopatías, pero los ganglios inflamados suelen ser más bajos en relación con la parótida y el borde posterior de la rama vertical de la mandíbula está bien definido.

328 Papila parotídea en las paperas. Un signo precoz muy útil es el enrojecimiento de la papila parotídea. El líquido que mana del conducto parotídeo siempre es transparente.

329 Papila parotídea en la parotiditis supurada. En la parotiditis supurada, es posible observar o provocar por compresión la salida de gotas de pus. Esta forma de parotiditis es frecuente en los sujetos debilitados, aunque a veces se encuentra en personas previamente sanas.

327

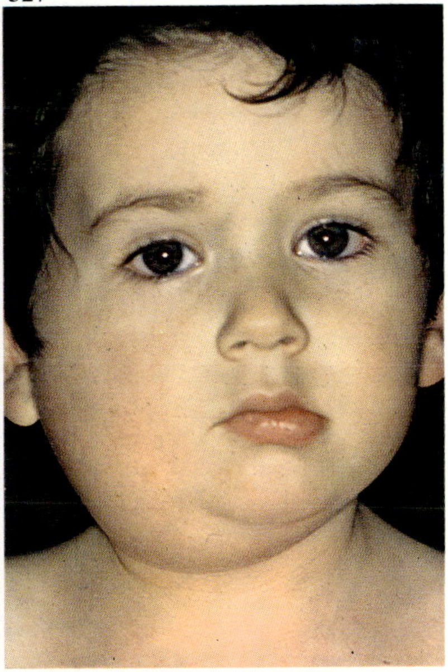

328

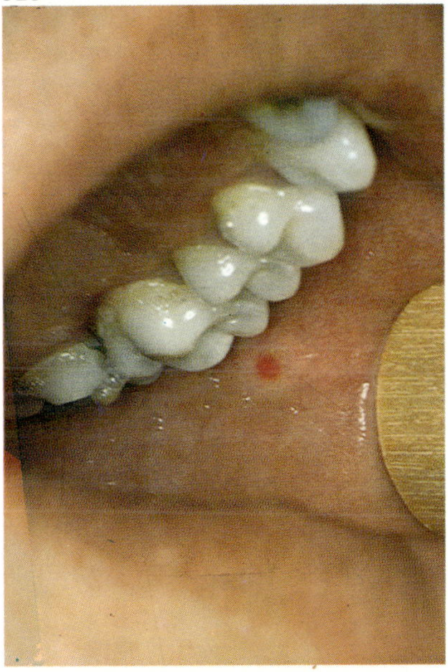

329

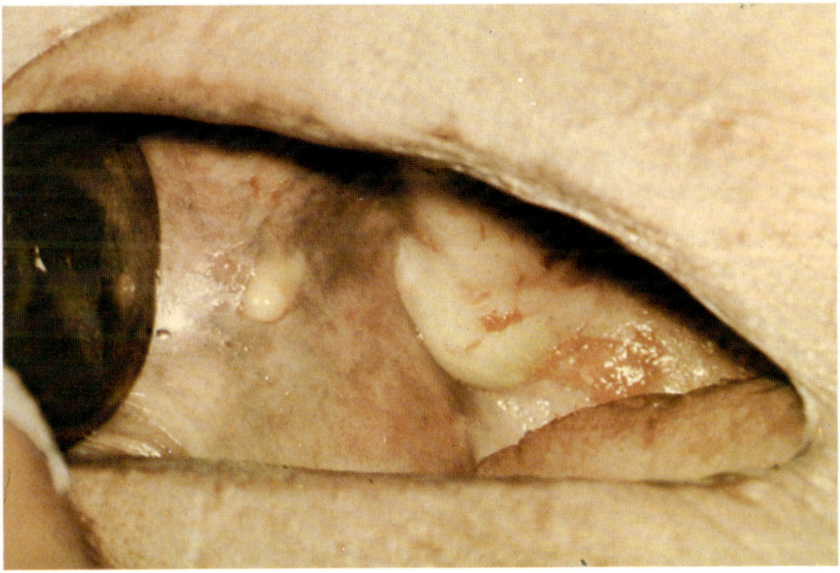

330 Parotiditis en un adulto. Aunque sólo el 60% de los adultos recuerdan haber sufrido un episodio de parotiditis, las pruebas serológicas demuestran que la verdadera incidencia es mucho mayor. La enfermedad tiende a ser más grave en este grupo de edad y la tumefacción es más dolorosa. La parotiditis de los ancianos suele deberse a la invasión ascendente de las bacterias a lo largo del conducto parotídeo.

331 Parotiditis aguda: edema de los tejidos. La tumefacción de la parótida puede ir acompañada de edema de los tejidos vecinos, que se extiende hacia el suelo de la boca y, en sentido descendente, hacia el cuello, hasta la inserción de la fascia cervical profunda en el esternón. Este edema gelatinoso es especialmente frecuente en las personas de raza negra y su percusión produce un temblor de flan en los tejidos afectados.

332 Aspecto durante la recuperación. Ha desaparecido el edema y se recupera el aspecto normal.

330

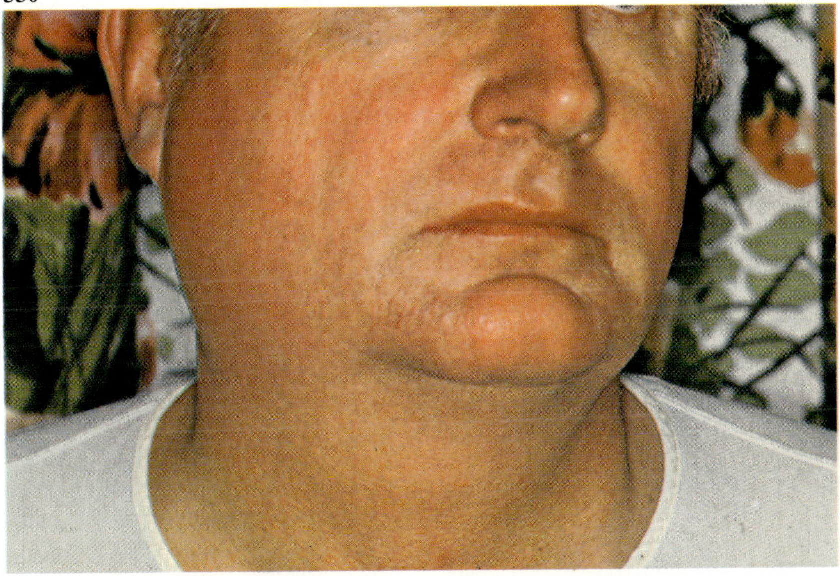

331

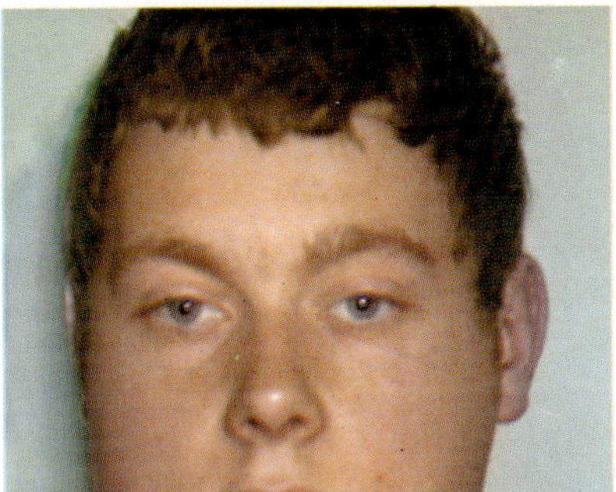

332

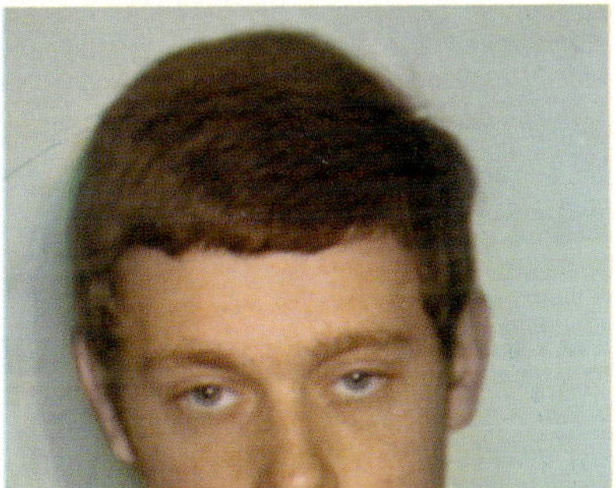

333 Paperas submaxilares. Las glándulas submaxilares se afectan en el 10% de las personas con paperas. El diagnóstico es fácil cuando las parótidas también están tumefactas, pero en caso contrario puede ser extraordinariamente difícil. El recuento leucocitario, el valor de la amilasa en suero o las pruebas de fijación del complemento permiten diferenciar la linfadenitis submaxilar de la inflamación de la glándula.

334 Orquitis. La orquitis de las paperas es rara antes de la pubertad y suele asociarse con parotiditis, aunque puede ser la única manifestación del proceso. Su incidencia es muy variable en las distintas epidemias, pero suele encontrarse en el 20 al 25% de los varones adolescentes y adultos que padecen la enfermedad. Es unilateral en el 80% de los casos. La tumefacción del escroto puede agravarse por asociación de un hidrocele o de un edema escrotal.

335 Cambios electrocardiográficos en las paperas. Durante la fase aguda de la enfermedad, se encuentran alteraciones electrocardiográficas en el 5 al 15% de los pacientes. Las anomalías más comunes son aplanamiento o inversión de la onda T y depresión del segmento ST. Todas ellas recuperan la normalidad durante la convalecencia. Los signos clínicos de miocarditis son raros, pero a veces se encuentran los de pericarditis. Otras muchas infecciones producen cambios electrocardiográficos similares.

Los registros de la ilustración (V_4) proceden de un niño de 10 años con paperas que no presentaba signos clínicos de afectación cardíaca. El primer ECG se registró durante la fase aguda, el segundo al cabo de dos semanas y el tercero diez semanas después. La lesión miocárdica muestra una mejoría progresiva.

333

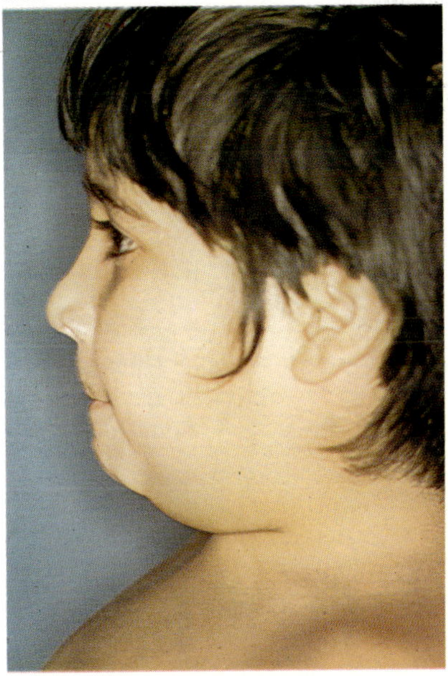

334

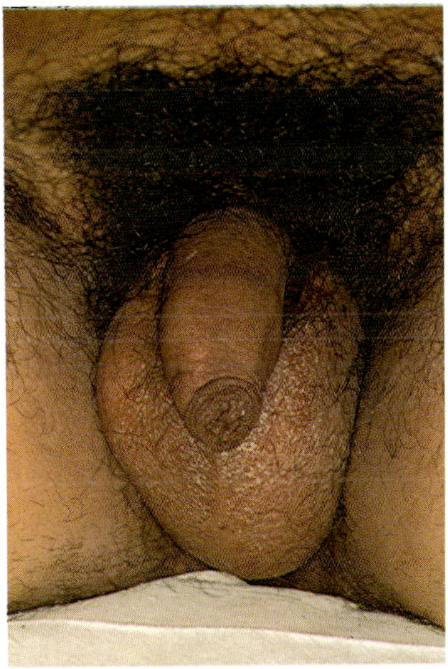

335

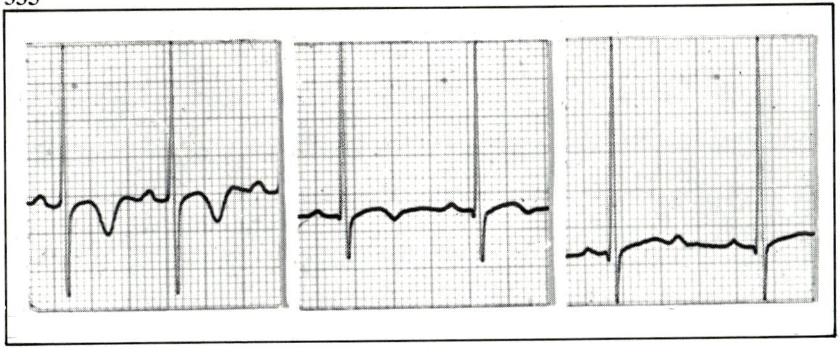

Sarampión

El sarampión es una enfermedad muy contagiosa producida por un virus íntimamente relacionado con los mixovirus más grandes. Los pacientes son contagiosos durante la fase aguda de la enfermedad y el virus se transmite a través del aire. No hay portadores, por lo que la diseminación se produce sólo a partir de las personas enfermas, por contacto directo. Clínicamente, se manifiesta por un estadio prodrómico catarral que va seguido de una florida erupción maculopapulosa. La lesión de la mucosa respiratoria favorece la invasión bacteriana secundaria del oído medio y los pulmones. Las alteraciones cerebrales son frecuentes y pueden adoptar distintas formas. La inmunidad que deja es permanente.

Virología

336 Microfotografía electrónica del virus del sarampión. El virus del sarampión pertenece al género *Morbillivirus,* que comprende los virus que causan el moquillo de los perros y el tifus contagioso bovino. Con el microscopio electrónico, se observa un virus de contorno aproximadamente circular que mide de 120 a 140 nm de diámetro. La capa externa contiene lípidos y proteínas; hay hemaglutinina, pero no neuraminidasa. Pueden verse también espículas que irradian desde la superficie. La nucleocápside contiene RNA y posee estructura helicoidal.

337 Células normales de riñón de mono.

338 Virus del sarampión en células de riñón de mono. Las células de riñón de primate son muy útiles para realizar cultivos primarios, pero después pueden obtenerse concentraciones más altas del virus, si se utilizan otros tejidos. Una vez aislado, es fácil adaptarlo a líneas celulares continuas de origen humano. También se ha logrado su proliferación en amnios de pollo.

La naturaleza del efecto citopático producido varía con las distintas cepas del virus, los tipos de células y la composición del medio. En cultivo primario, las células afectadas forman sincitios, pero después de los sucesivos pasos el cambio más destacado es la alteración de su forma, que pasa de poligonal a fusiforme. Las inclusiones intranucleares son constantes. Compárese la imagen con las células normales de riñón de mono de la ilustración **337**.

336

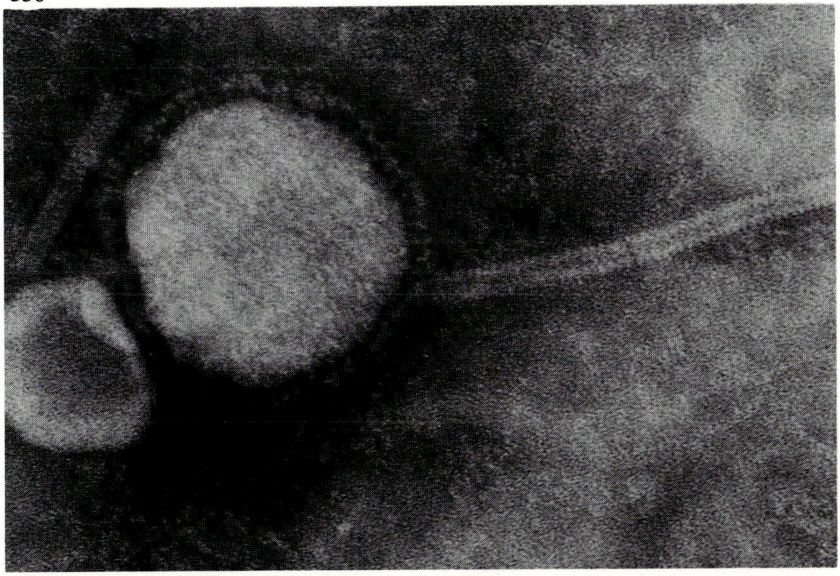

337

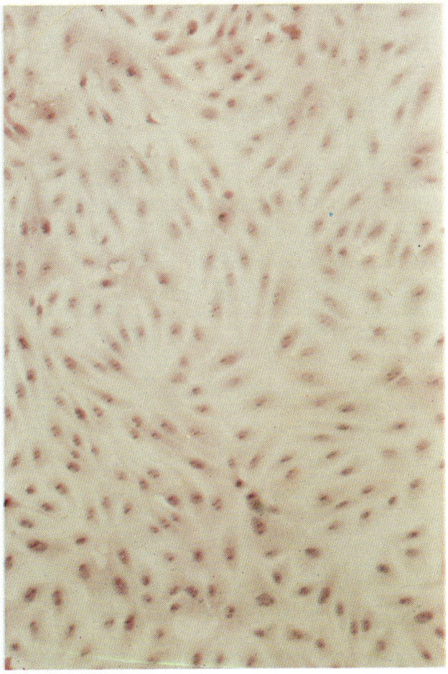

338

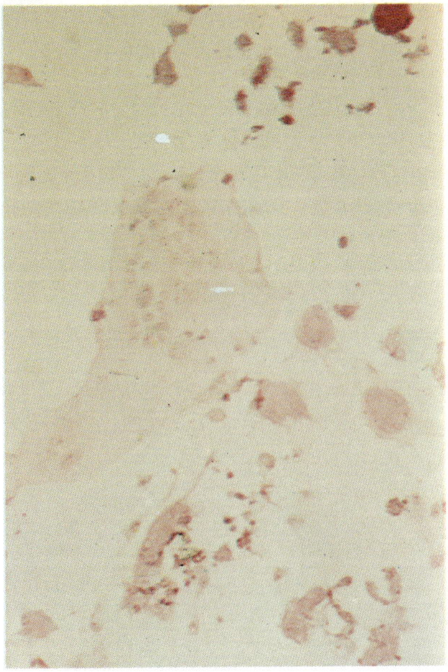

339 Histología del pulmón en el sarampión (H y E). Durante la fase aguda, el virus puede producir una neumonía intersticial con grave insuficiencia respiratoria. La infección bacteriana secundaria suele ser de aparición más tardía, cuando la erupción está cediendo y da lugar a bronconeumonía parcheada.

En el corte de pulmón que se muestra en la ilustración, puede verse que el patrón alveolar no se ha alterado, pero los espacios aéreos están ocupados por células mononucleadas. Hay muy poca fibrina. Algunos alvéolos, sin embargo, están revestidos por membranas hialinas, lo que puede afectar gravemente el intercambio gaseoso. Obsérvense las grandes células multinucleadas. (A = espacio aéreo con células mononucleadas, B = material hialino, C = célula gigante multinucleada.)

340 Neumonía sarampionosa (histología del pulmón, tinción roja y amarilla). En el centro de la imagen se observa una gran célula gigante multinucleada. Los ácidos nucleicos víricos se han teñido de color rosa pálido.

En los pacientes con leucemia, mucoviscidosis y enfermedad de Letterer-Siwe, en los que existen alteraciones de la inmunidad celular, la infección por el virus del sarampión puede no producir la enfermedad clásica, sino una neumonía de células gigantes, de curso prolongado y evolución habitualmente fatal. (A = célula gigante, B = ácido nucleico vírico.)

341 Histología del apéndice (H y E). En el estadio prodrómico catarral del sarampión, los niños pequeños presentan a menudo vómitos y diarrea. Durante este estadio, el apéndice y el colon están infiltrados por células mononucleadas y contienen células gigantes. La congestión apendicular puede ser tan intensa que aparezcan síntomas de apendicitis. Al desarrollarse la erupción, las células gigantes desaparecen. (A = mucosa, B = folículo linfoide, C = célula gigante.)

339

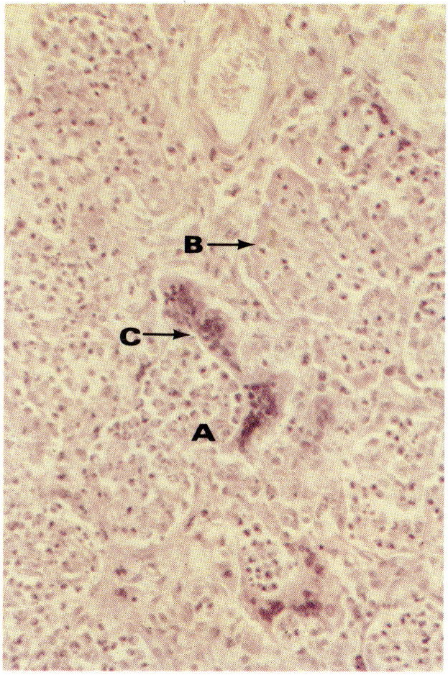

340

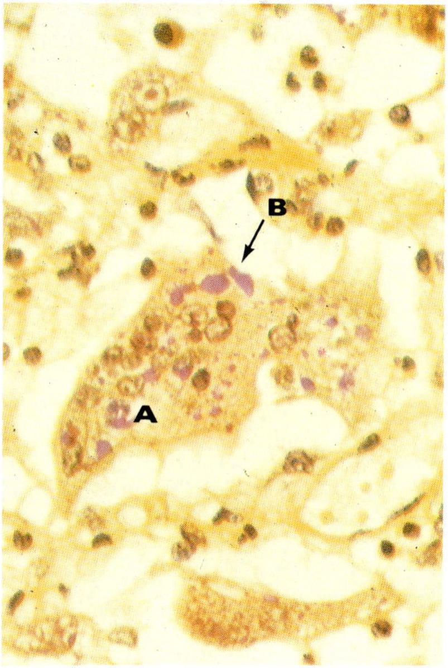

341

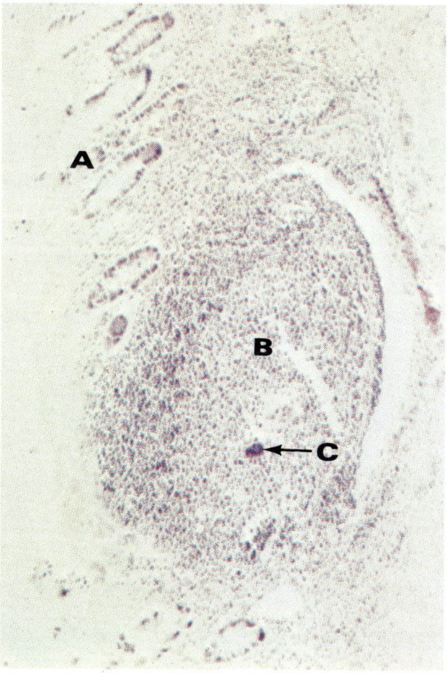

342 Aspecto del cerebro en la encefalitis. La encefalitis postinfecciosa suele desarrollarse a los tres o cuatro días de la aparición de la erupción. Su incidencia aproximada es de 1 por cada 1.000 casos. El cerebro está congestivo y la lesión fundamental es una desmielinización acompañada de proliferación de la microglía.

Obsérvense la gran inflamación meníngea, la intensa congestión de la corteza y la dilatación de los vasos sanguíneos en la sustancia blanca.

Características clínicas

343 Manchas de Koplik. Las manchas de Koplik son patognomónicas del sarampión. Aparecen en las membranas mucosas durante la fase prodrómica y son fáciles de identificar en la mucosa de las mejillas frente a los molares, donde aparecen como gruesos granos de sal sobre la superficie de una membrana inflamada. Histológicamente, están formadas por pequeñas placas necróticas de la capa basal de la mucosa, con exudado seroso e infiltrado por células mononucleadas.

342

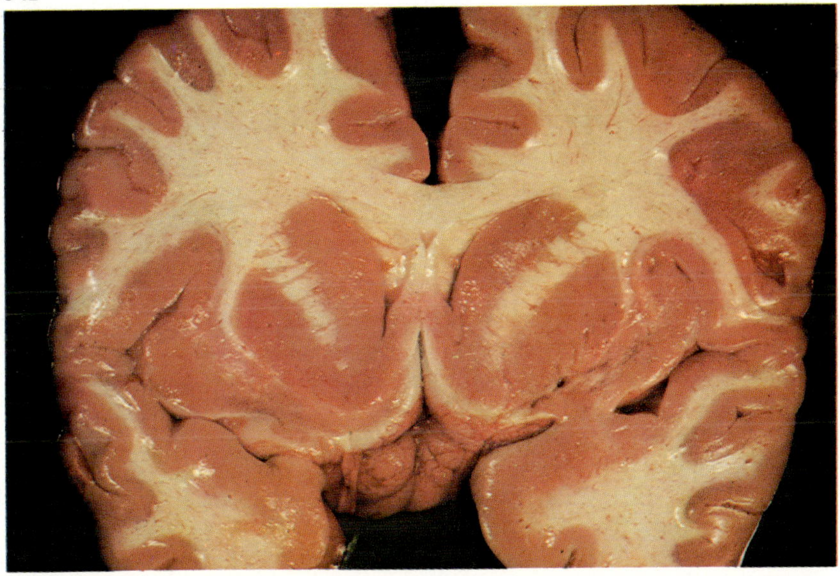

343

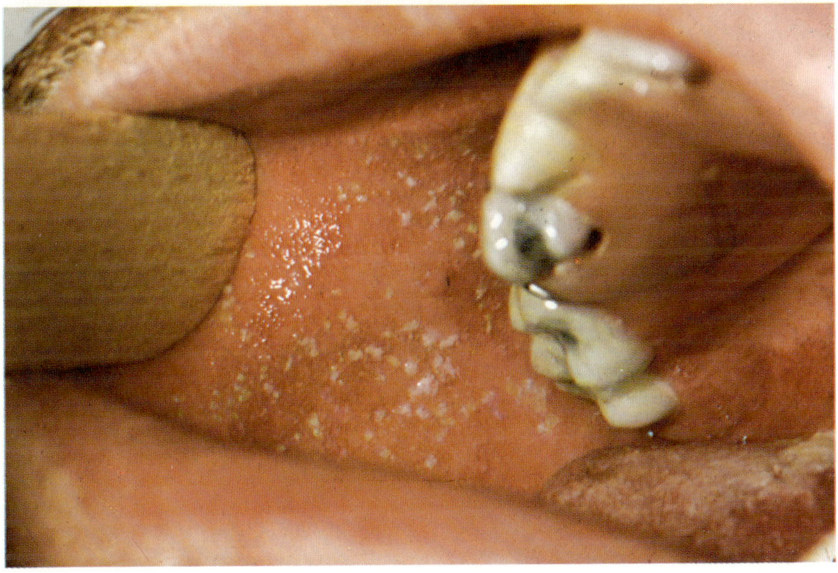

344 Manchas de Koplik y exantema. Las manchas de Koplik se desarrollan casi siempre durante la fase catarral precoz del sarampión y desaparecen al surgir el exantema, por lo que ya no pueden verse al segundo o tercer día del estadio exantemático.

La niña de la ilustración muestra en la cara una erupción bien desarrollada; todavía pueden verse manchas de Koplik en la mucosa oral.

345 Aspecto de la cara en el sarampión. La cara tiene un aspecto inconfundible, con enrojecimiento conjuntival, congestión de la cavidad oral y una erupción de color rojo oscuro de la piel.

346 Erupción del sarampión durante el primer día. A veces aparece durante el período prodrómico una erupción eritematosa transitoria que puede confundirse con la escarlatina, si bien la exploración de la boca permite descubrir casi siempre las manchas de Koplik.

La verdadera erupción aparece por detrás de las orejas y, siguiendo la línea del pelo, afecta rápidamente la cara y se distribuye progresivamente de arriba abajo. El primer día, la erupción predomina en la cara, mientras que en el resto del cuerpo hay todavía pocas manchas.

344

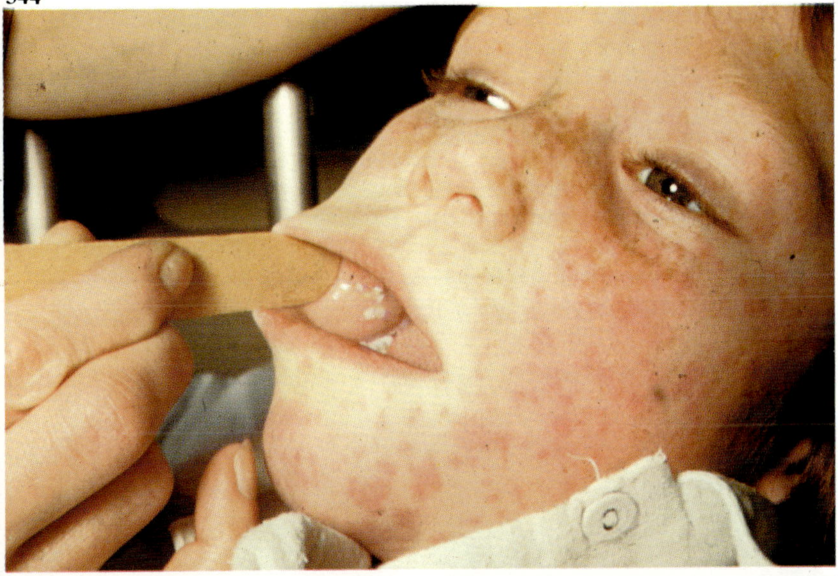

345

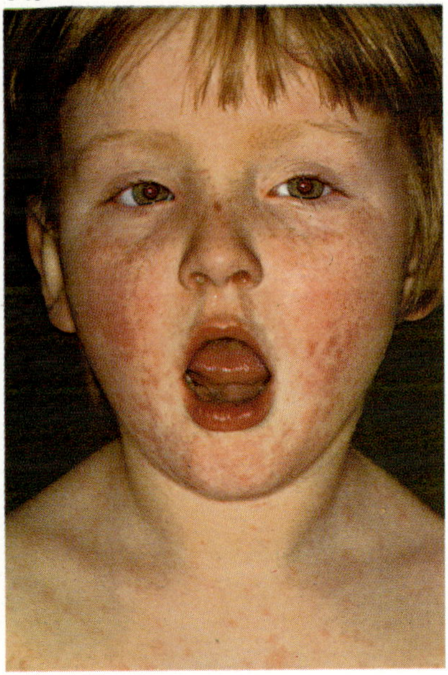

346

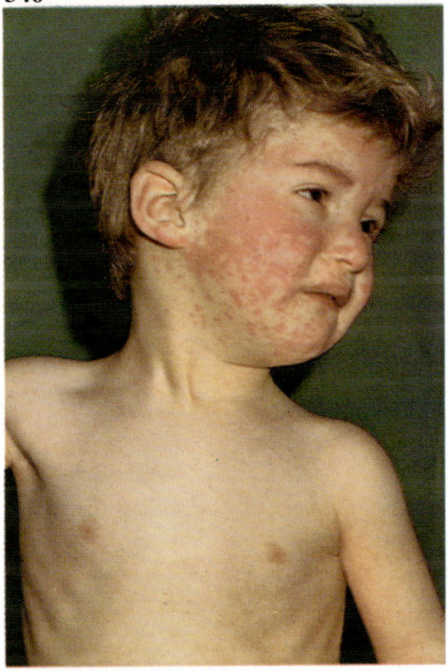

347 Imagen próxima de la erupción. La erupción está formada por grandes máculas o lesiones ligeramente elevadas, denominadas maculopápulas, que se funden para formar manchas irregulares.

348 Erupción durante el segundo día. Durante el segundo día de la erupción, aparecen grandes manchas en el tronco. La evolución descendente del exantema permite diferenciarlo de las erupciones medicamentosas de aspecto similar, que rara vez presentan esta evolución.

349 Erupción durante el tercer día. Al tercer día, la erupción puede haberse hecho confluente en la mayor parte del cuerpo, aunque quedan algunas manchas discretas, sobre todo en los miembros.

347

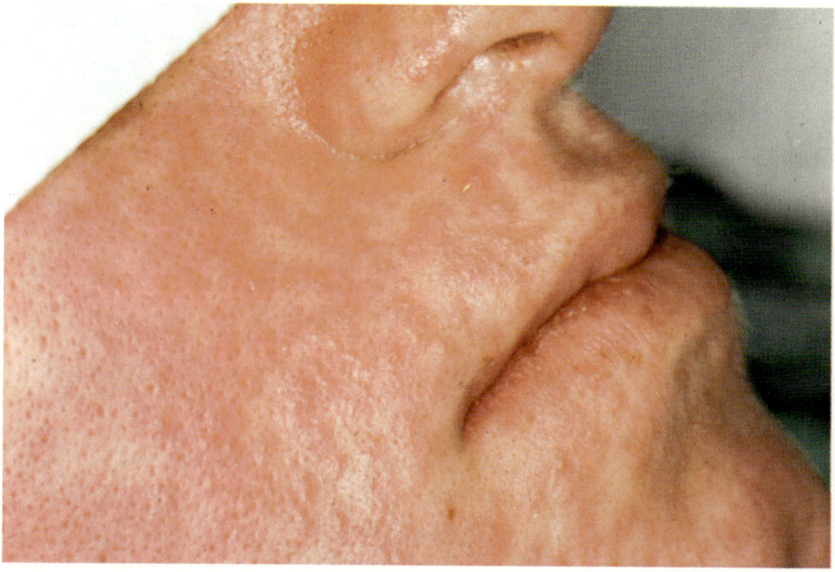

348

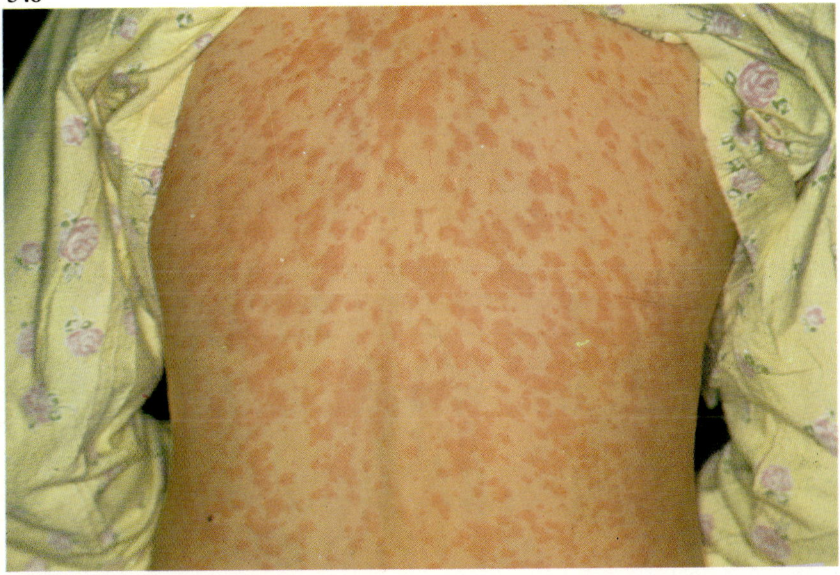

349

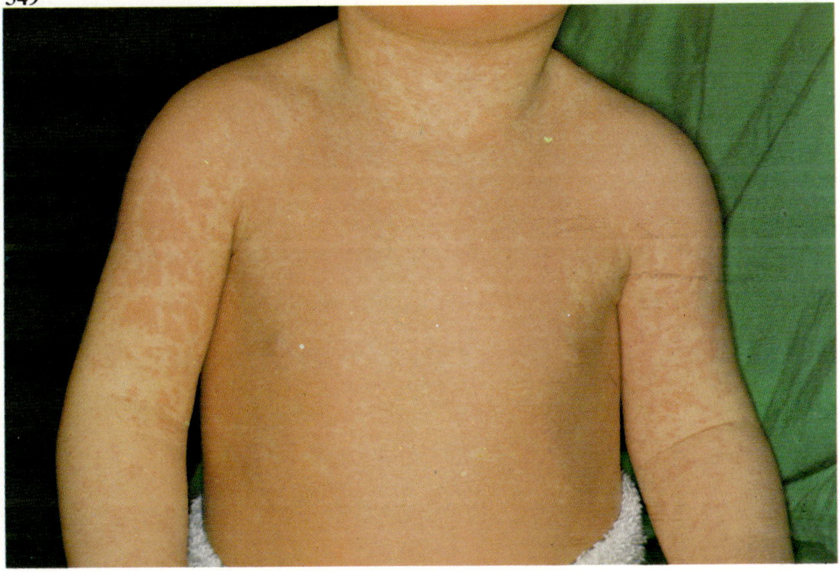

350 Sarampión en un niño de raza negra. El sarampión puede ser difícil de diagnosticar en los pacientes de piel oscura. En estos casos, el cuadro catarral sigue siendo muy llamativo y pueden encontrarse manchas de Koplik durante la fase prodrómica.

351 Erupción en un niño de raza negra. El elemento eritematoso de la erupción es mucho menos marcado en la piel oscura. El componente papuloso puede ponerse de manifiesto iluminando la piel con una luz oblicua.

352 Sarampión grave. Cuando el ataque es grave, la erupción se hace confluente en grandes áreas del cuerpo y puede aparecer también una fina descamación. Obsérvense las excoriaciones en torno a los ojos.

350

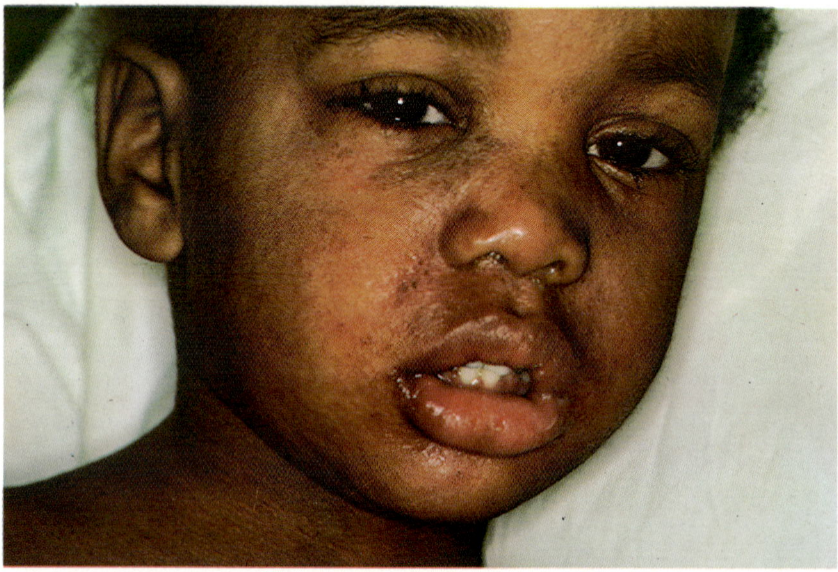

351

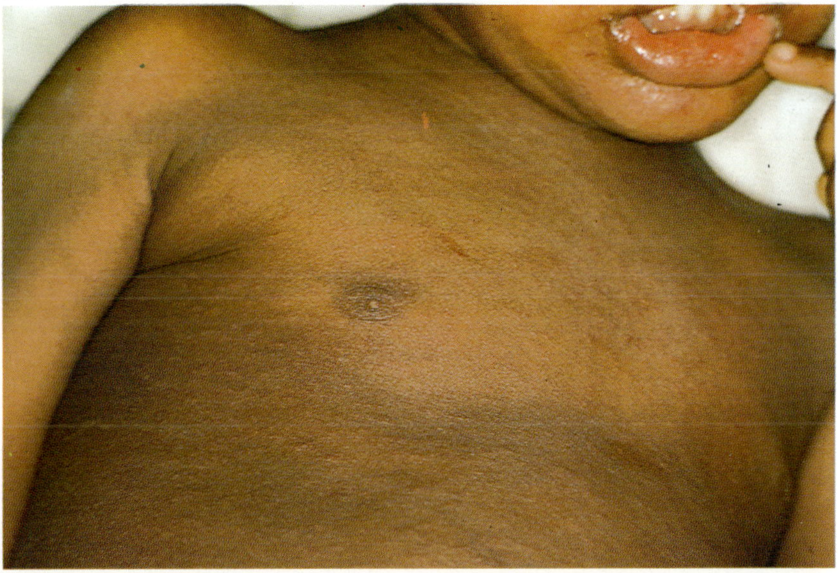

352

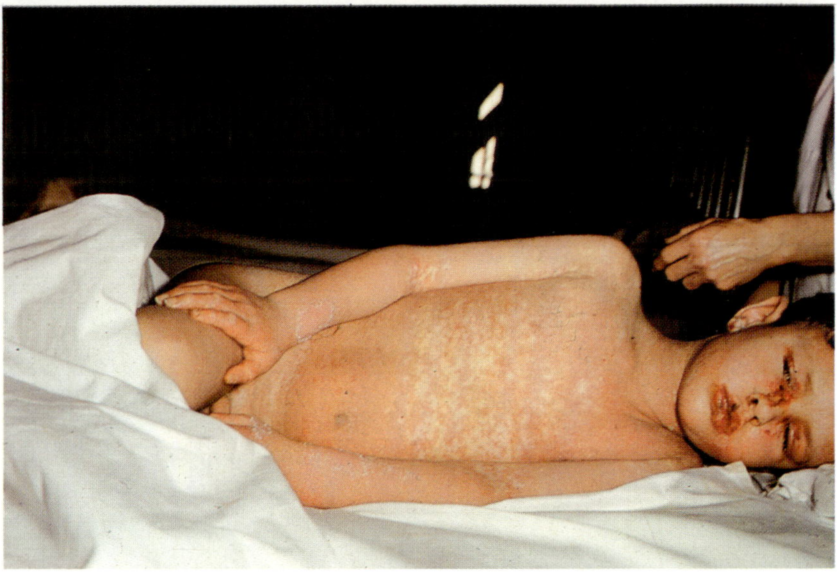

353 **Pigmentación.** La erupción desaparece en el mismo orden en el que aparece, dejando una pigmentación parduzca que puede ser generalizada, pero que suele mostrar una distribución irregular. Al contrario que la erupción maculopapulosa inicial, esta pigmentación no desaparece con la presión. Persiste durante una semana o diez días y después se desvanece.

354 **Erupción del estadio secundario de la sífilis.** En la sífilis secundaria, la combinación de fiebre, adenopatías y una intensa erupción maculopapulosa puede inducir al incauto a diagnosticar un sarampión. La historia y una meticulosa exploración física indicarán, por lo general, el diagnóstico correcto, pero en los casos dudosos resulta útil comprobar la posibilidad de una sífilis mediante las adecuadas pruebas serológicas. La erupción maculosa precoz de la septicemia meningocócica puede también confundirse con un sarampión (**71**).

355 **Eritema multiforme.** El eritema multiforme puede confundirse con un sarampión, sobre todo si va acompañado de conjuntivitis y estomatitis. Esta erupción es pleomorfa y las lesiones muestran un centro pálido y un tinte azulado; también es mucho más prolongada que la del sarampión.

353

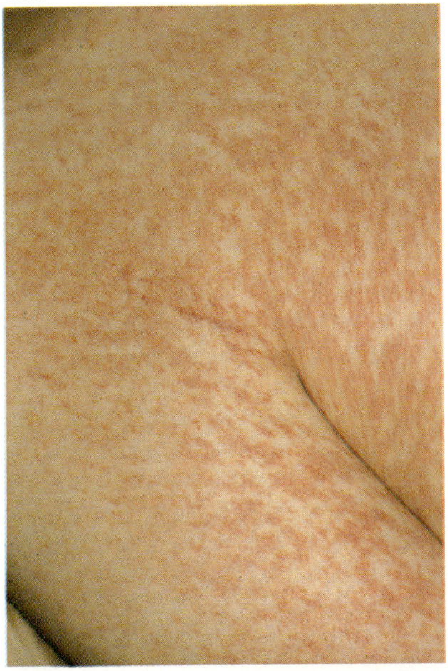

354

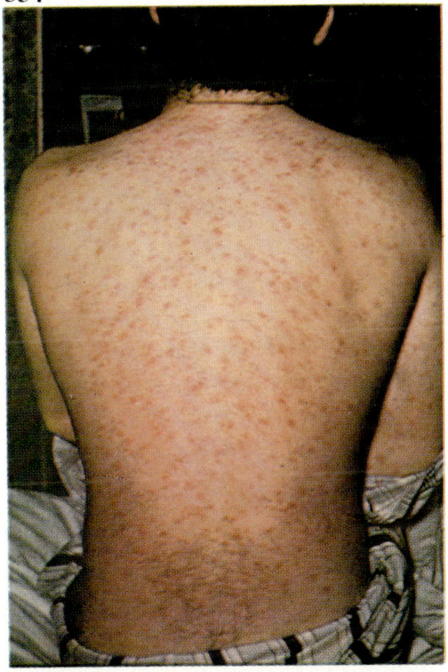

355

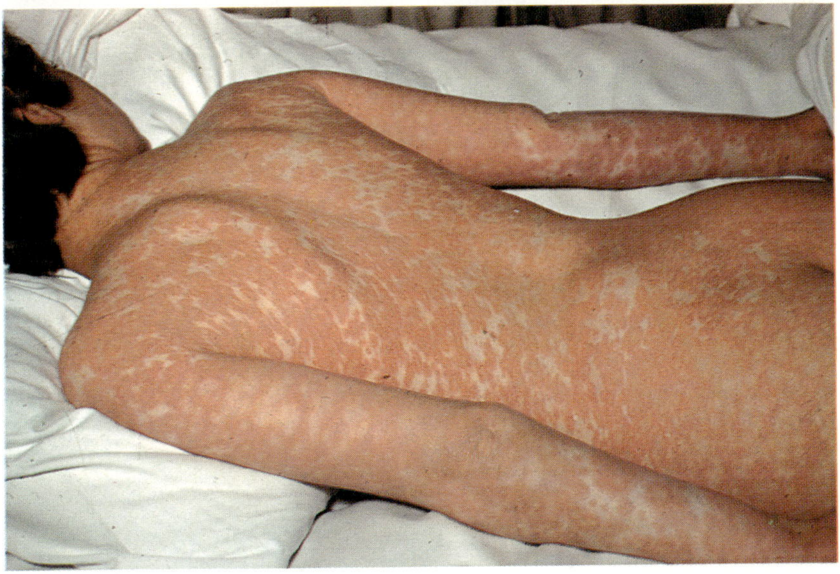

Complicaciones

356 Cancrum oris. Los niños que padecen deficiencias proteicas secundarias a malnutrición son sumamente vulnerables al sarampión y presentan un elevado índice de mortalidad por gastroenteritis y neumonía. En estos niños, la enfermedad se complica a veces con una ulceración necrótica de la piel.

357 Neumonía bacteriana secundaria. Radiografía de tórax. Los síntomas respiratorios que aparecen durante las fases prodrómica y eruptiva precoz del sarampión se deben directamente al virus, que es el responsable de la inflamación catarral de la totalidad del árbol respiratorio. En los niños pequeños, la laringitis puede producir síntomas alarmantes de obstrucción, aunque rara vez es necesaria la intervención quirúrgica. La bronquitis aguda forma parte integrante del sarampión y la exploración con rayos X durante el período eruptivo revela signos de neumonitis vírica.

Al desaparecer la erupción, desciende la temperatura y el cuadro respiratorio cede. Sin embargo, las lesiones de la mucosa respiratoria pueden abrir el camino a la invasión bacteriana secundaria del pulmón y la esperada lisis no se produce. Los síntomas respiratorios aumentan de intensidad y la radiografía de tórax revela opacidades parcheadas de bronconeumonía. El recuento leucocitario puede pasar de leucopenia a leucocitosis con neutrofilia.

356

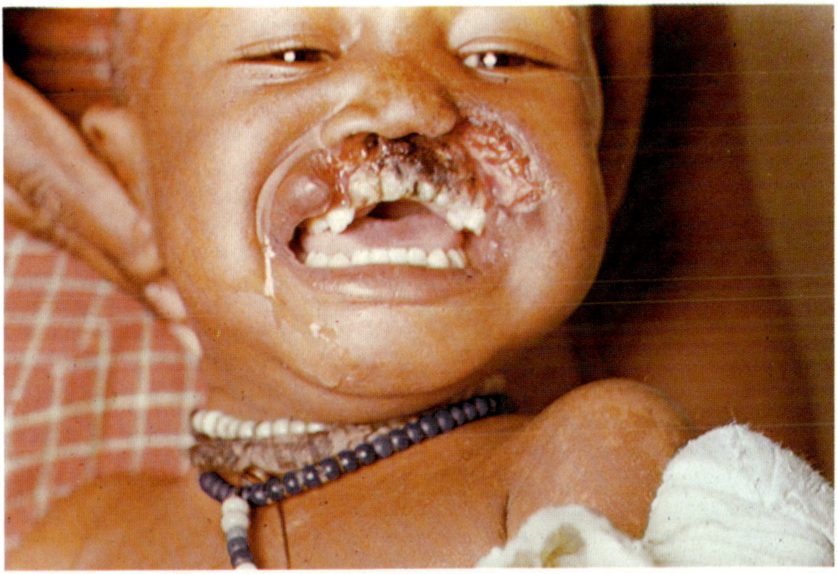

357

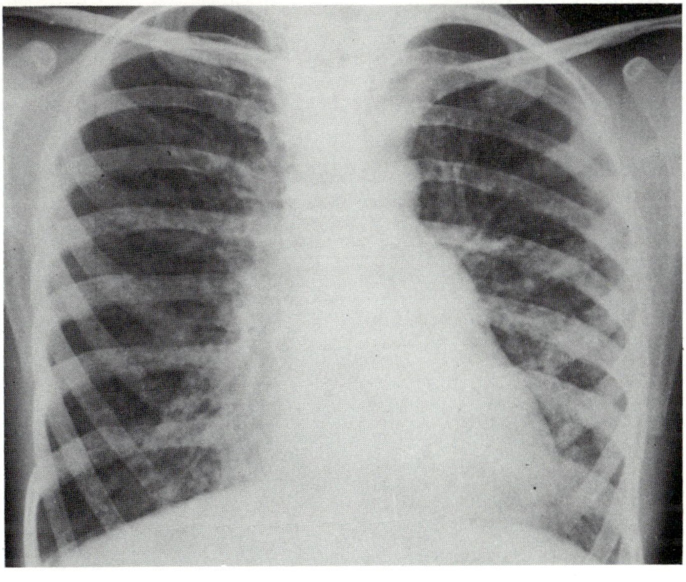

358 Encefalitis: electroencefalograma. En el sarampión, son constantes la somnolencia y la irritabilidad, y las convulsiones son frecuentes en los niños más pequeños. En los electroencefalogramas recogidos durante la fase aguda de la enfermedad, se observan anomalías transitorias, con exceso de patrones de ondas lentas, que pronto vuelven a la normalidad durante la convalecencia. La incidencia de estas anomalías es mayor en los niños que han sufrido convulsiones febriles, pero no muestra relación con la intensidad de la fiebre. En la encefalitis que sigue al sarampión, pueden apreciarse cambios del ECG que a veces persisten tras la recuperación clínica.

Los trazados que aquí se presentan fueron tomados de un niño de cinco años con encefalitis leve, somnolencia y rigidez de nuca, que aparecieron tres días después de una erupción sarampionosa. Los síntomas se prolongaron ocho días y después remitieron por completo. El EEG volvió a la normalidad al cabo de dos semanas.

359 Encefalitis postsarampionosa. La encefalitis postinfecciosa muestra un cuadro clínico muy variable, desde la somnolencia al coma profundo, seguido de la muerte o de una grave discapacidad. El niño de la ilustración sufre cuadriplejía con parálisis en extensión secundaria a una encefalitis de este tipo. La lesión básica es una desmielinización acompañada de proliferación microglial, debida posiblemente a la agresión causada por la reacción inmunológica.

La panencefalitis esclerosante subaguda es una rara enfermedad que aparece varios años después de un ataque de sarampión. El virus permanece en el encéfalo tras el episodio original, causando graves lesiones con proliferación de la microglía, pero con mínima desmielinización. La enfermedad evoluciona lenta e inexorablemente hacia la muerte en el plazo de unos dos años.

358

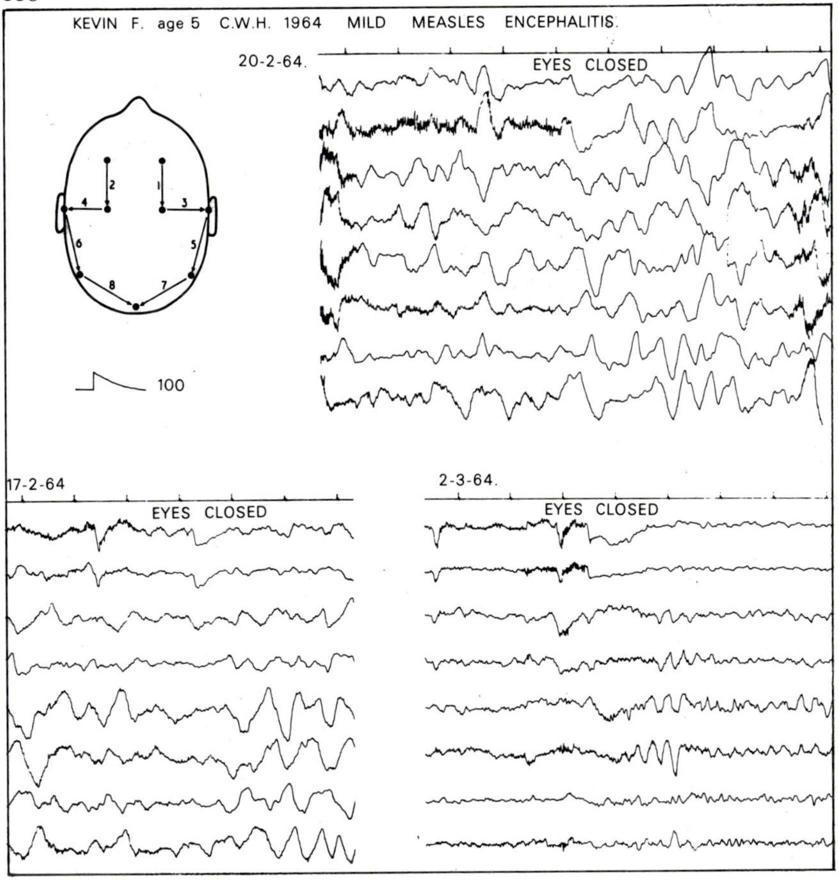

KEVIN F. age 5 C.W.H. 1964 MILD MEASLES ENCEPHALITIS.
20-2-64.
EYES CLOSED
1
2
3
4
5
6
7
8
100
17-2-64
EYES CLOSED
2-3-64.
EYES CLOSED

359

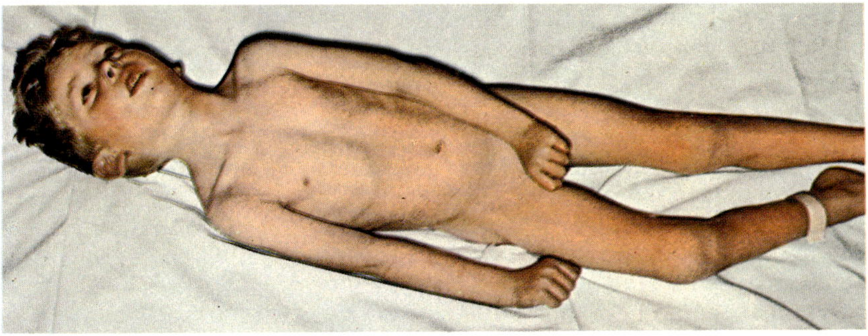

Rubeola

La rubeola es una enfermedad vírica de distribución universal. Las epidemias se producen a intervalos irregulares de seis a nueve años y el patrón de la enfermedad tiende a variar con las distintas epidemias, lo que sugiere la existencia de varias cepas del virus. En casi todos los países, más del 80% de la población presenta anticuerpos contra la rubeola a comienzos de la edad adulta.

La rubeola posnatal suele ser una enfermedad banal que se presenta con o sin erupción. El diagnóstico clínico es muy difícil, a menudo imposible, porque otras muchas enfermedades víricas presentan un cuadro similar. Para un diagnóstico de certeza, deben demostrarse anticuerpos IgM específicos o efectuar pruebas serológicas. El virus coloniza la garganta por lo menos una semana antes del comienzo de la erupción y después del mismo, y el contagio suele deberse a las gotitas de saliva.

La infección activa durante el embarazo pruduce la rubeola congénita. Sus consecuencias son múltiples, e imprevisibles, y van desde la muerte del feto al nacimiento de un niño infectado, pero normal por lo demás. El riesgo fetal es particularmente elevado durante el primer trimestre, y para establecer cuál ha sido el lugar en que se ha producido la máxima lesión es imprescindible conocer el momento exacto de la infección. El virus puede encontrarse en las vías respiratorias y en la orina muchas semanas después del nacimiento.

Virología

360 Células normales de riñón de conejo (RK13).

361 Virus de la rubeola en células RK13. El virus de la rubeola es redondo u ovalado y mide de 120 a 180 nm de diámetro. Contiene RNA y su infectividad desaparece rápidamente tras el tratamiento con éter o cloroformo y valores de pH extremos.

Este virus crece en cultivos primarios y continuos de muchas células de mamífero y produce infecciones subclínicas en varias especies de animales de laboratorio. Para su cultivo, se utilizan a menudo las células de riñón de mono vervet, en las que no produce efecto citopático, por lo que la actividad vírica se identifica gracias a su interferencia con el crecimiento de una dosis de profocación de un enterovirus o mediante técnicas de inmunofluorescencia indirecta o de inmunoperoxidasa.

En una línea de células de riñón de conejo (RK13), el virus produce constantes efectos citopáticos, con cambios focales e inclusiones intracitoplásmicas. Las células destruidas por el virus se agrupan en islotes en la lámina uniforme de células del cultivo, en la que forman microfocos característicos.

360

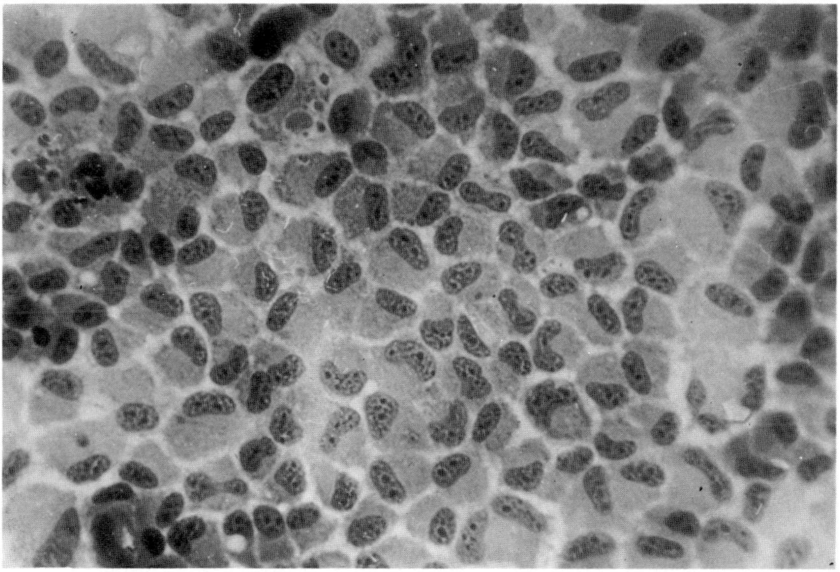

361

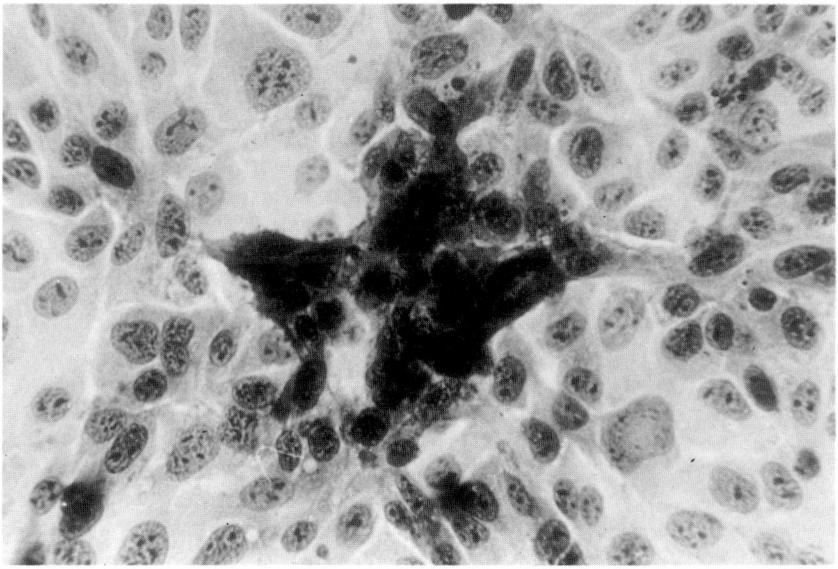

Rubeola posnatal

362 La faringe en la rubeola posnatal. La rubeola adquirida después del nacimiento suele ser una enfermedad banal que se manifiesta con o sin erupción. Existe dolor y ligera inflamación de la garganta, pero rara vez aparece exudado. No hay coriza en absoluto y la cavidad oral está limpia y nunca muestra manchas de Koplik.

La rubeola de los niños pequeños aparece a veces sin erupción y es indistinguible de las otras muchas infecciones víricas a las que son propensos estos niños. Se mantiene así un importante reservorio de infección para las mujeres gestantes.

363 Conjuntivitis de la rubeola. La inyección conjuntival de la rubeola no es tan prominente como la del sarampión y no existe secreción ocular. El grado de congestión de las conjuntivas y de la cavidad oral resulta útil para diferenciar esta enfermedad del sarampión y de la escarlatina. En la rubeola existe enrojecimiento ocular, pero no congestión oral; en el sarampión, hay inflamación de ambos, y en la escarlatina hay congestión oral, pero no se observan alteraciones oculares.

364 Erupción de la rubeola durante el primer día. Al principio, la erupción está formada por delicadas máculas rosadas, aunque a veces se encuentran elementos maculopapulosos o hemorrágicos. La gravedad de la erupción es muy variable y puede pasar inadvertida si las lesiones son escasas.

Otras muchas infecciones víricas pueden producir erupciones similares, especialmente las debidas a virus ECHO. El diagnóstico clínico de la enfermedad es muy poco fidedigno y no llegan a la mitad los casos de sospecha que quedan confirmados tras la investigación de los anticuerpos en sueros emparejados.

362

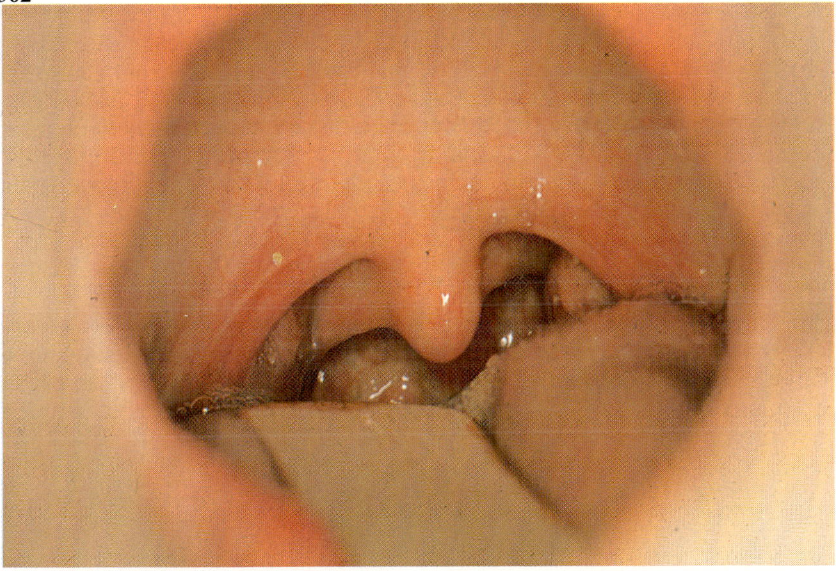

363

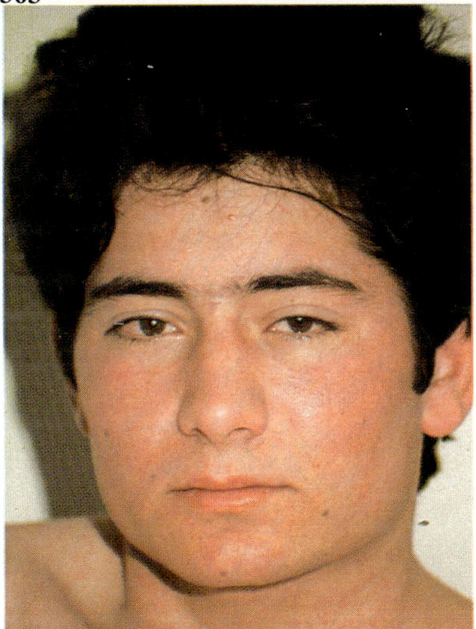

364

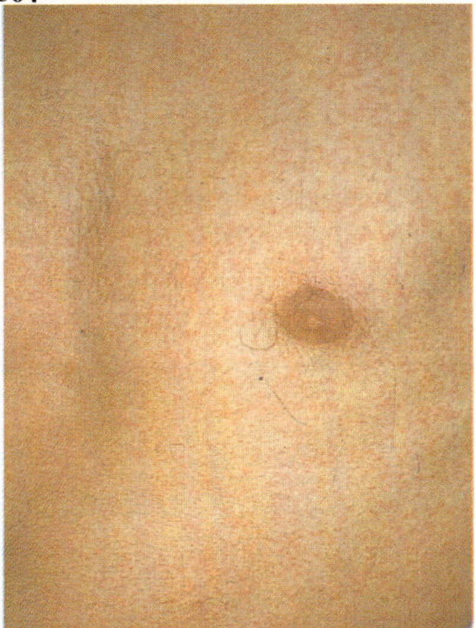

365 Comparación entre rubeola y sarampión. Aunque la erupción típica de la rubeola, con sus finas máculas rosadas, es fácil de diferenciar de la erupción parcheada, maculopapulosa y de color rojo oscuro del sarampión, la diferencia no siempre es tan nítida. Cuando la erupción rubeólica presenta groseros elementos maculopapulosos, puede inducir a confusión, pero el breve período prodrómico y la ausencia de catarro respiratorio apuntan hacia el diagnóstico correcto. En caso de duda, se debe intentar la comprobación de un aumento de cuatro veces del título de anticuerpos en muestras tomadas durante la fase aguda y la convalecencia, o demostrando los anticuerpos IgM típicos de la rubeola.

366 Erupción de la rubeola durante el segundo día. La evolución de la erupción puede detenerse en el estadio de mácula, pero es más frecuente que se produzca la coalescencia de las distintas lesiones del tronco para formar un exantema rosado, que se parece mucho a la erupción de la escarlatina, pero que carece de su carácter puntiforme.

365

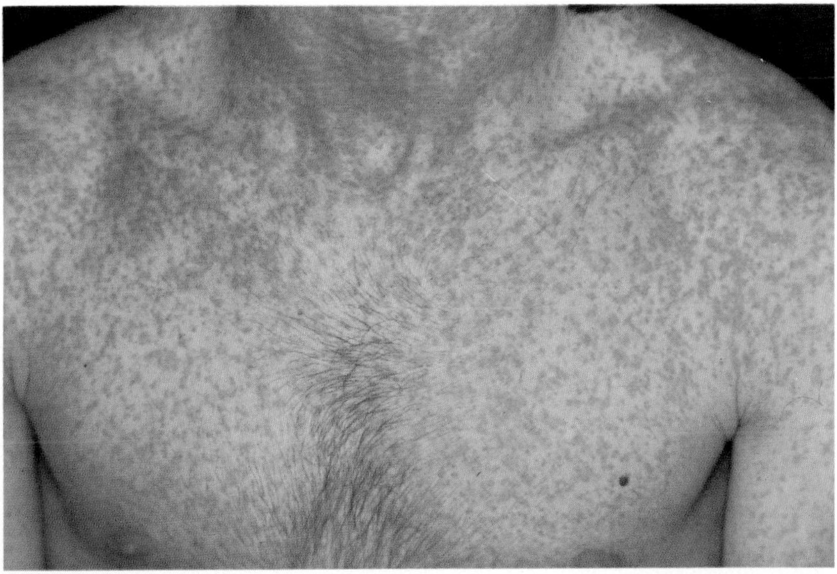

366

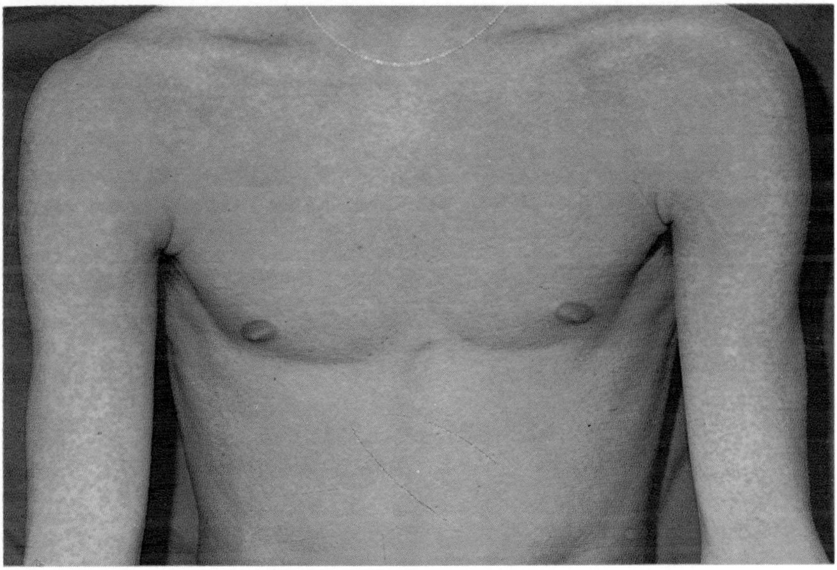

367 Erupción de los muslos: segundo día. Aunque la erupción del tronco se haga confluente, las máculas de las extremidades siguen siendo discretas y pueden aparecer nuevas lesiones en los pies. Esta erupción suele desaparecer al tercer día y no va seguida de pigmentación o descamación.

368 Púrpura en la rubeola. Durante la fase aguda de la enfermedad, o en la convalecencia tardía, una vez desaparecida la erupción puede desarrollarse una erupción purpúrica, formada por petequias y ocasionales equimosis. Este proceso suele resolverse espontáneamente.

Rubeola congénita

369 Rubeola congénita: erupción purpúrica. La erupción purpúrica es mucho más frecuente en la rubeola congénita que en la forma posnatal. Las hemorragias cutáneas se observan en el momento de nacer o aparecen durante las 48 horas siguientes. Su gravedad es muy variable y a veces va acompañada de hemorragias mucosas. El recuento plaquetario inicial suele ser bajo, pero en los niños que sobreviven recupera su valor normal al cabo de uno a cuatro meses.

La mayor incidencia de púrpura en los niños infectados se produce durante la cuarta a octava semanas de gestación. Su mortalidad está en torno al 30%.

370 Púrpura y hepatomegalia. La púrpura suele asociarse a otras graves alteraciones. Algunos niños sufren una intensa anemia con hiperplasia eritroide que puede persistir durante varios meses. Gran parte de ellos presentan también hepatomegalia, esplenomegalia, cardiopatías congénitas y defectos oculares. La infección es diseminada y se ha identificado la presencia del virus en casi todos los órganos.

367

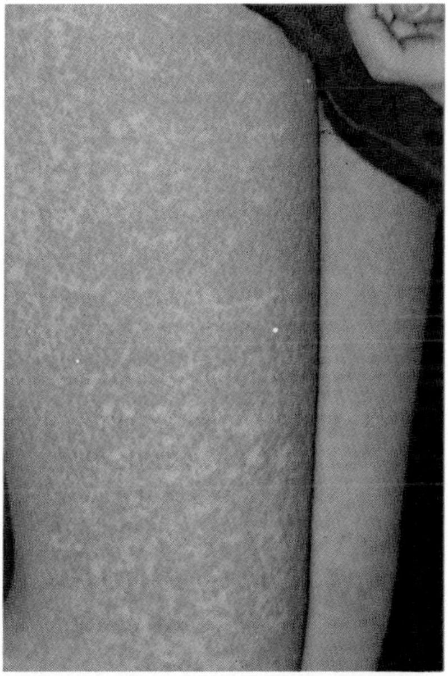

368

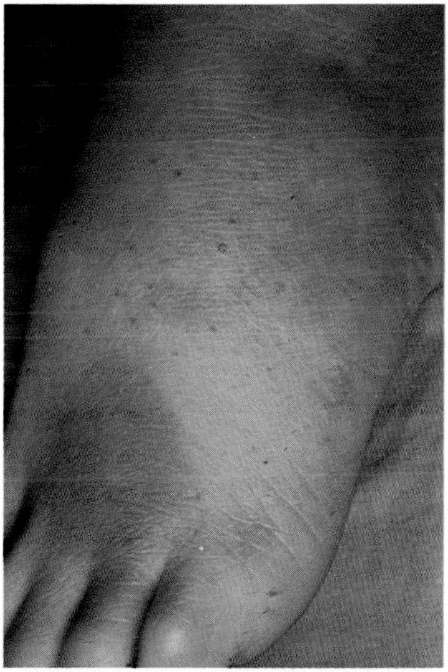

369

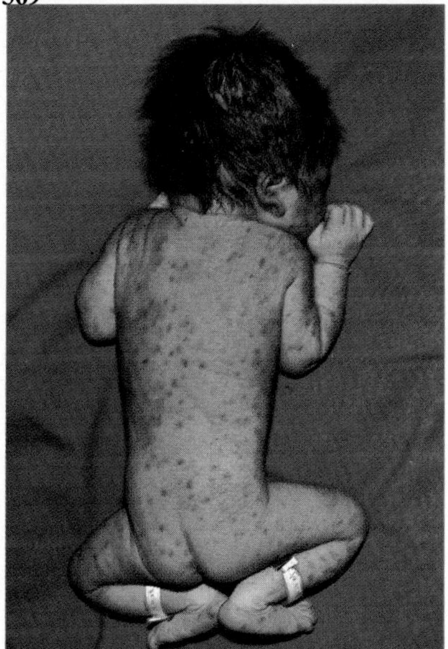

370

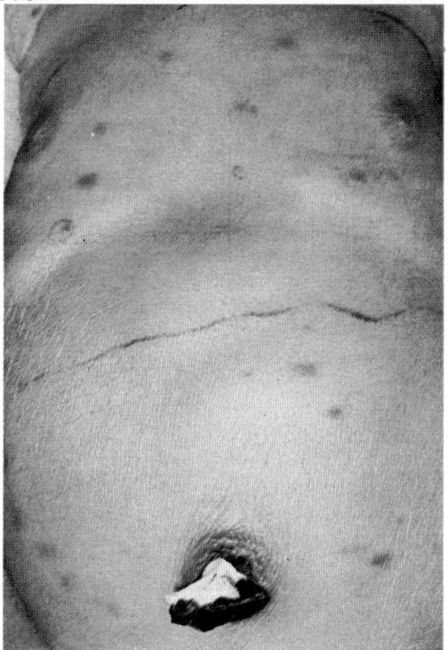

371 Histología del hígado en la rubeola congénita (H y E). En la rubeola congénita es muy frecuente la hepatomegalia, aunque puede resultar inadvertida hasta el segundo o tercer mes de vida. También puede haber esplenomegalia. La ictericia aparece a menudo a las pocas horas del nacimiento y la bilirrubina sérica alcanza valores muy altos. También se puede producir una hepatitis anictérica, y las concentraciones de transaminasas permanecerán altas durante meses.

El virus de la rubeola tiene actividad citolítica y provoca una mínima reacción inflamatoria local. Las alteraciones hepáticas pueden ser difusas o focales. En el corte que aquí presentamos, muchos hepatocitos han quedado destruidos y los supervivientes están balonizados y muestran vacuolas intracitoplásmicas. El área dañada presenta infiltración inflamatoria por células mononucleadas.

372 Radiografía de tórax: cardiopatía congénita. Cuando el episodio de rubeola se produce durante el segundo mes de la gestación, período en que se desarrolla el corazón fetal, pueden producirse varios defectos graves. El más frecuente es la persistencia del conducto arterioso, con o sin estenosis de la válvula o arteria pulmonares. Las cardiopatías cianóticas son más raras y probablemente se trate de asociaciones fortuitas.

El «síndrome de rubeola congénita» original, compuesto por cardiopatía congénita, cataratas y sordera, ha sido ampliado para incluir también defectos de otros muchos órganos, así como una alteración global del crecimiento y el desarrollo.

373 Histología del corazón en la rubeola congénita (H y E). Los signos electrocardiográficos de lesión miocárdica pueden descubrirse en cualquier época de la vida. En los casos mortales, el estudio histológico del corazón revela una extensa necrosis del miocardio sin reacción inflamatoria. Las fibras musculares están tumefactadas y fragmentadas. En las áreas de mayor afectación pueden ser irreconocibles. Sus núcleos son picnóticos y pleomorfos.

374 Córnea algodonosa en una catarata congénita. La córnea puede presentar sombras algodonosas de intensidad variable ya en el momento de nacer, probablemente a causa del edema del estroma. Se diferencian del glaucoma porque el diámetro de la córnea, la profundidad de la cámara anterior y la tensión intraocular son siempre normales. La opacificación suele desaparecer progresivamente durante las primeras semanas de la vida.

371

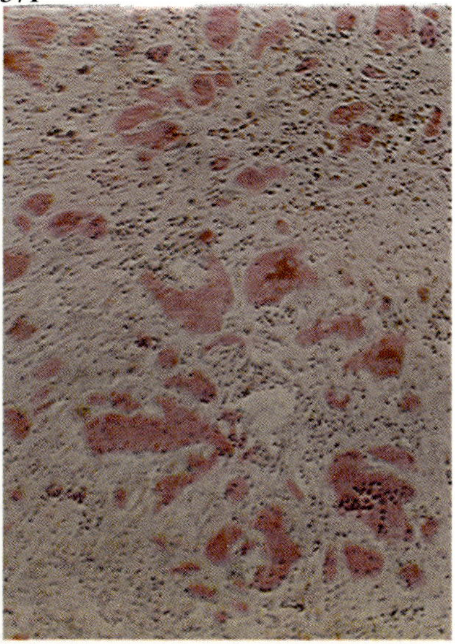

372

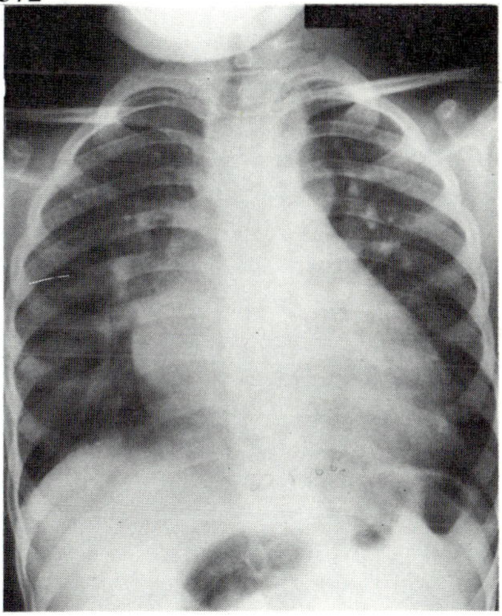

373

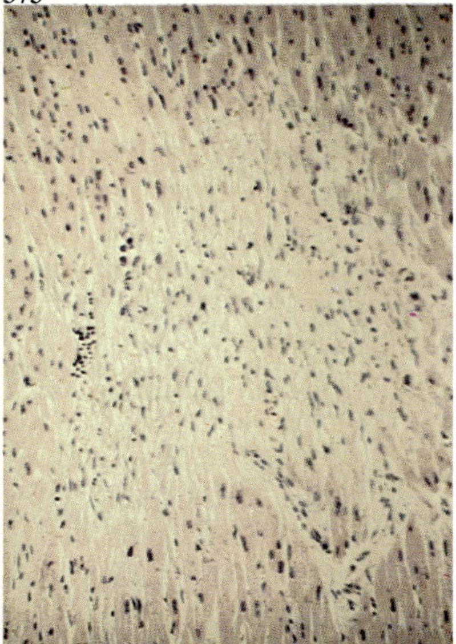

374

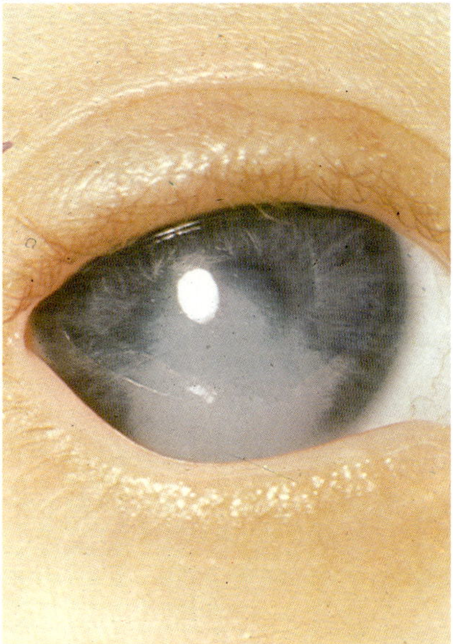

375 Glaucoma congénito secundario a rubeola. El 4% de los pacientes con rubeola congénita sufren glaucoma. La córnea está muy opacificada y su diámetro es mayor de lo normal. La cámara anterior es profunda y la tensión intraocular está muy aumentada. Una intervención quirúrgica precoz puede hacer que la tensión vuelva a su valor normal y que la sombra corneal desaparezca. Se ha encontrado el virus de la rubeola en el humor acuoso.

376 Catarata en la rubeola congénita. El paso del virus hacia el cristalino durante su desarrollo produce catarata. Si ello sucede entre la tercera y cuarta semana de gestación, se desarrolla una espesa opacidad blanca, pero si la infección es más tardía, durante la sexta o séptima semana, la lesión es más pequeña y amorfa, y puede ser difícil de identificar sin una exploración oftalmoscópica. Las cataratas pueden ser uni o bilaterales y suelen asociarse a microftalmía.

Las cataratas y la retinopatía pigmentada, defectos oculares más frecuentes de la rubeola congénita, se asocian a menudo a sordera y a cardiopatía congénita («tríada rubeólica»). El niño con cataratas bilaterales sufre ceguera y una grave minusvalía, que lo es más aún si se combina con sordera, por lo que, siempre que sea posible, deberá realizarse la intervención quirúrgica antes de los seis meses de vida.

377 Radiografía de un hueso largo en la rubeola congénita. El estudio radiológico revela alteraciones de los huesos largos en un elevado número de niños con rubeola congénita. Se encuentran áreas radiotransparentes irregulares en las metáfisis, sin signos de reacción perióstica. Estos cambios comienzan en fases precoces de la vida intrauterina y desaparecen por completo a las seis u ocho semanas del nacimiento. Se ha encontrado el virus de la rubeola en el tejido óseo.

El aspecto anormal de las metáfisis se debe a defectos del depósito y calcificación del osteoide, probablemente secundarios a trastornos metabólicos o nutritivos. Las diáfisis no están afectadas.

375

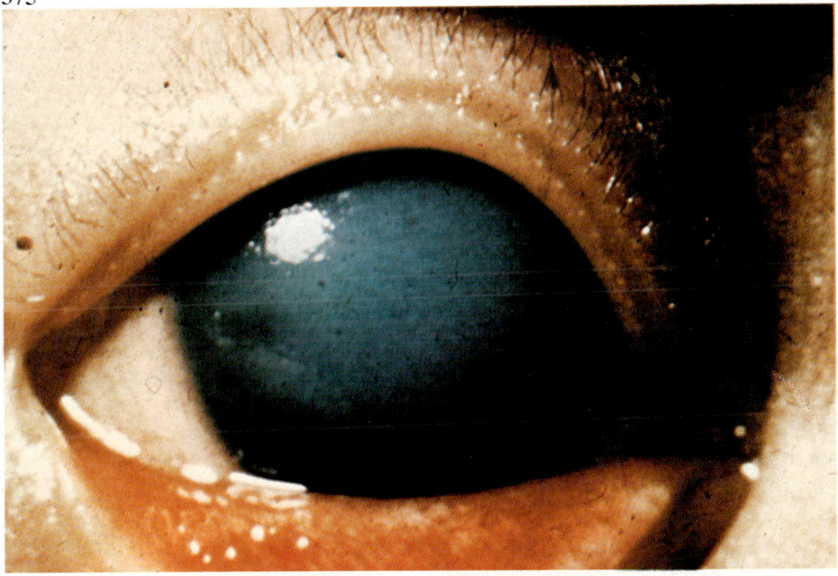

376

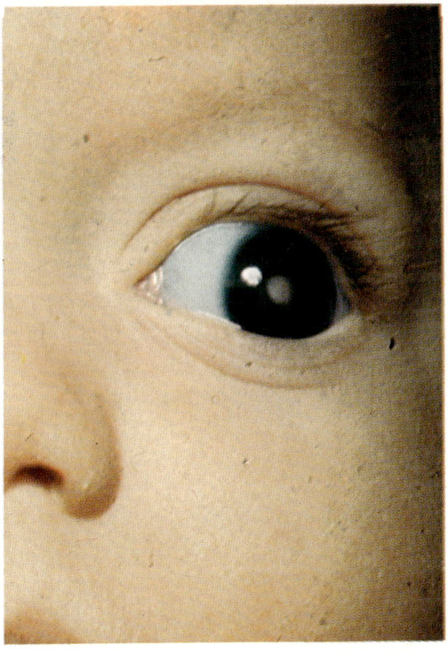

377

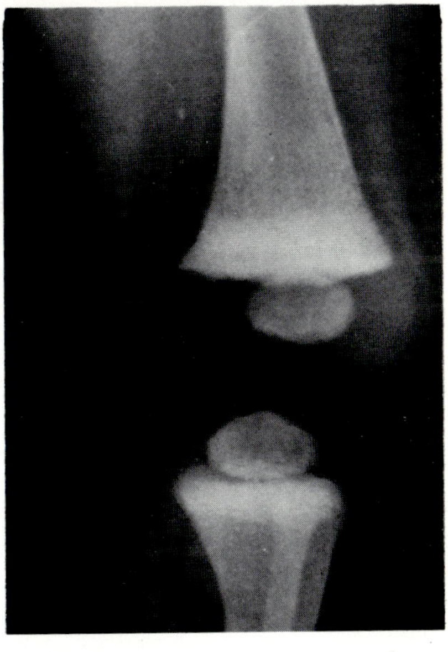

Infección por enterovirus

Muchos virus pequeños (unos 25 nm de diámetro), resistentes al éter y compuestos por un centro de ácido ribonucleico, han recibido en conjunto el nombre de picornavirus. Forman parte de este grupo los enterovirus, los rinovirus y otros virus similares de origen no humano.

Los enterovirus están formados por los poliovirus, los coxsackievirus y los virus ECHO. Los miembros de estas familias no pueden distribuirse fácilmente en categorías definibles, sino que se superponen unos a otros. Sin embargo, es conveniente agrupar los que presentan mayores similitudes.

Los enterovirus habitan en el aparato gastrointestinal, especialmente en los niños más pequeños. Las infecciones que producen suelen ser transitorias y asintomáticas, aunque a veces se desarrolla un leve cuadro febril. En caso de afectación sistémica, el cuadro puede ser más grave, con infección del sistema nervioso y de otros órganos. Estos virus producen numerosos síndromes clínicos y distintos virus pueden producir el mismo complejo sintomático.

Los enterovirus se desprenden en las heces y también en las secreciones de las vías respiratorias altas. Por tanto, la infección puede diseminarse por la vía fecal-oral o por inhalación de las gotitas infectadas.

Virología

378 Microfotografía electrónica de un enterovirus. Los enterovirus son pequeñas esferas con una vaina proteica y un centro formado por RNA. Miden de 15 a 30 nm de diámetro y son muy resistentes al éter, al cloroformo y a las sales biliares. Difieren de los rinovirus en su capacidad para tolerar valores de pH de hasta 3 y calentamientos de hasta 50 °C durante una hora en presencia de $MgCl_2$ molar. Han sido clasificados en tres serotipos de poliovirus, 23 serotipos de coxsackievirus tipo A, seis serotipos de coxsackievirus tipo B y 30 serotipos de virus ECHO, pero conviene subrayar que esta división es arbitraria y que las distintas categorías se superponen.

378

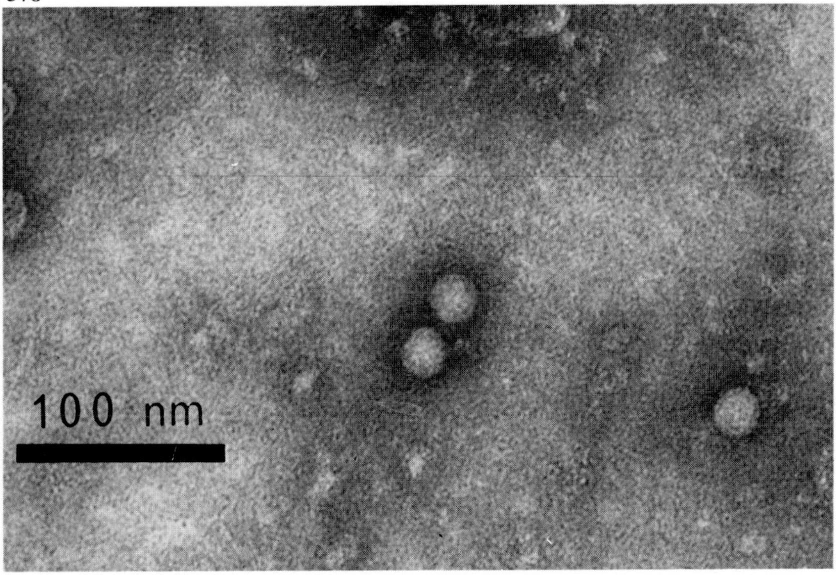

379 Células normales de riñón de mono.

380 Poliovirus en células de riñón de mono. Todos los enterovirus, con la notable excepción de algunos coxsackievirus tipo A, crecen en células de riñón de mono, en las que producen efectos citopáticos; también crecen en otras líneas celulares continuas derivadas de tejidos normales y malignos. Sin embargo, algunos coxsackievirus tipo A no crecen en cultivos de tejidos, a menos que hayan sido especialmente adaptados tras crecimiento primario en ratones lactantes.

El característico efecto citopático resulta evidente si se compara esta ilustración con la **379**. La lámina celular uniforme se ha alterado. Las células se han hecho redondeadas y muestran núcleos picnóticos. En estadios posteriores, se separan de las paredes del tubo de cultivo.

Enfermedad exantemática

Infección por virus ECHO

381 Erupción petequial en la infección por virus ECHO tipo 9. En las erupciones por virus ECHO tipo 9, la erupción aparece poco después del comienzo de la enfermedad y está formada por máculas rosadas que desaparecen rápidamente del tronco, pero que pueden persistir en la cara, donde son más grandes e irregulares y muestran un tinte pupúreo. Esta erupción posee a veces carácter petequial, como el de la ilustración.

379

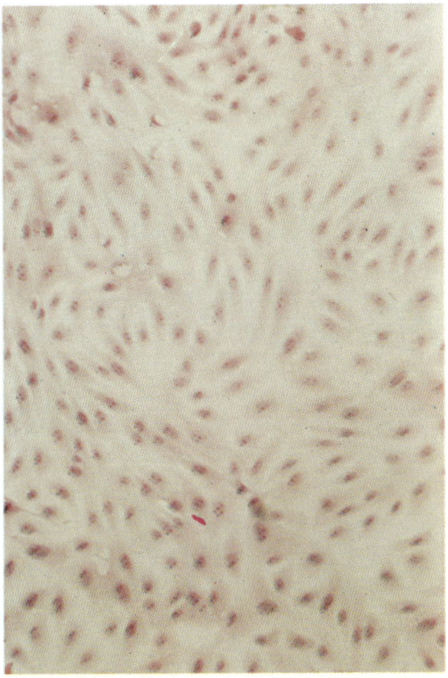

380

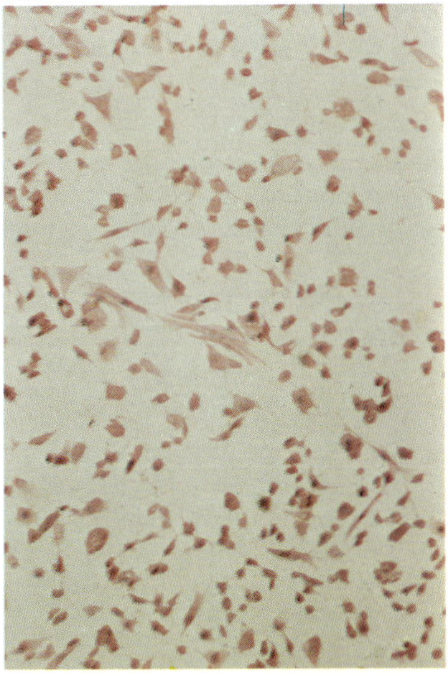

381

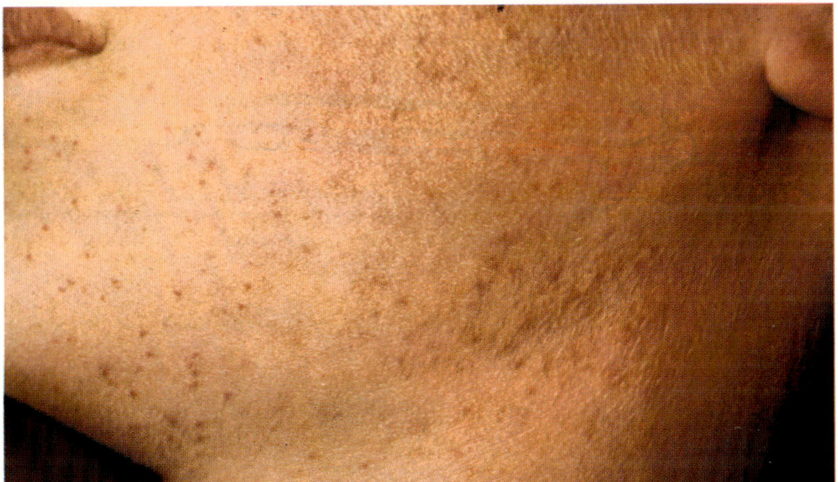

382 Erupción en el tronco: virus ECHO tipo 19. La erupción en el tronco de este niño muestra un aspecto similar, pero es menos profusa.

Como norma general, no es posible determinar el tipo de virus ECHO causal por observación del tipo de erupción. Se han descrito exantemas maculopapulosos, vesiculosos, petequiales y pleomorfos, pero rara vez es factible identificar un patrón clínico en ausencia de brote epidémico. Las infecciones por virus ECHO 16 se caracterizan por una erupción maculopapulosa rosada que tiende a surgir cuando los restantes síntomas empiezan a ceder.

383 Erupción maculopapulosa de la cara en la infección por virus ECHO tipo 19. La meningitis aséptica es el síndrome que con más frecuencia se asocia a las infecciones por virus ECHO. Por orden de frecuencia, el siguiente es una enfermedad febril exantemática, aislada o asociada a meningitis. Se han asociado parálisis, encefalitis, enfermedades respiratorias leves y diarrea a las infecciones por estos virus.

Se han observado erupciones maculopapulosas en infecciones por virus ECHO 4, 11, 16 y 19. Los exantemas simulan los de la rubeola y no es posible llegar a un diagnóstico de certeza sin las pruebas de laboratorio. En esta niña, en la que se aisló virus ECHO tipo 19, se observa una erupción maculopapulosa irregular.

Infección por coxsackievirus

384 Erupción maculopapulosa de la cara durante la infección por coxsackievirus. En las infecciones por coxsackievirus, sobre todo los tipos A9, A16, A10, A5, B3 y B5, se han descrito erupciones maculopapulosas, petequiales y vesiculosas. En casos esporádicos similares se han encontrado otros tipos de esta familia.

En la cara de esta muchacha con una enfermedad febril debida a una infección por coxsackievirus se observa una erupción maculopapulosa.

382

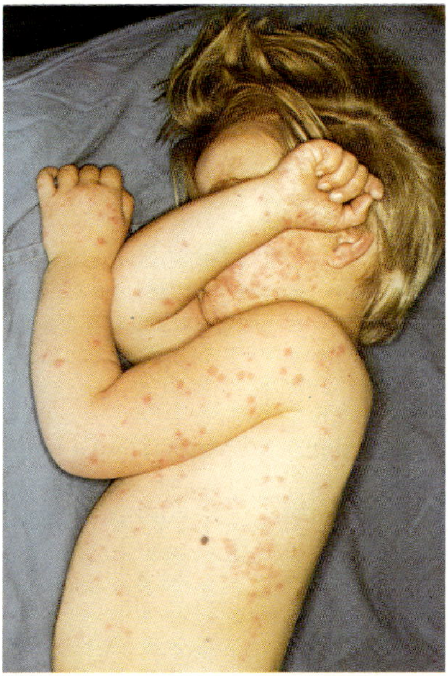

383

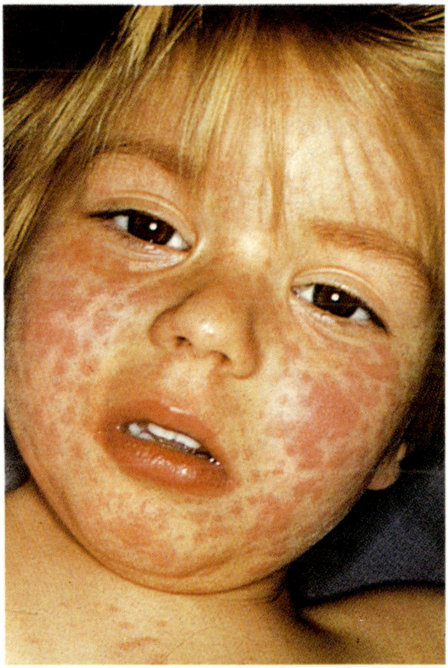

384

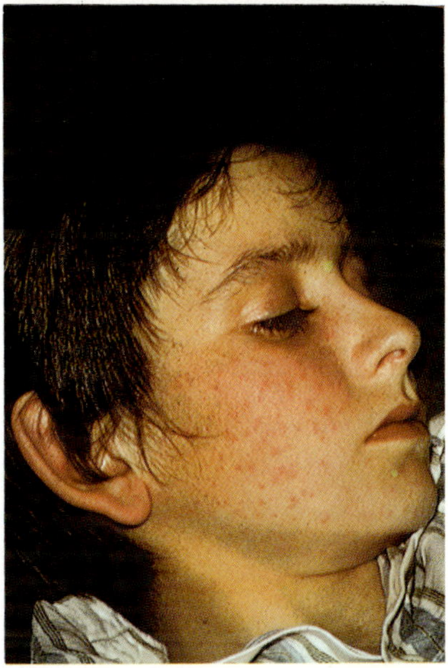

Herpangina

385 Herpangina. La herpangina es sobre todo una enfermedad de los niños y se debe a los coxsackievirus tipo A. Se caracteriza por un comienzo brusco, con fiebre, dolor de garganta y disfagia. También son síntomas frecuentes la cefalea y las mialgias; a veces, un dolor abdominal contribuye al malestar general de los pacientes.

La garganta está inflamada. Pueden verse pequeñas vesículas, cada una rodeada por un halo de eritema, en el paladar, las fauces y la faringe. Estas vesículas se rompen y dejan úlceras superficiales que curan al cabo de una semana. Aunque las vesículas son pequeñas, miden de 1 a 2 mm de diámetro, las úlceras son mucho más grandes y llegan a medir 5 mm.

386 Herpes simple en comparación con la herpangina. El herpes simple puede producir lesiones similares, pero tiende a afectar la mitad anterior de la cavidad oral, en tanto que la herpangina está confinada a la mitad posterior.

385

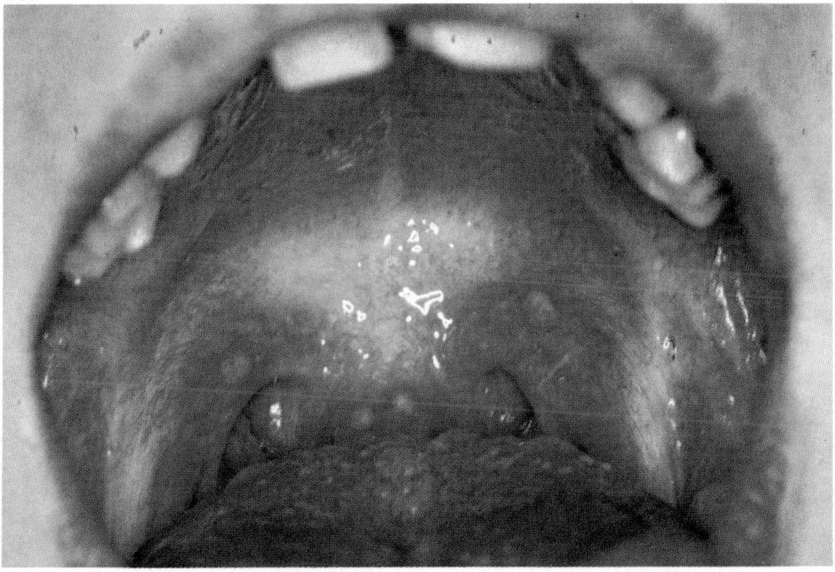

386

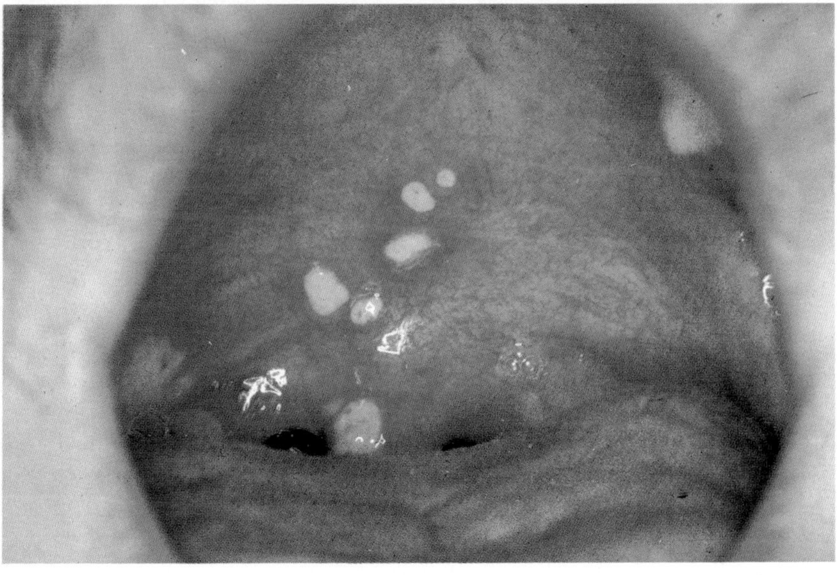

Enfermedad de manos, pies y boca

387 Enfermedad de manos, pies y boca: vesículas en la mano. La enfermedad de manos, pies y boca es una enfermedad leve producida por los coxsackievirus tipos A16, A10 y A5. La infección aparece en pequeños brotes y se contagia con facilidad en las escuelas o grupos familiares. Tras un corto período de incubación de tres a siete días, comienza un cuadro de fiebre, ligero malestar general e irritación de la boca. Las lesiones características aparecen en la cavidad oral, en las manos y en los pies. El síndrome es más frecuente y grave en los niños que en los adultos.

Las lesiones de las manos se distribuyen fundamentalmente por las caras laterales de los dedos, aunque también pueden aparecer en las palmas. La erupción no es profusa.

388 Enfermedad de manos, pies y boca: vesículas en un dedo. Las lesiones de la piel pueden consistir en máculas de color rojo brillante, pequeñas vesículas, finas ampollas o úlceras grisáceas sobre una base eritematosa.

389 Enfermedad de manos, pies y boca: vesículas en el talón. En los pies se pueden encontrar lesiones similares, especialmente en los dedos y a lo largo de las caras laterales. Estas lesiones de los pies son raras en los niños menores de tres años.

390 Enfermedad de manos, pies y boca: vesículas en un dedo del pie. Las vesículas son superficiales y suelen curar al cabo de una semana. Producen muy pocas molestias.

387

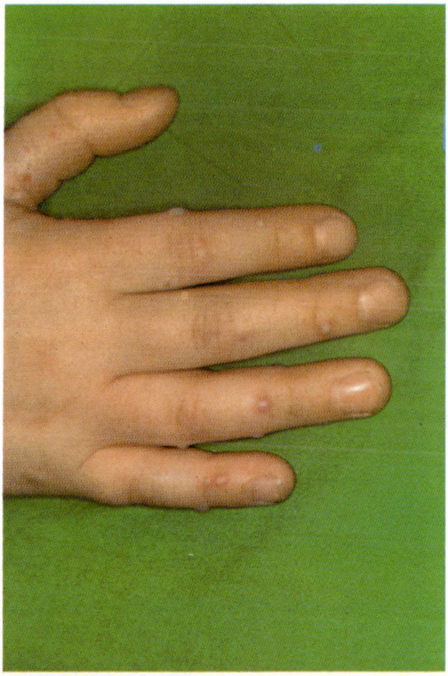

388

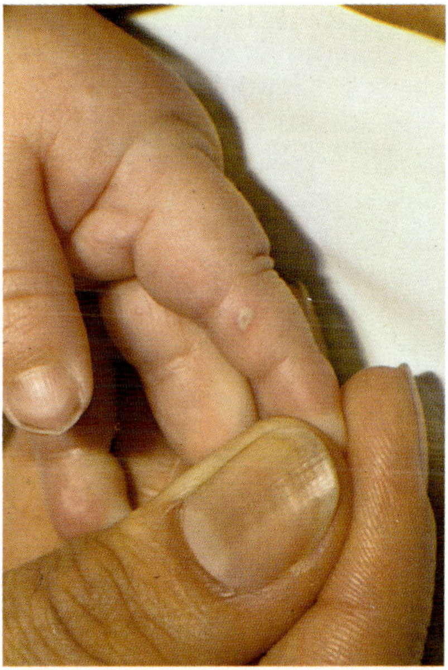

389

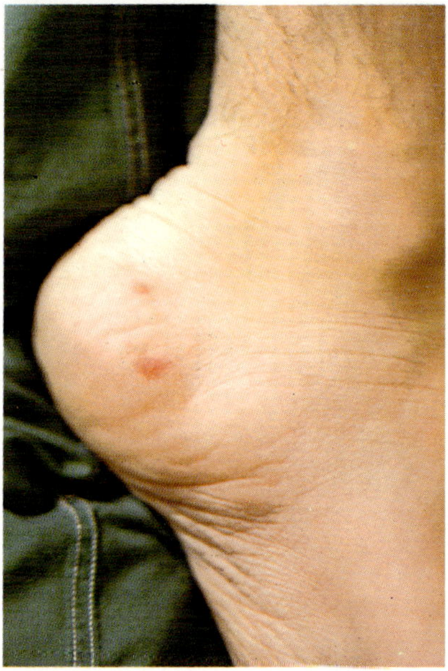

390

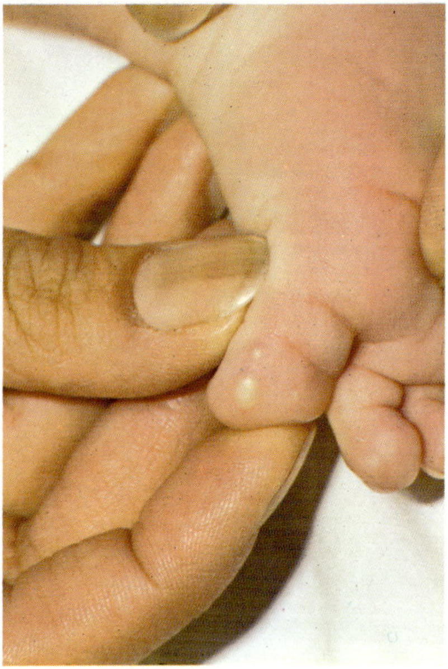

391 Enfermedad de manos, pies y boca: lesiones orales. Las lesiones orales son máculas de color rojo brillante, pequeñas vesículas con una base eritematosa o úlceras superficiales dolorosas. Pueden aparecer en cualquier parte de la boca, pero son raras en las amígdalas y casi siempre son escasas. La faringe y la piel que rodea a los labios permanecen indemnes.

392 Enfermedad de manos, pies y boca: erupción de los glúteos. En los niños pequeños, la erupción maculopapulosa de los glúteos parece formar parte del síndrome.

391

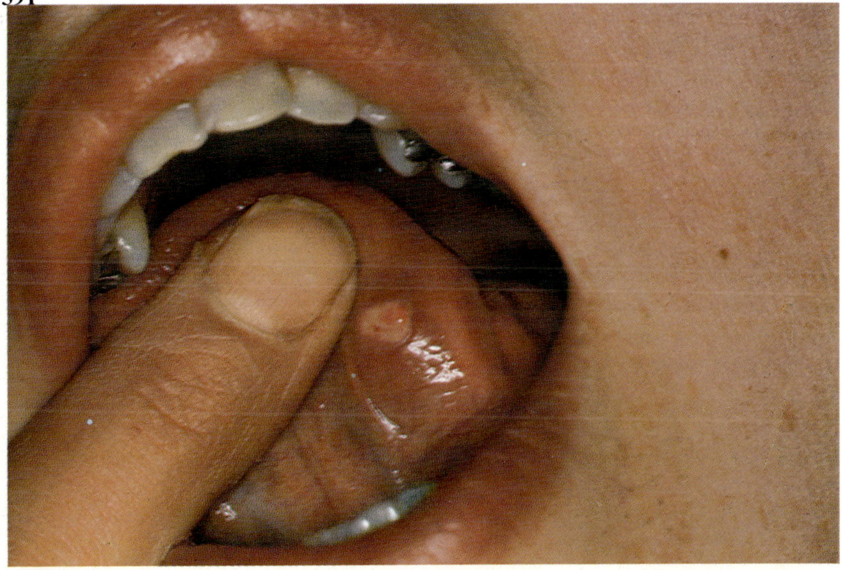

392

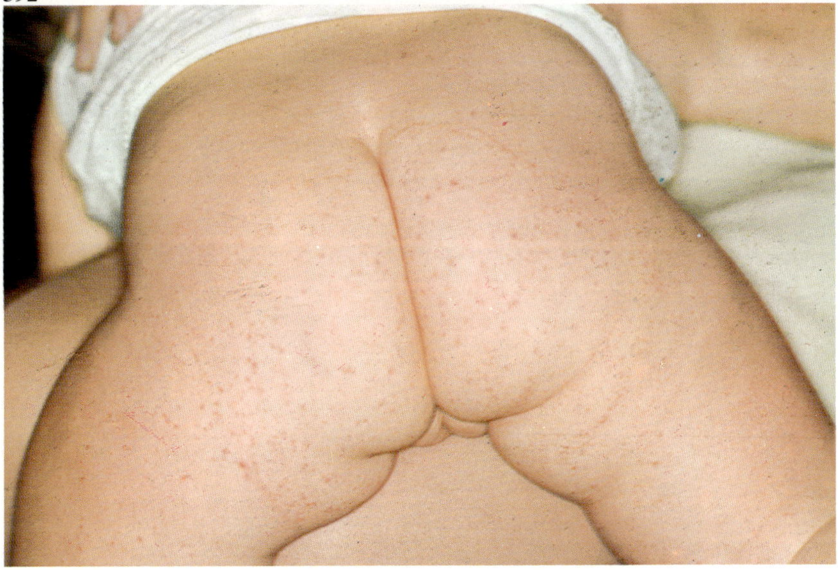

393 Enfermedad de manos, pies y boca, comparada con la erupción gonocócica. En los adultos, la gonococemia puede ir acompañada de una erupción vesiculosa o pustulosa de las manos que podría confundirse con la de la enfermedad de manos, pies y boca. Sin embargo, no existen lesiones orales y, por lo general, se encuentran antecedentes de uretritis o de exudado vaginal. Los hemocultivos y el estudio de las torundas empapadas con la secreción de las lesiones cutáneas permiten demostrar la presencia de gonococos (véanse **178-180**).

394 Enfermedad de manos, pies y boca comparada con la erupción del herpes simple. Las lesiones herpéticas están habitualmente confinadas a un solo dedo, mientras que la erupción de la enfermedad de manos, pies y boca es más difusa (véase **287**).

Roseola infantum

395 Erupción en el tronco. La roseola infantum, exantema súbito o sexta enfermedad, se cree secundaria a una infección vírica que tendría un período de incubación de 10 a 15 días. Afecta a niños pequeños, que al comienzo de la enfermedad están febriles y pueden sufrir convulsiones. En la exploración, se aprecia inflamación de la garganta sin exudado. La fiebre desaparece al cabo de tres o cuatro días, y surge el exantema maculoso eritematoso, que persiste durante 36 horas y luego se desvanece. Si el niño ha recibido tratamiento antibiótico, la erupción puede confundirse con una reacción de hipersensibilidad al medicamento. Las convulsiones son frecuentes al principio de la enfermedad, pero otras complicaciones son raras.

393

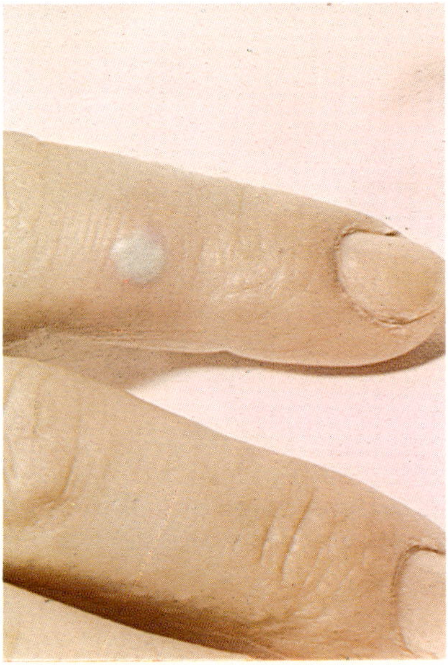

394

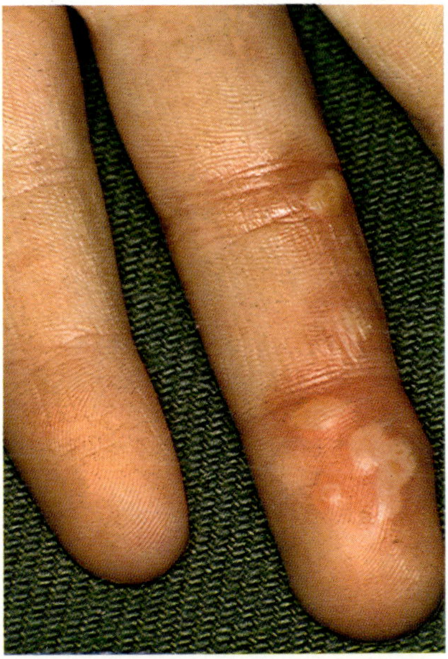

395

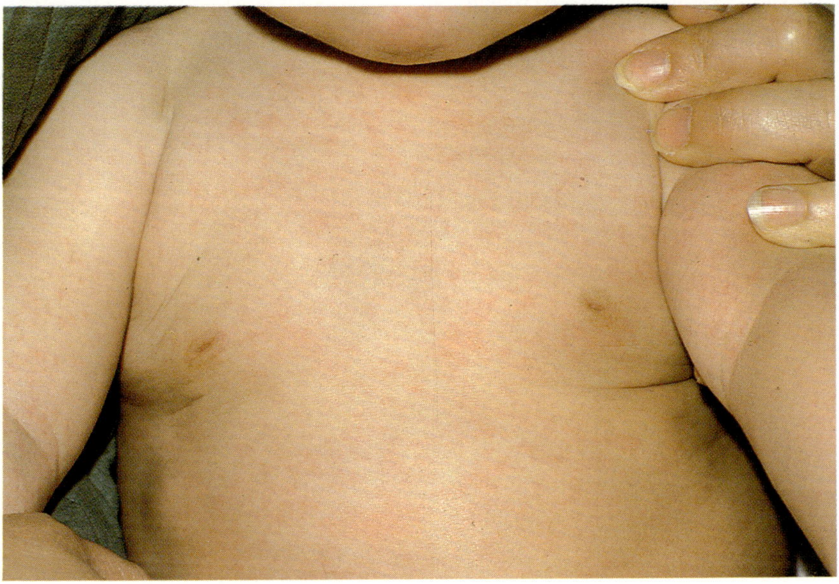

Eritema infeccioso (síndrome de la bofetada)

El eritema infeccioso, también llamado quinta enfermedad, es una infección leve causada por un parvovirus. En los niños pequeños sigue un curso benigno; en los adultos es menos frecuente, pero tiende a ser más grave, con una elevada incidencia de artritis y debilidad posvírica.

396 Erupción de la cara. Puede haber un breve período prodrómico con fiebre leve, cefalea, dolor de garganta y ligeras molestias gastrointestinales, antes de que aparezca la erupción facial. En muchos casos, esta fase prodrómica no se produce. El eritema de la cara tiene aspecto de manchas, sugiriendo las marcas de una bofetada, y puede asociarse a palidez circumoral.

397 Erupción de los miembros. Bien simultáneamente o al cabo de algunos días, aparece una erupción eritematosa en el tronco y en las extremidades. Esta erupción muestra aspectos muy variables y puede ser morbiliforme, anular o confluente. La ilustración muestra la presencia de máculas discretas en la extremidad superior.

398 Erupción en el tronco. La erupción suele adoptar un aspecto de encaje, debido a las áreas de palidez, y muestra una notable tendencia a aparecer y desaparecer durante una semana o más. La recidiva del exantema puede ser provocada por baños calientes, alteraciones emocionales o el ejercicio. Como regla general, el resto de la exploración es negativa en los niños, pero en los adultos pueden aparecer adenopatías y artritis, sobre todo de las muñecas y las rodillas.

396

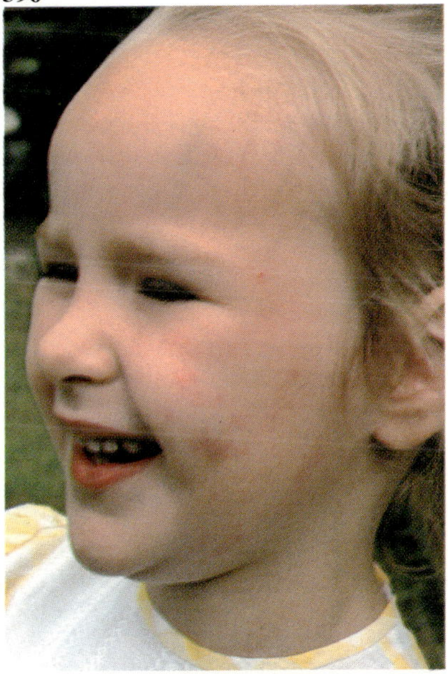

397

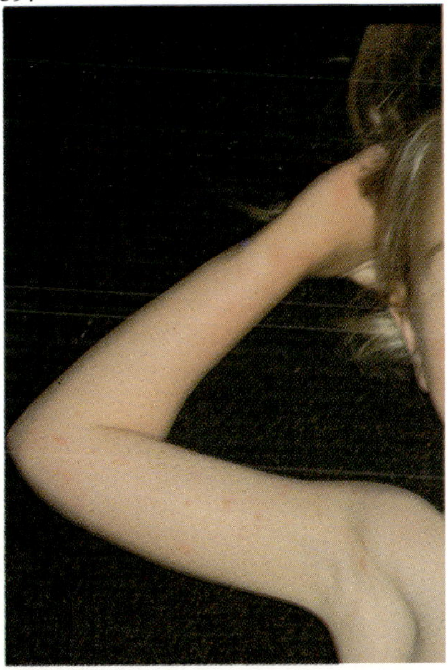

398

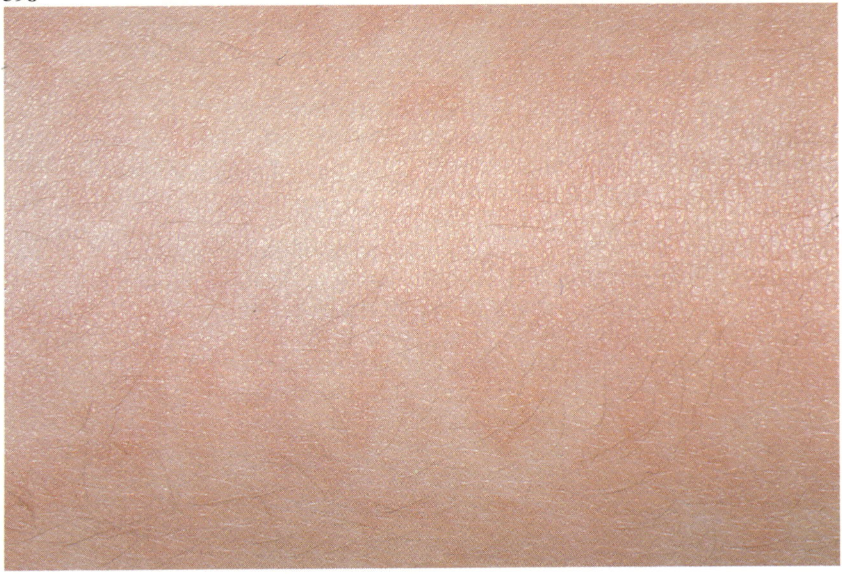

La rabia

La rabia es una enfermedad vírica que se transmite al hombre, casi sin excepción, a través de la mordedura o la saliva de un perro infectado. Sin embargo, también afecta a otros muchos animales y las poblaciones salvajes son su principal reservorio. La enfermedad se encuentra en todas las regiones del mundo, con excepción de Australasia y la Antártida. El estricto control de la misma sólo es posible en las islas, como Gran Bretaña, donde la enfermedad ha sido erradicada hace muchos años.

399 Microfotografía electrónica del virus. El virus de la rabia pertenece a la familia de los virus RNA de cadena única, denominados rabdovirus. El virión mide 75 × 180 nm y tiene forma de proyectil, plano en un extremo y cónico en el otro. Su superficie, excepto en el extremo plano, está cubierta por espículas de glucoproteína, que protruyen a través de la membrana desde la nucleocápside. Esta glucoproteína es muy antigénica e induce la formación de anticuerpos neutralizantes. La virulencia del virus de la rabia parece depender de la estructura de esta glucoproteína.

400 Mordedura de perro infectada. El virus suele penetrar al organismo por la mordedura de un animal infectado y puede multiplicarse en la puerta de entrada antes de ser transportado pasivamente por el axoplasma de los nervios hasta la médula espinal y el encéfalo. Tras proliferar aún más en el sistema nervioso central, se difunde hacia la periferia por las mismas vías nerviosas. Se ha conseguido prevenir con éxito la enfermedad administrando la vacuna después de la exposición, junto con suero inmune. La introducción de vacunas preparadas en células diploides humanas ha hecho desaparecer casi por completo las complicaciones neurológicas que producían las antiguas vacunas.

401 Cuerpos de Negri. El cuadro clínico inicial puede no sugerir el diagnóstico de rabia, aunque más adelante la enfermedad suele ser muy característica. En el pasado, la única forma de confirmar el diagnóstico era la demostración de los cuerpos de Negri en el tejido nervioso, particularmente en el hipocampo y en el cerebelo. Los cuerpos de Negri son inclusiones intracitoplásmicas eosinófilas bien definidas, que miden de 2 a 10 μm y que están formadas por nucleoproteína vírica. No siempre pueden identificarse con las tinciones histológicas habituales, haciendo necesaria la tinción con anticuerpo marcado con fluoresceína. En vida, el diagnóstico sólo puede hacerse tiñendo con este anticuerpo las células infectadas tomadas de frotis de córnea o de biopsias de piel.

399

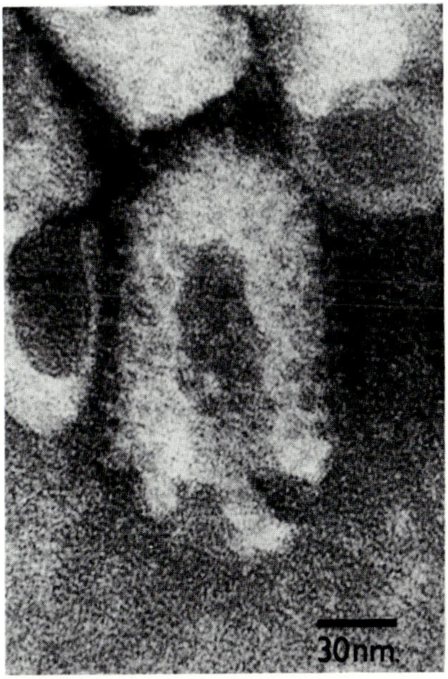

400

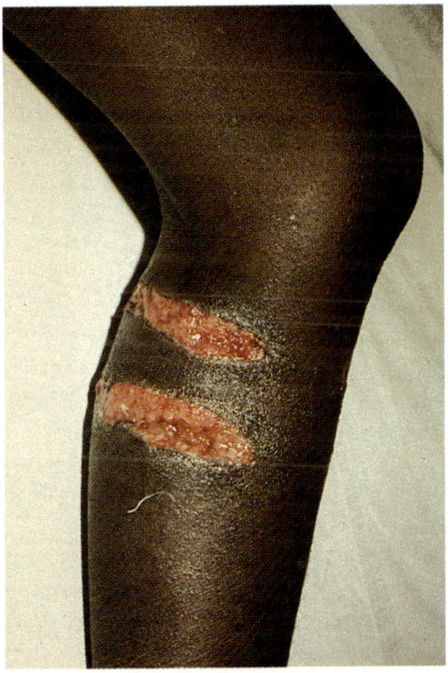

401

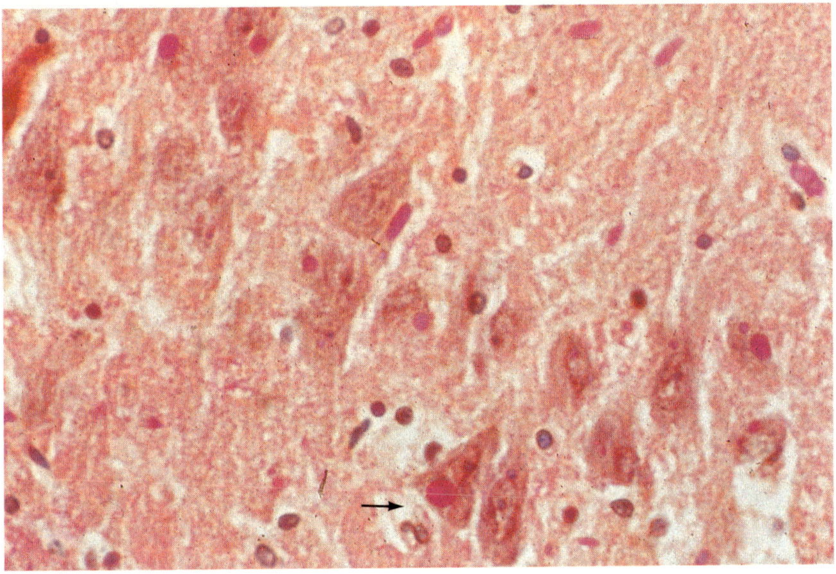

402 **Hidrofobia.** Los primeros síntomas son cefalea, anorexia, náuseas y vómitos, generalmente acompañados de febrícula. Algunas sensaciones extrañas, como de adormecimiento o dolor a la palpación de ciertas regiones del cuerpo, son una útil clave diagnóstica. Puede haber también síntomas de ansiedad aguda. Al cabo de algunos días, el cuadro empeora progresivamente; el paciente está excitado e inquieto y, probablemente, hipersensible a los estímulos. Sin embargo, conserva la claridad mental y puede responder sensatamente a las preguntas. Después, puede desarrollar el rasgo característico de la hidrofobia. Al intentar beber, o incluso pensar en ello, los músculos de la respiración y de la deglución sufren un espasmo repentino, de modo que el líquido es expulsado violentamente y la cabeza se extiende hacia atrás. Estos espasmos también pueden ser provocados por otros muchos estímulos e incluso aparecen espontáneamente, en el marco de un estadio de hiperactividad generalizada intercalado por períodos de calma. La muerte se produce de forma brusca, por obstrucción respiratoria o parada cardíaca, o de un modo más lento, por parálisis progresiva.

403 **Rabia «tonta».** Es posible que hasta el 20% de los pacientes no presenten hiperactividad y predomine en ellos la parálisis, como sucede en este niño, que muestra la cara inexpresiva de la rabia «tonta».

402

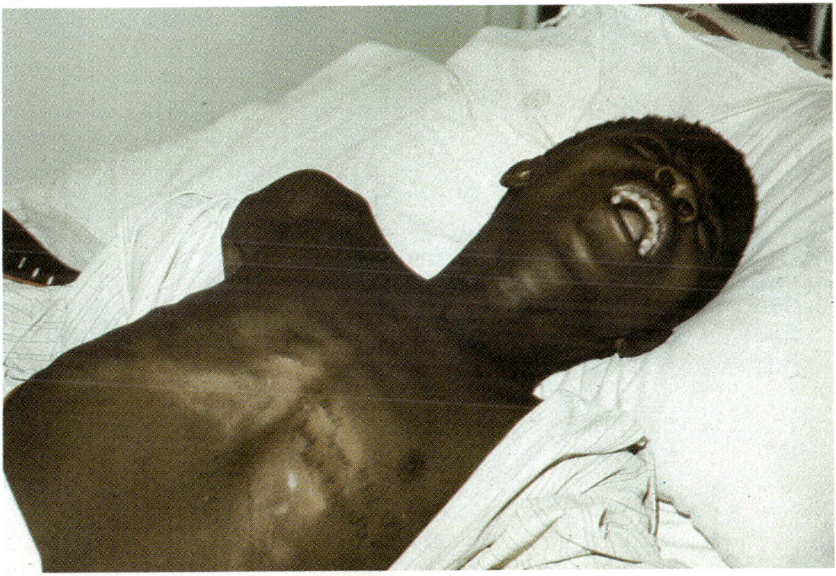

403

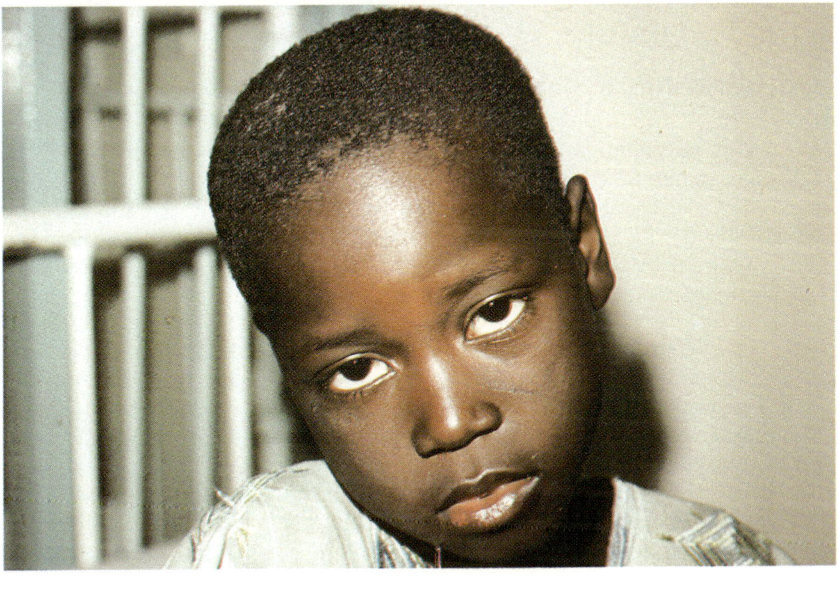

Infección por poxvirus

Los poxvirus son los virus verdaderos más grandes y más complejos, capaces de producir infecciones varioliformes en muchos mamíferos y aves, la mixomatosis en los conejos y el molluscum contagiosum en el hombre. Son ovalados cuando están hidratados, mientras que secos en las preparaciones para microscopia electrónica adquieren aspecto de ladrillo. Contienen DNA y muchos poseen una superficie irregular, de mora, debido a las bandas que forman su superficie. Los distintos componentes del grupo muestran diferente sensibilidad al éter. Aparentemente, todo el proceso de multiplicación tiene lugar dentro del citoplasma de las células huésped. Las partículas víricas salen al exterior cuando aquéllas se desintegran y también pueden difundir directamente a las células vecinas.

Los ortopoxvirus del hombre han dejado de ser importantes desde la erradicación de la viruela en octubre de 1979. Desde entonces, se han descrito casos aislados de viruela clínica en habitantes de zonas vecinas a las selvas tropicales de África, pero no se ha comprobado contagio entre personas. Esta enfermedad ha sido llamada viruela de los monos, y el virus que la produce es muy similar al virus de la viruela, pero no idéntico. Los parapoxvirus son los responsables de algunas enfermedades humanas como el orf y la paravacuna (nódulos de los ordeñadores).

Orf (dermatitis pustulosa contagiosa)

404 Orf: microfotografía electrónica del virus. Los virus del orf y de la paravacuna tienen una morfología similar a la de los poxvirus del grupo viruela. Con el microscopio electrónico, el virus del orf mide 252 × 158 nm y tiene aspecto de malla o espiral. No produce lesiones en el embrión de pollo, pero crece en distintos cultivos celulares, incluyendo el de células amnióticas humanas.

405 Orf (dermatitis pustulosa contagiosa). La dermititis pustulosa contagiosa es una enfermedad de cabras y ovejas que ocasionalmente se transmite al hombre. Se produce sobre todo en corderos y cabritos, en los que se manifiesta como una erupción papulovesiculosa de los labios y piel circundante, que puede extenderse a otras áreas no cubiertas de lana. El virus sobrevive en el suelo de los prados afectados durante meses, y los animales probablemente se infectan al pastar. La infección humana sería secundaria al manejo de corderos afectados por parte de pastores o trabajadores de mataderos.

404

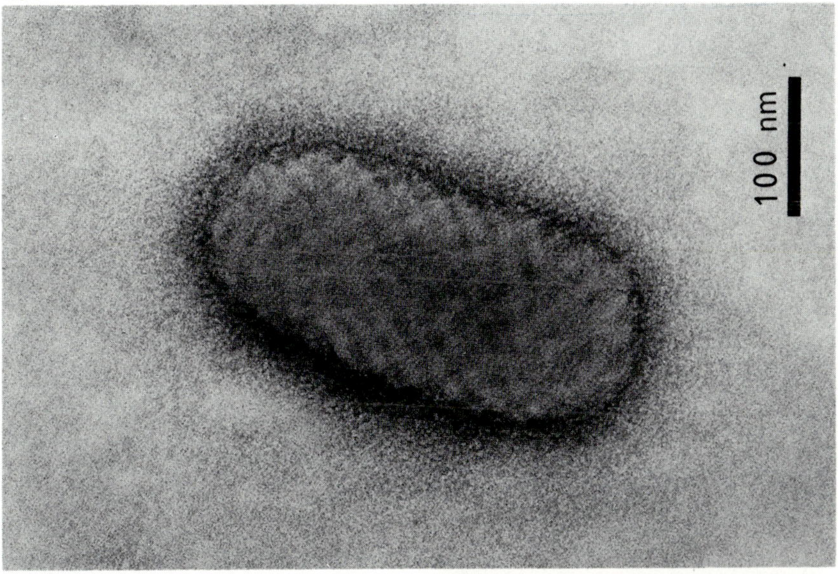

405

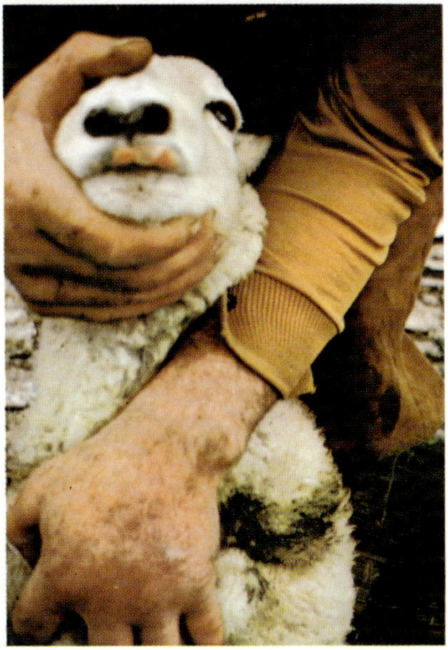

406 Dermatitis pustulosa contagiosa: infección humana. En ocasiones, aparece una lesión facial que, aunque de aspecto desagradable y evolución prolongada, no suele dejar cicatriz. Si se inocula el líquido de esta lesión en un cultivo celular o en la piel escarificada de una oveja, puede demostrarse la presencia del virus.

407 y 408 Dermatitis pustulosa contagiosa: lesiones del antebrazo y de la mano. En la mayoría de los pacientes, se desarrolla una única pápula en la piel de la mano, la muñeca o el antebrazo, que pasa lentamente a formar una gran vesícula o ampolla aplanada que tiene a veces contenido hemorrágico. Los tejidos circundantes están indurados e inflamados, pero la lesión es llamativamente indolora. No existe alteración del estado general.

406

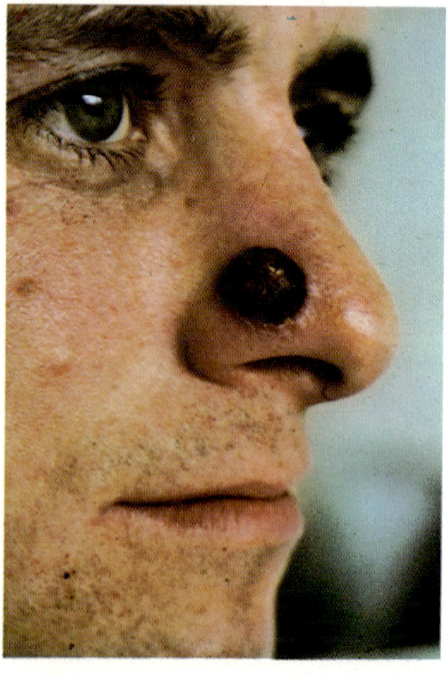

407

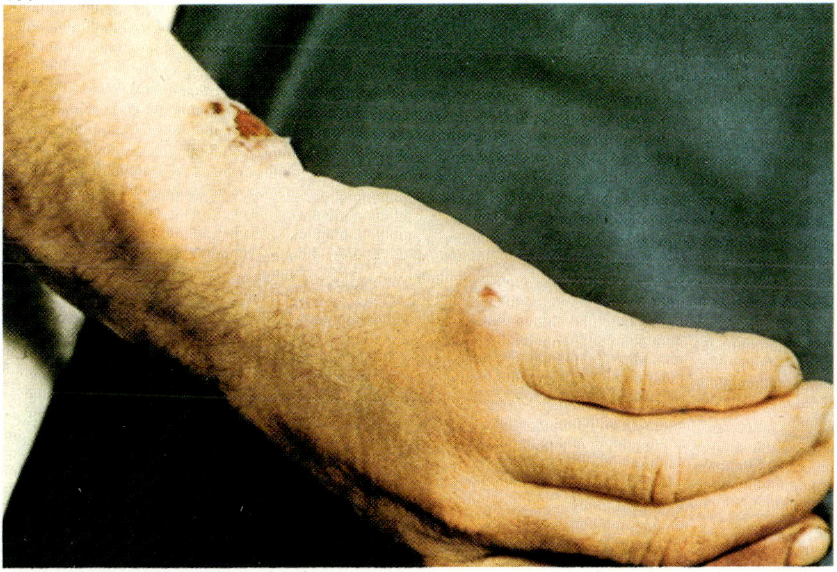

408

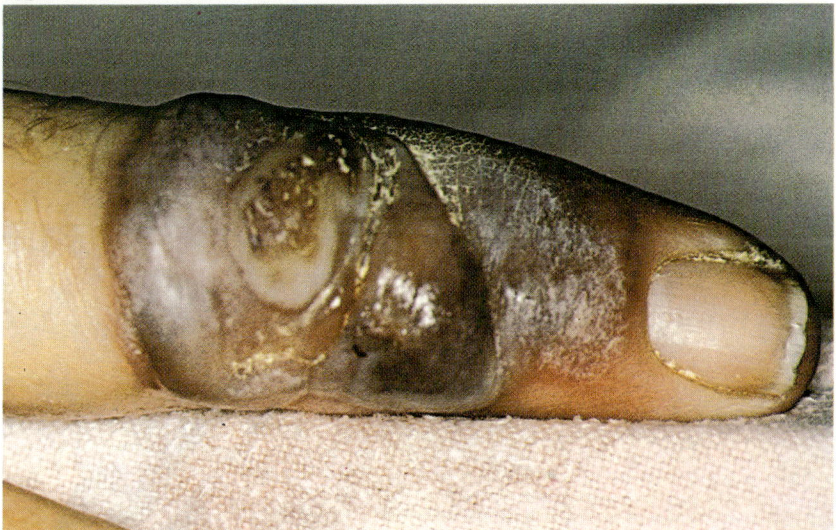

Nódulo de los ordeñadores (paravacuna)

409 Nódulo de los ordeñadores: erupción de las manos. Este proceso es diferente de la vacuna y del orf. El virus responsable está íntimamente relacionado con el que produce esta segunda enfermedad; no puede propagarse en embriones de pollo, pero sí cultivarse seriadamente en células bovinas. La infección humana se produce por ordeñar vacas infectadas.

En el hombre, aparecen lesiones papulosas en los dedos o las manos; se trata de nódulos de color rojo azulado e indoloros que aumentan lentamente de tamaño durante una o dos semanas. No se produce vesiculación ni formación de cicatrices. No suele aparecer fiebre, pero puede desarrollarse una intensa erupción alérgica.

410 Nódulo de los ordeñadores: erupción alérgica. Existen lesiones nodulares y las manos están hinchadas. La cara y el cuello presentan una erupción elérgica. Obsérvese la ausencia de toxemia. El desarrollo de adenopatías regionales es poco frecuente.

409

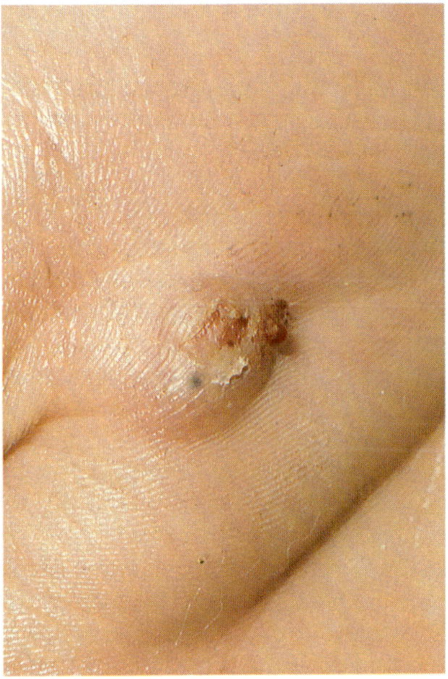

410

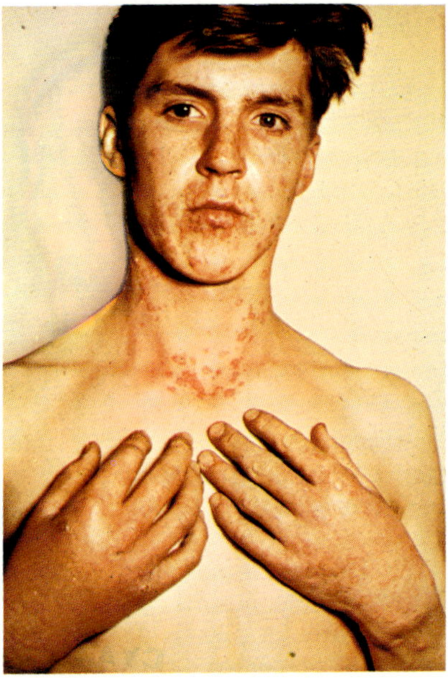

Molluscum contagiosum

El molluscum contagiosum es una infección humana universal debida a un poxvirus no clasificado. Se transmite por contacto directo o por fomites y puede afectar a todos los grupos de edad.

411 Microfotografía electrónica del virus. El virus contiene DNA y mide aproximadamente 300 × 220 nm. Produce una infección benigna de la epidermis del hombre y puede encontrarse a elevadas concentraciones en las células epiteliales superficiales, en las que produce degeneración balonizante y formación de grandes inclusiones intracitoplásmicas hialinas, acidófilas y granulosas (cuerpos del molluscum). Estas inclusiones contienen partículas víricas de aspecto semejante a las del orf. Con tinción negativa, las partículas recuerdan madejas de lana en la microscopia electrónica. No ha sido posible propagar seriadamente el virus en cultivos celulares, ni desarrollar pruebas serológicas.

412 Lesiones cutáneas. El número de lesiones varía de un paciente a otro. Todas las regiones del cuerpo pueden verse afectadas, excepto las palmas de las manos y las plantas de los pies. Estas lesiones comienzan como nódulos perlados, pequeños, firmes y brillantes, que miden de 1 a 5 mm de diámetro.

413 Lesiones cutáneas. Las lesiones iniciales aumentan de tamaño y se umbilican. Contienen un material caseoso que puede exprimirse o aparecer espontáneamente. Al cabo de algunos meses, las lesiones ceden por sí mismas y curan sin cicatrización.

411

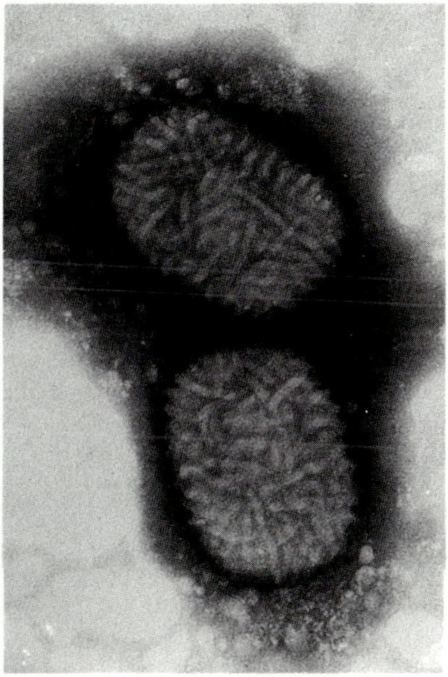

412

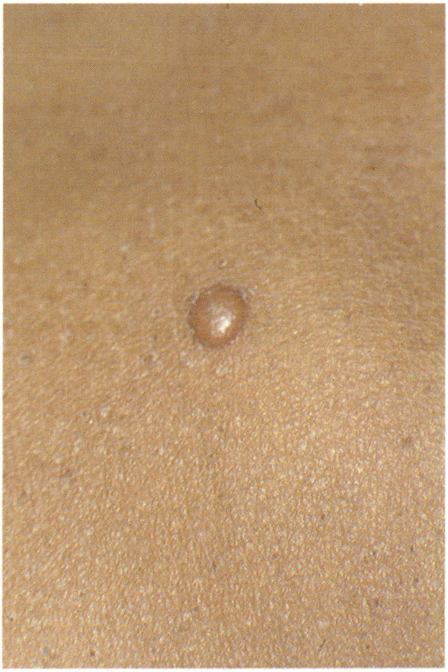

413

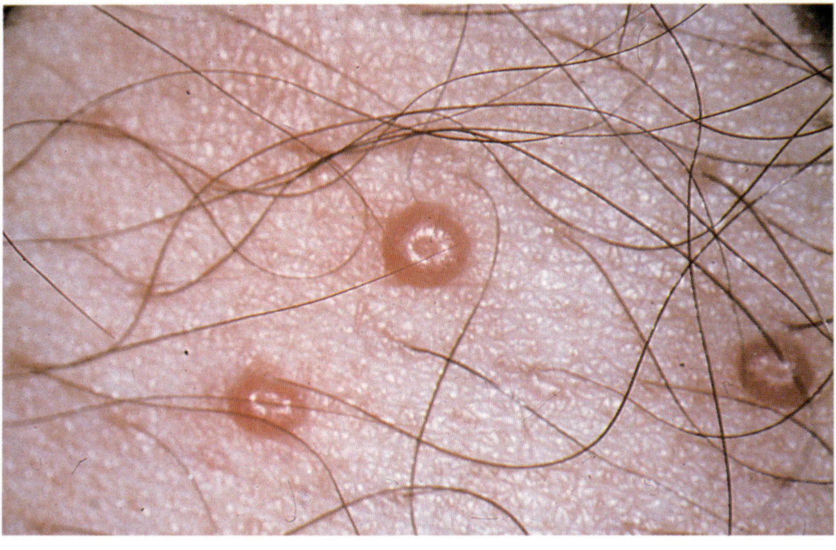

414

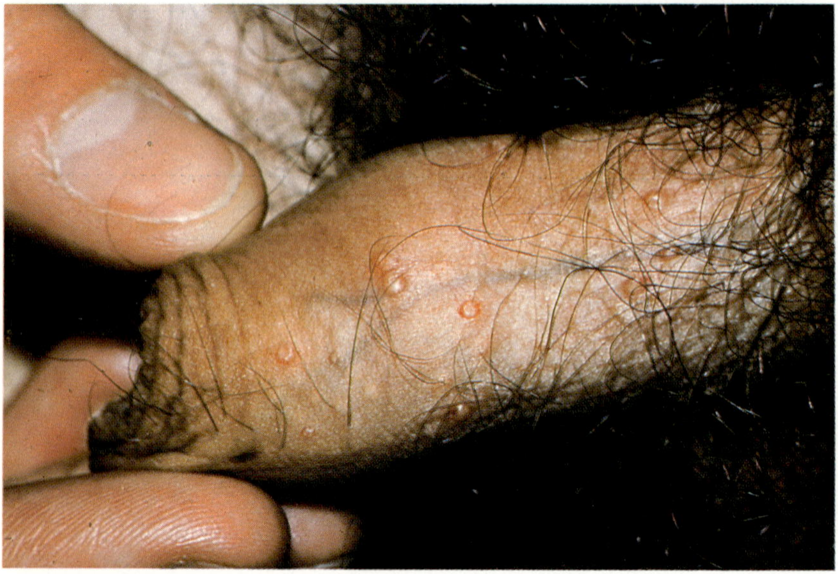

414 Lesiones del pene. Existen cada vez más pruebas de que el molluscum contagiosum puede transmitirse por contacto sexual.

Infecciones de probable origen vírico

Enfermedad por arañazo de gato

La enfermedad por arañazo de gato suele ser consecuencia del arañazo, lametón o mordedura de un gato aparentemente sano. Al cabo de algunos días, aparece en el lugar afectado una lesión que suele adoptar la forma de una pápula rojiza, pero que también puede ser vesiculosa o costrosa. A veces no existe reacción local. Tras un intervalo de 10 a 30 días, los ganglios linfáticos regionales aumentan de tamaño y puede haber cierta alteración del estado general. El curso posterior de la enfermedad es variable y puede ser largo, pero termina siempre por curar y no se conocen casos de fallecimiento.

Se desconoce la naturaleza del agente infeccioso. En las preparaciones teñidas de pus se han encontrado cuerpos elementales que recuerdan a los de la psitacosis, pero la prueba de Frei es negativa y los estudios de fijación de complemento de la psitacosis y la ornitosis son negativos o sólo débilmente positivos. El diagnóstico puede sospecharse clínicamente, pero la certeza depende de la prueba cutánea específica, en la que se emplea un antígeno procedente del pus diluido esterilizado de un bubón.

415 Histología de un ganglio linfático (H y E). Al principio, existe hipoplasia reticular, pero pronto aparecen focos de necrosis en los centros germinales de los folículos, que terminan por formar microabscesos. Éstos se fusionan y a veces se abren a la superficie cutánea. Los focos de material necrótico están rodeados por una capa de células epitelioides con algunas células gigantes de tipo Langhans. Las áreas necróticas del ganglio aquí presentado muestran una coloración rosada intensa.

416 Adenopatías supra e infraclaviculares. Durante el estadio precoz de la linfadenitis, es frecuente cierta alteración del estado general, que raras veces es grave. Si no existe supuración, la tumefacción cede al cabo de dos o tres semanas, pero si los ganglios supuran, la evolución será prolongada y la enfermedad tardará en curar dos o tres meses. La naturaleza de la infección puede pasar inadvertida cuando falta el componente primario, pero siempre se debe pensar en la posibilidad de una enfermedad por arañazo de gato si existe historia de exposición a gatos en un paciente con linfadenitis injustificada.

417 Aumento del tamaño de los ganglios epitrocleares e infraclaviculares. Los grupos ganglionares en los que la afectación es más frecuente son el epitroclear, el axilar y el cervical. Los ganglios tumefactos son móviles y su consistencia varía según el grado de supuración; algunos son dolorosos a la palpación. La piel suprayacente suele ser normal, pero puede estar inflamada y a veces se abre, produciendo una fístula que drena. No es frecuente que exista linfangitis.

415

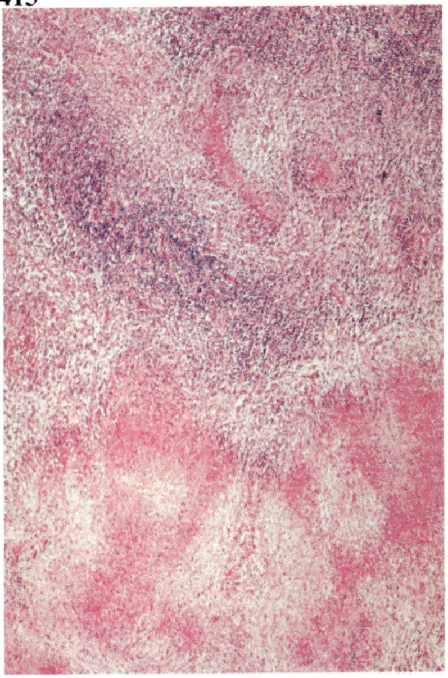

416

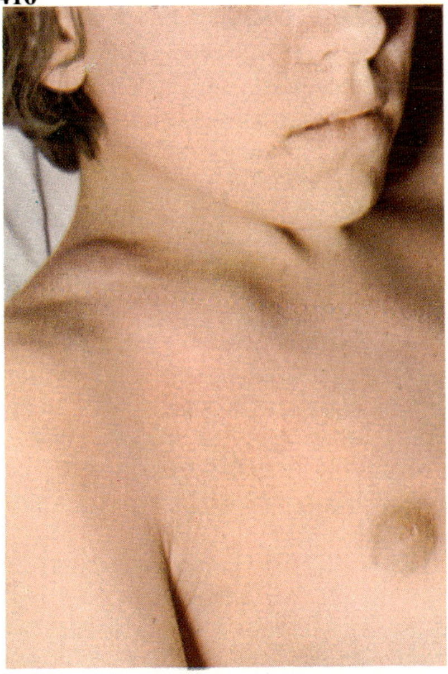

417

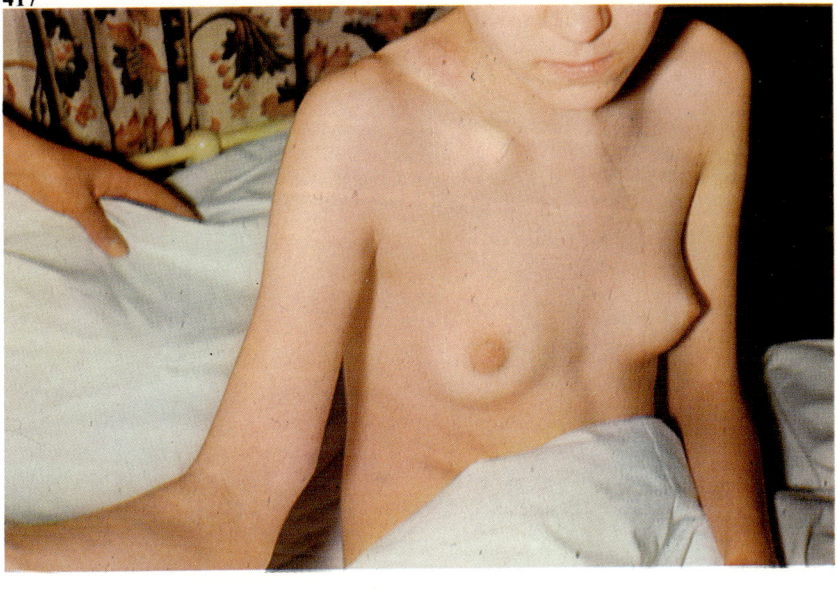

Pitiriasis rosada

Se cree que la pitiriasis rosada se debe a una infección vírica producida por un agente aún no indentificado. La erupción principal suele ir precedida por una mancha «anunciadora» que aparece una semana o diez días antes de aquélla. En los primeros estadios de la enfermedad, puede haber un ligero enrojecimiento de la garganta y mínimo aumento de tamaño de los ganglios linfáticos cervicales, pero la afectación general es muy escasa. La erupción desaparece a las cuatro u ocho semanas de su aparición.

418 Pitiriasis rosada: mancha «anunciadora» y erupción generalizada. Se observa sobre la piel de la nalga una típica mancha «anunciadora». La erupción generalizada consiste en máculas ovales escamosas y pápulas foliculares redondeadas. La erupción roseoliforme de la sífilis secundaria puede simular una pitiriasis rosada, pero la existencia de una mancha «anunciadora» y la ausencia de lesiones mucosas indican el diagnóstico correcto.

419 y 420 Pitiriasis rosada: erupción generalizada. Es más frecuente en niños mayores y adultos jóvenes. La enfermedad suele ir precedida por una mácula roja escamosa solitaria, con mínima o nula afectación general. Alrededor de una semana después aparece una erupción sobre el tronco y parte proximal de las extremidades. En el tórax, el eje mayor de las máculas ovales tiende a seguir las líneas de las costillas. Las lesiones son escasas en la parte distal de las extremidades.

418

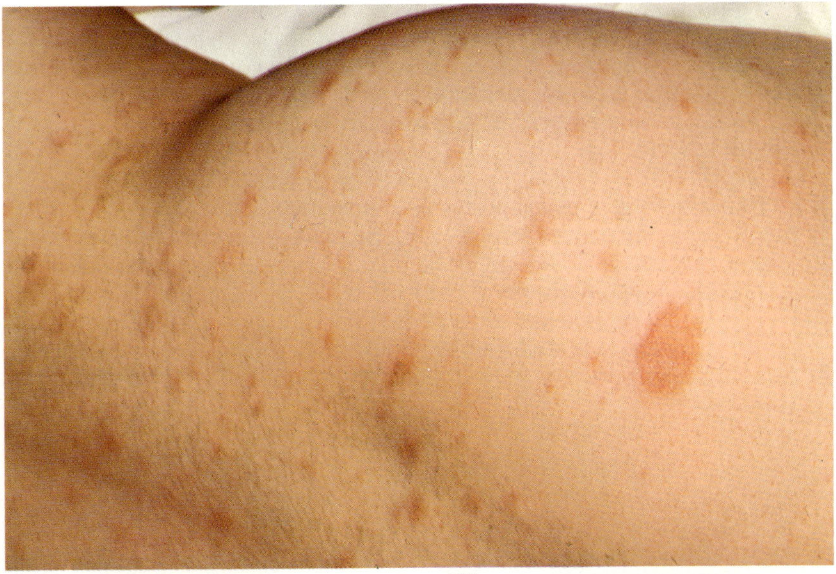

419

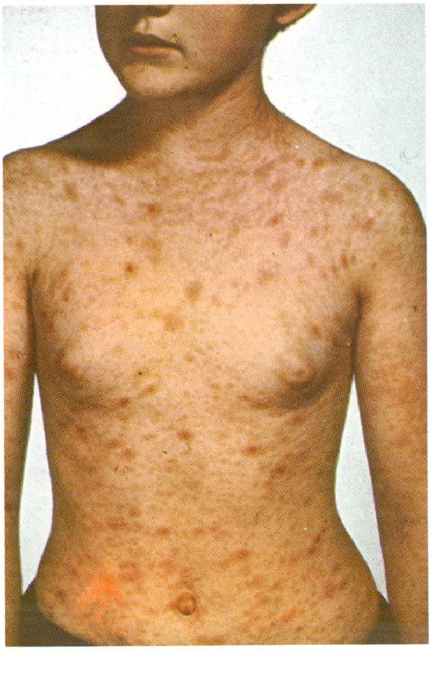

420

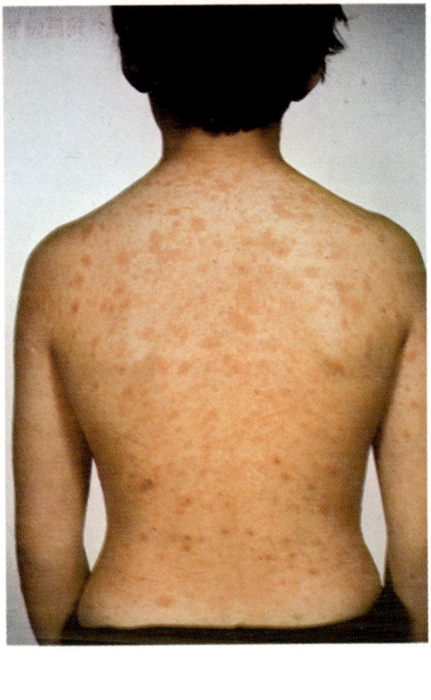

421 Pitiriasis rosada: mancha «anunciadora». La mancha «anunciadora» suele aparecer sobre el tronco, aunque a veces lo hace en las zonas proximales de las extremidades o en el cuello. Comienza como una mácula escamosa y rojiza que crece rápidamente y puede alcanzar de 3 a 4 cm de longitud. Puede haber una pérdida temporal de la pigmentación en las personas de piel oscura.

422 Pitiriasis rosada: componentes de la erupción. La erupción está formada por dos tipos de lesiones: pápulas rojas pequeñas y las características máculas ovales rosadas de 1 a 2 cm de longitud. Después de algunos días, las máculas comienzan a descamar a partir de su centro hacia la periferia y forman un collarete de escamas con su borde libre dirigido hacia el centro. La erupción es variable y los elementos papulosos dominan en ocasiones; puede haber un ligero prurito.

421

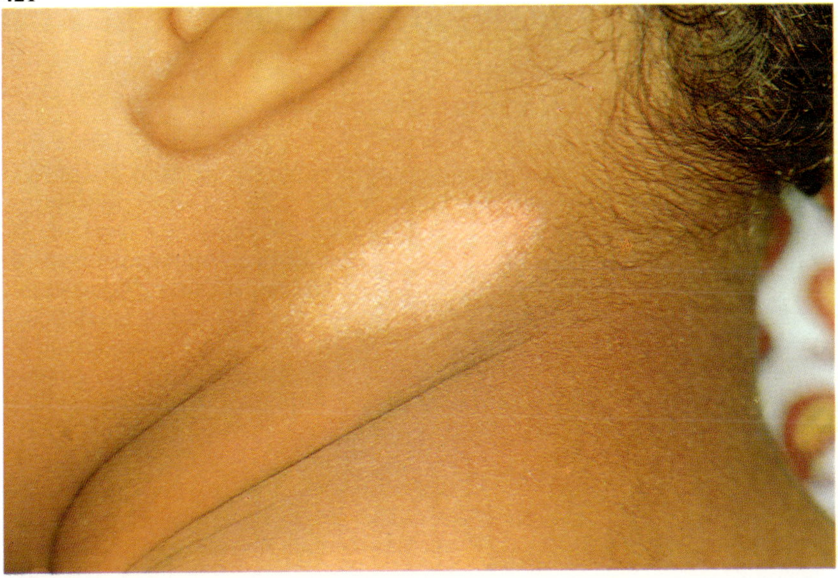

422

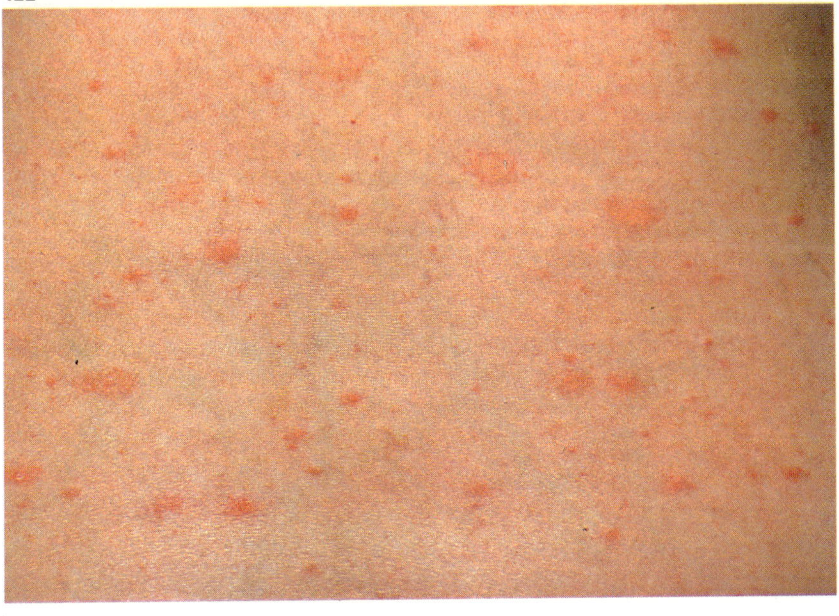

INFECCIONES POR PROTOZOOS

Amebiasis

La amebiasis es una infección causada por el protozoo parásito *Entamoeba histolytica.* El hombre es su único huésped y la infección suele transmitirse a través del agua. El parásito adopta dos formas: la vegetativa, capaz de dividirse, pero sensible al ambiente externo, y la quística, incapaz de dividirse, pero resistente al ambiente. En determinadas circunstancias, mal conocidas, la forma vegetativa puede hacerse invasiva, penetrar a través de las mucosas del intestino grueso y dividirse en la submucosa, provocando la aparición de síntomas. En una pequeña proporción de personas afectadas, las amebas pueden alcanzar el hígado u otros órganos, multiplicarse en ellos y producir síntomas de localización.

423 Quiste de *E. histolytica.* El diagnóstico de amebiasis se hace, fundamentalmente, por el hallazgo de los quistes en las heces, por lo general en personas asintomáticas. El quiste amebiásico mide más de 10 μm de diámetro y suelen identificarse en él cuatro núcleos, lo que lo distingue del quiste de *E. coli* no patógeno, que tiene ocho núcleos.

424 Trofozoito de *E. histolytica.* El trofozoito no aparece en las heces, a menos que el paciente sea sintomático, en cuyo caso los hallazgos característicos son diarrea, con o sin sangre, ausencia de dolor abdominal y falta de afectación general. Estudiado con el microscopio, el trofozoito mide de 20 a 30 μm, es móvil y contiene eritrocitos ingeridos. Se mueve de forma característica, emitiendo un seudópodo hacia el que fluyen el citoplasma y los posibles eritrocitos ingeridos, como una «bolsa de canicas» rodando. No hay células inflamatorias en las heces, lo que permite distinguir la disentería amebiana de la bacilar.

425 Aspecto del intestino grueso. Los trofozoitos amebianos se multiplican en la subcumosa del intestino grueso y provocan la necrosis del tejido, lo que da lugar a una úlcera apreciable en la sigmoidoscopia. Sólo en ocasiones penetran las amebas en la pared del intestino grueso, pudiendo producir una perforación. (A = ameba.)

En la necropsia se puede encontrar un intestino ulcerado en su totalidad y con múltiples perforaciones. La pared es extraordinariamente friable, con una consistencia de papel secante mojado. Esta extensa ulceración provoca la muerte, sobre todo en ancianos y en pacientes debilitados y malnutridos.

423

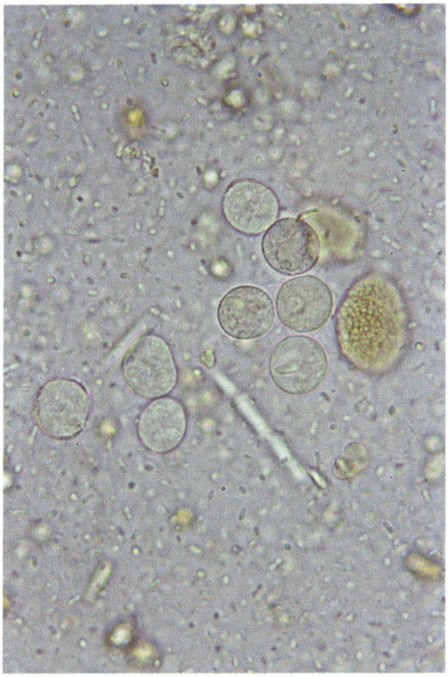

424

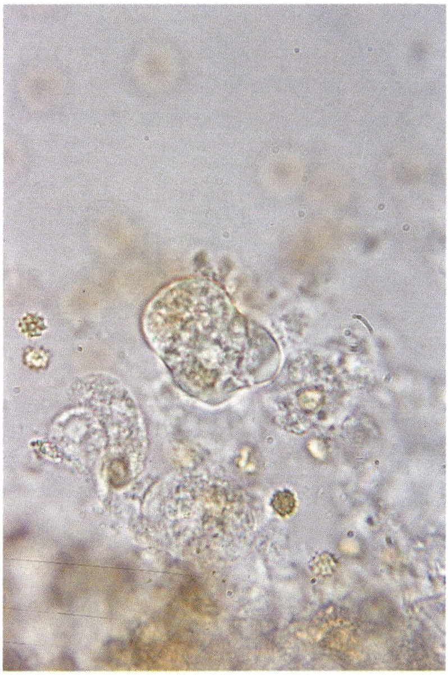

425

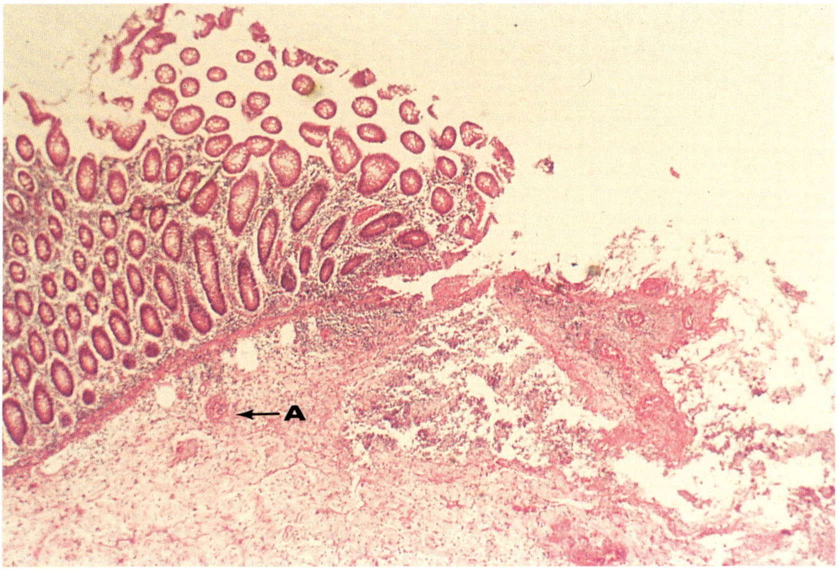

426 Absceso hepático: ecografía. La ecografía hepática confirma la existencia de una cavidad y permite hacer la distinción entre un absceso y un quiste. Los abscesos amebianos son más frecuentes en el lóbulo derecho del hígado y pueden ser múltiples. La exploración permite establecer el tamaño y la localización exacta del absceso. (A = absceso.)

427 Aspiración hepática. Antes de la aparición de las técnicas de imagen, la aspiración era el único método para establecer el diagnóstico. Si se encontraba material amebiano, se continuaba la aspiración como parte del tratamiento; en la actualidad, ha sido sustituida por la quimioterapia. Cuando parece que la rotura del absceso es inminente o la respuesta a la quimioterapia es lenta, la aspiración aún puede ser beneficiosa. En zonas en las que no se dispone de técnicas de imagen o de pruebas serológicas, la aspiración sigue siendo importante para el diagnóstico y el tratamiento.

426

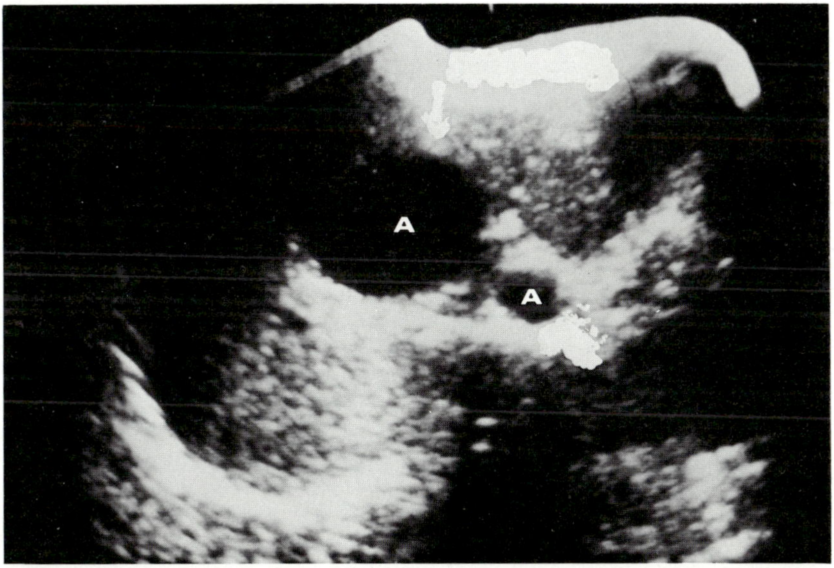

427

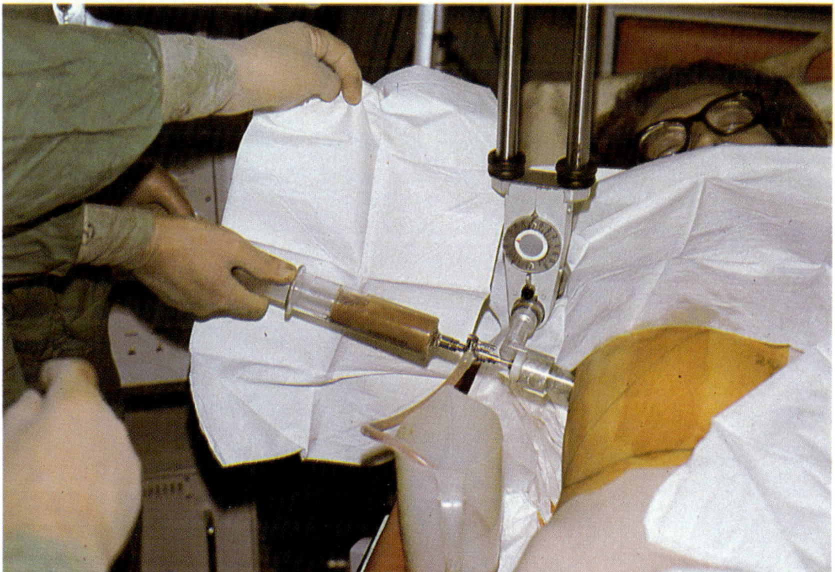

428 Aspirado hepático. El aspirado de un absceso hepático amebiano tiene un aspecto y un olor característicos. Aunque se describe como «salsa de anchoas», a menudo muestra un tinte rojizo. No se trata de pus en sentido estricto, ya que no contiene neutrófilos; está formado por tejido hepático necrosado, como consecuencia de la acción de las enzimas proteolíticas del trofozoito. El olor no es desagradable y su cultivo no da lugar a la aparición de colonias bacterianas. La infección bacteriana secundaria de un absceso amebiano es rara.

429 Amebiasis de la piel. Era una grave complicación en la época en que no se disponía de un tratamiento eficaz. Aparecía en el lugar de la rotura de un absceso amebiano o en el perineo de pacientes debilitados con colitis amebiana. En este caso, un empiema mal diagnosticado fue drenado quirúrgicamente; el diagnóstico correcto era de un absceso hepático que se había roto a través del diafragma hacia la cavidad pleural.

430 Radiografía de tórax. La exploración radiográfica del tórax puede sugerir la existencia de un absceso amebiano hepático. Los hallazgos radiológicos consisten en elevación del diafragma, pequeño derrame pleural y un cierto colapso lineal en la base derecha. Se observa en la radioscopia un movimiento reducido o paradójico del hemidiafragma derecho.

428

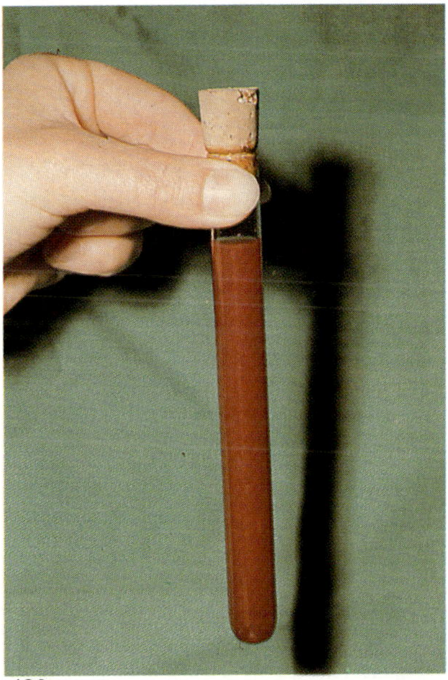

429

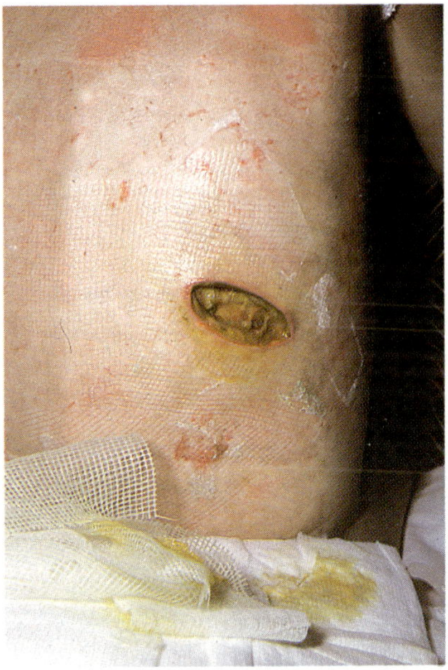

430

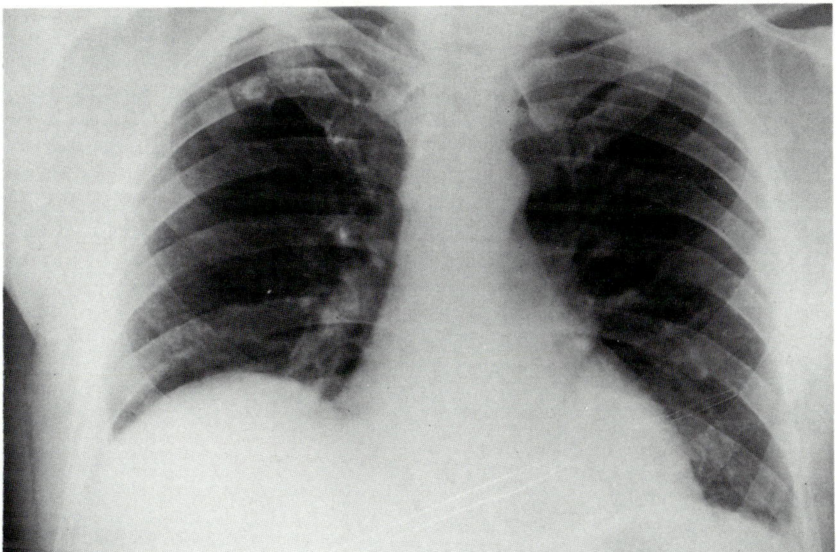

Paludismo

El paludismo está causado por protozoos parásitos del género *Plasmodium* que se transmiten al hombre a través de la picadura de las hembras de mosquitos anofeles. Las infecciones palúdicas sólo afectan al hombre, que es el huésped intermediario, ya que el definitivo es el mosquito, en el que se encuentran las formas sexuadas del parásito. Su área de distribución se limita casi exclusivamente a las zonas tropicales y subtropicales, aunque un mosquito infectado puede a veces ser transportado a una zona no endémica e infectar en ella al hombre, o bien una persona infectada procedente de una zona endémica puede ser el foco de infección para un mosquito de una zona templada.

431 Esquizonte hepático. Los esporozoitos inoculados mediante la picadura del mosquito permanecen un corto período en la sangre periférica antes de localizarse en el hígado. Dependiendo de la especie del parásito, los productos del esquizonte hepático se liberan con mayor o menor rapidez hacia la sangre periférica, donde parasitan a los hematíes. Los parásitos de la fiebre terciana maligna o paludismo falciparum y los de la fiebre cuartana se liberan pronto, mientras que los vivax y los ovale pueden liberarse semanas, meses o incluso años después de la inoculación.

432 *Plasmodium falciparum*: anillos pequeños. Los parásitos del paludismo terciano maligno aparecen en los hematíes como pequeños anillos o merozoitos. Puede haber más de un parásito en un eritrocito y la parasitemia (proporción de hematíes parasitados) puede superar el 20%. El posterior desarrollo de los parásitos se produce más en los vasos viscerales profundos que en los superficiales.

433 *Plasmodium falciparum*: gametocitos. Las formas sexuales del parásito aparecen en la sangre periférica días o semanas después de que se vean por vez primera las formas asexuales, y son infectivas para los mosquitos. Las de *P. falciparum* tienen una característica forma de semiluna.

431

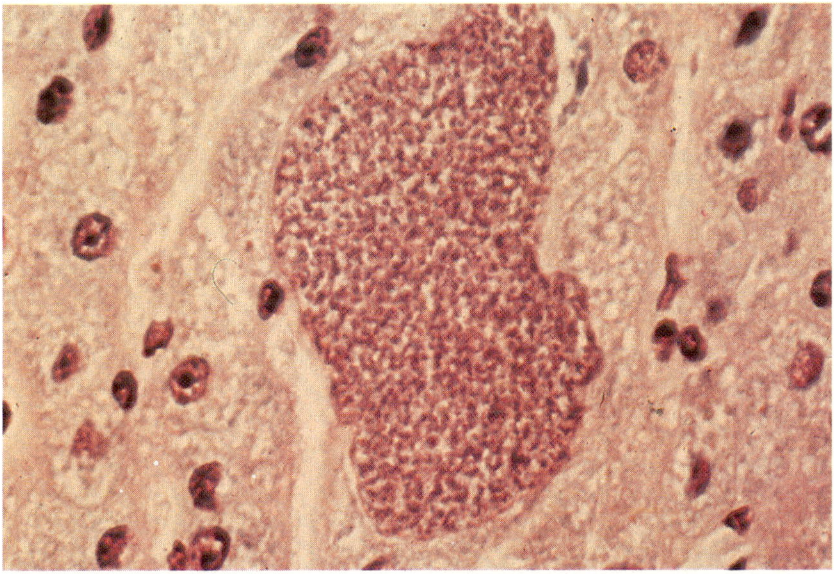

432

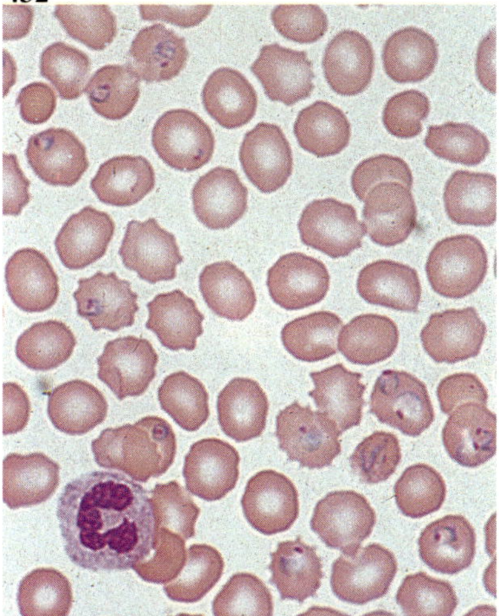

433

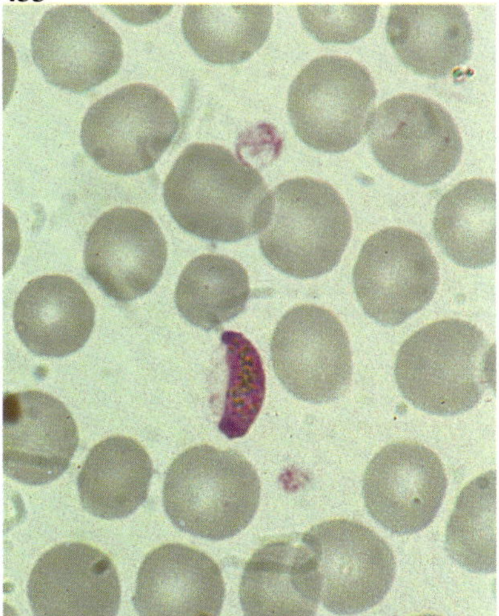

434 ***Plasmodium vivax.*** Esta especie se reconoce fácilmente en las extensiones de sangre periférica, ya que rellena y distiende los hematíes parasitados. Obsérvense las características manchas de Schüffner. Rara vez la parasitemia supera el 1% y es raro encontrar gametocitos.

435 ***Plasmodium ovale.*** *P. ovale,* tal como se observa en la sangre periférica, es similar a *P. vivax,* pero el hematíe tiende a adoptar una forma oval y su superficie es algo espiculada. Es raro encontrar gametocitos.

436 ***Plasmodium malariae.*** El parásito del paludismo cuartano produce accesos febriles con una periodicidad de 72 horas, dando lugar, por lo general, a una baja parasitemia. Las reactivaciones son consecuencia de la persistencia del parásito en la sangre, más que en el hígado, y pueden aparecer años después de la infección inicial. La forma en «banda» que aparece en la fotografía es característica de *P. malariae.*

437 **Síndrome nefrótico.** El síndrome nefrótico es una complicación del paludismo, sobre todo en niños infectados por *P. malariae.* Se diferencia del síndrome nefrótico de los niños de los climas templados en que aparece a una edad más tardía (3-5 años), responde peor a los corticoides y tiene peor pronóstico. Además, no responde al tratamiento antipalúdico.

434

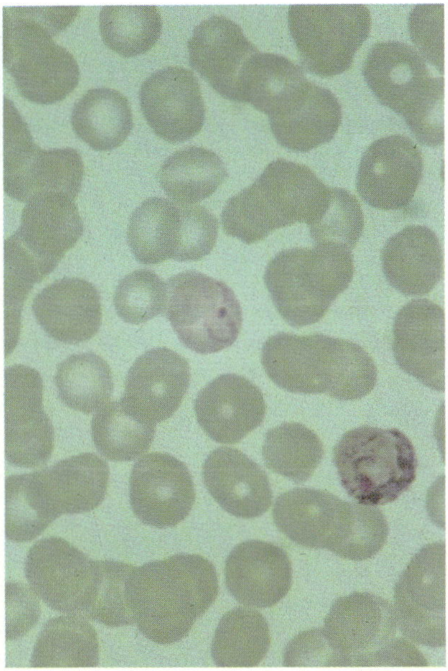

435

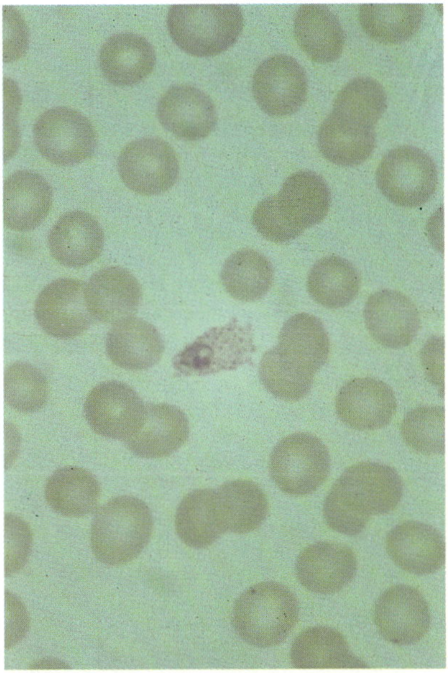

436

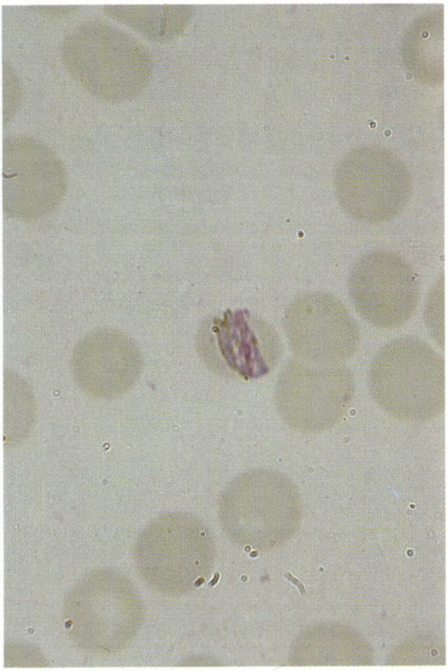

437

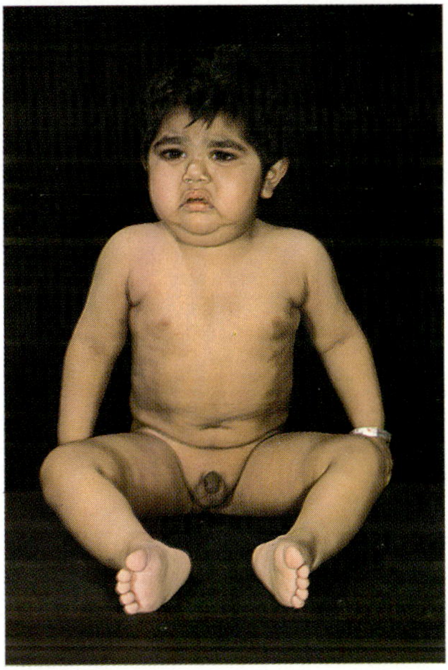

438 Ictericia. Los únicos hallazgos anormales en los ataques de paludismo suelen ser la fiebre, la rigidez y la sudoración. En las infecciones por falciparum, que es el responsable del paludismo complicado, puede haber otros signos, entre los cuales se encuentra la ictericia, que en parte se debe a la hemólisis y en parte a la lesión hepática. Cuando es intensa, suele asociarse a otras características del paludismo complicado, como los síntomas cerebrales, la insuficiencia renal y las hemorragias.

439 Hemorragia. En el paludismo falciparum es frecuente la trombopenia, aunque su intensidad no suele ser suficiente como para provocar hemorragias. En ocasiones, sin embargo, pueden aparecer hemorragias subconjuntivales.

438

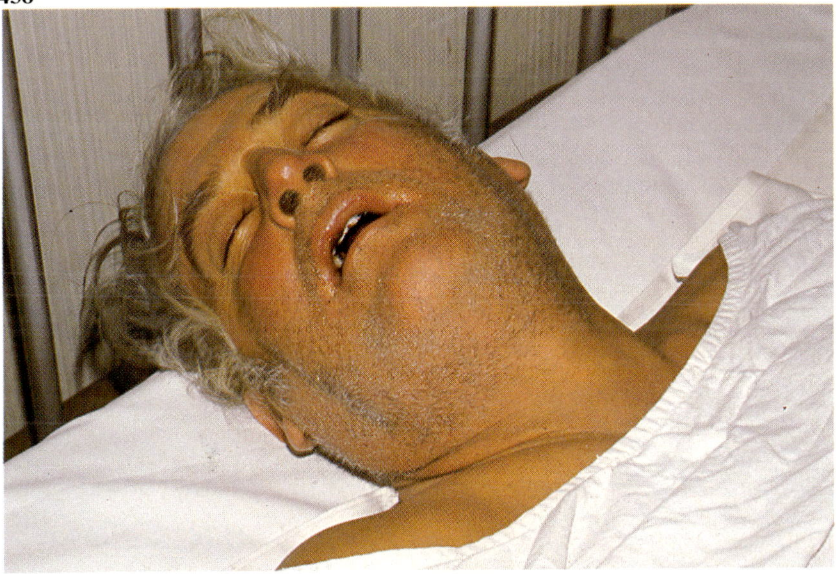

439

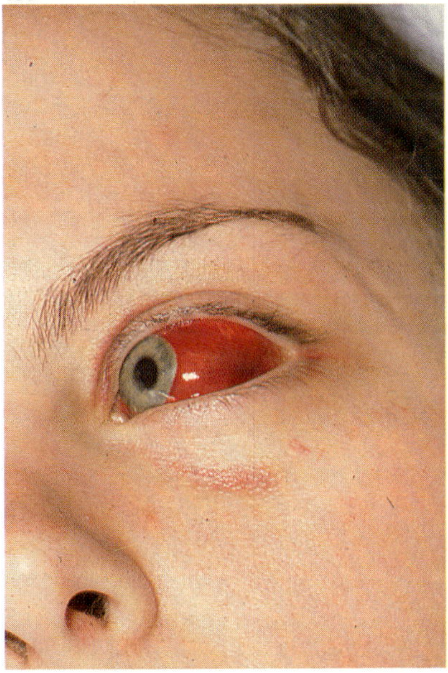

440 Histología: paludismo cerebral. Sólo *P. falciparum* produce un paludismo fatal. El deterioro puede ser brusco y aparecer incluso estando el paciente en tratamiento con fármacos antipalúdicos orales. La muerte se debe al efecto de la oclusión de los vasos sanguíneos, que están ocupados por los hematíes parasitados. El paludismo cerebral es una manifestación de este tipo de oclusión. En este corte del cerebro se observa pigmento y los hematíes contienen parásitos en división (esquizontes).

441 Histología: hígado. En los cortes hepáticos de los casos fatales se observa gran cantidad de pigmento y lo mismo sucede en las biopsias hepáticas de las personas que viven en áreas endémicas. (A = pigmento.)

440

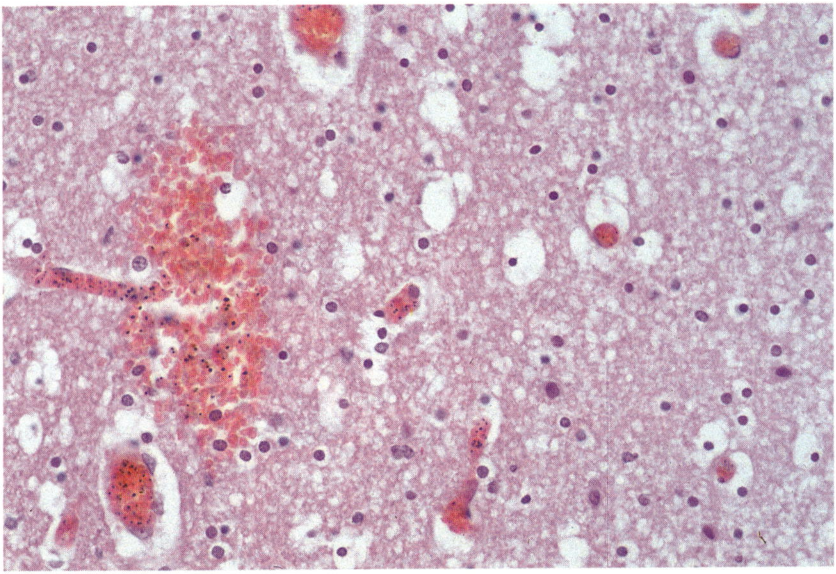

441

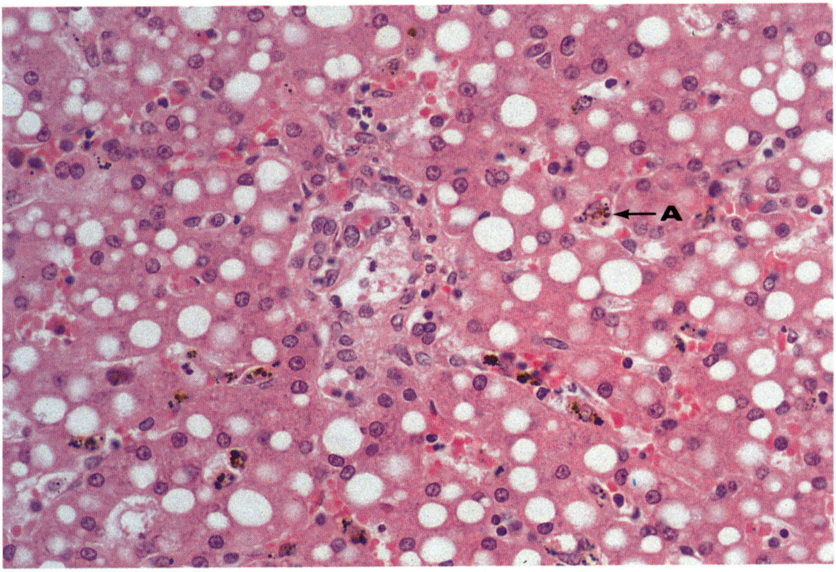

Toxoplasmosis

La infección por el protozoo *Toxoplasma gondii* está ampliamente distribuida en aves y numerosos mamíferos, entre los que se encuentra el hombre. Su incidencia en la población humana varía mucho de unas zonas a otras, siendo mayor en los trópicos. La toxoplasmosis humana adquirida después del nacimiento suele dar lugar a una infección subclínica o a una linfadenitis benigna, aunque a veces produce encefalitis o una enfermedad generalizada de elevada mortalidad. Durante el embarazo, la toxoplasmosis materna pasa fácilmente al feto, provocando su muerte o graves lesiones del encéfalo u oculares.

En la toxoplasmosis adquirida, la manifestación habitual consiste en una linfadenitis benigna muy parecida a la variedad ganglionar de la mononucleosis infecciosa aguda. El estudio de la sangre puede mostrar linfocitosis con células atípicas, pero los resultados de la prueba de Paul-Bunnell son siempre negativos. Las características principales de la enfermedad son fatiga y ligero aumento del tamaño de los ganglios linfáticos, que puede ser generalizado o limitarse a una región. La convalecencia es prolongada, aunque lo habitual es que acabe siempre en una recuperación completa. El diagnóstico se establece mediante la prueba del colorante de Sabin-Feldman.

El toxoplasma se encuentra en tres formas principales: trofozoito, quiste hístico y quiste fecal. El trofozoito, o forma libre, es el que se disemina en el huésped, provocando la enfermedad. Se trata de una célula nucleada de alrededor de 5 μm de longitud. Se multiplica en el interior del citoplasma de una célula huésped mediante un proceso de gemación interna denominado endodiogenia. En último término, la célula huésped se distiende a causa de los trofozoitos que contiene y se rompe, liberando parásitos activos que infectan a otras células.

A medida que la inmunidad se desarrolla, se van destruyendo las formas libres y el parásito entra en una fase quística en los tejidos del ojo, del sistema nervioso central y del músculo esquelético. Estos quistes contienen zoitos y pueden persistir durante muchos años sin provocar reacciones en el huésped. Es probable que la infección se transmita al ingerir carne no suficientemente cocinada que contiene quistes.

En el intestino de los gatos infectados se ha descubierto un ciclo de reproducción sexual. Los gametos se forman en el interior de las células de la mucosa, liberándose un macrogameto fertilizado en forma de oocisto, el cual sufre una posterior maduración en el suelo, dando lugar a un quiste fecal maduro que contiene cuatro esporozoitos. Tras ser ingerido por cualquier animal de sangre caliente, se digiere la pared del quiste y los esporozoitos penetran a través de las células de la mucosa, donde se transforman en trofozoitos para después invadir al huésped.

Microorganismo

442 Trofozoitos en el citoplasma de una célula huésped (tinción de Leishman). Pueden encontrarse trofozoitos en el citoplasma de cualquier célula nucleada, pero son especialmente frecuentes en las células del sistema reticuloendotelial. Tienen forma de semiluna o de pera o muestran extremos afinados. Con la técnica de Leishman, el citoplasma de los trofozoitos es azul y contiene una masa redondeada de cromatina que se tiñe de rojo y que es el núcleo. Su tamaño puede compararse con el de los hematíes débilmente teñidos que lo rodean. La reproducción es asexual y se produce por división longitudinal binaria, que acaba dando lugar a la aparición de una colonia intracelular (seudoquiste) de 16 o 32 trofozoitos.

443 Trofozoitos liberados por la célula (tinción de Leishman). La célula huésped se rompe y libera trofozoitos que se diseminan por el organismo, invadiendo y multiplicándose en el interior de las células del sistema reticuloendotelial hasta que se desarrolla la inmunidad que permite destruir a las formas libres.

444 Quiste hístico en el cerebelo (H y E). A medida que aumenta la inmunidad, se van formando quistes y el parásito entra en una nueva fase de su ciclo vital. Estos quistes están separados del tejido del huésped por una apretada membrana elástica y no provocan reacción inflamatoria, a menos que se rompan. Los quistes jóvenes son pequeños y sólo contienen dos zoitos, que parecen trofozoitos pequeños, pero que continúan creciendo lentamente a medida que los zoitos se multiplican, y acaban por alcanzar 100 µm de diámetro y contener muchos miles de zoitos.

Estos quistes son poco numerosos y suele ser necesario estudiar muchos cortes de tejido antes de encontrar uno. La retracción que se produce durante la fijación del tejido es la que causa el halo claro que rodea este quiste cerebeloso. (Flecha = quiste.)

Anatomía patológica

445 Corte de un ganglio linfático infectado que muestra activos centros germinales (H y E). El aspecto histológico de un ganglio linfático infectado no es patognomónico y es raro encontrar los quistes del parásito. La lesión consiste en un granuloma no necrotizante, con numerosos grupos pequeños de grandes macrófagos epitelioides diseminados por el tejido linfoide. No existen células gigantes. Un cuadro similar puede observarse en los primeros estadios de la tuberculosis y lo mismo sucede en la sarcoidosis. (Flecha = grandes macrófagos epitelioides.)

442

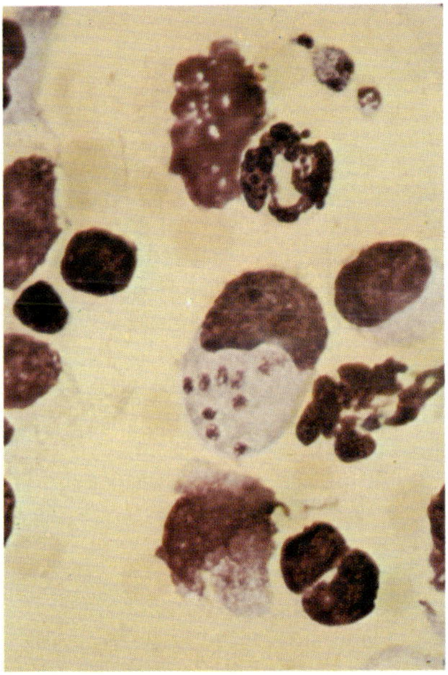

443

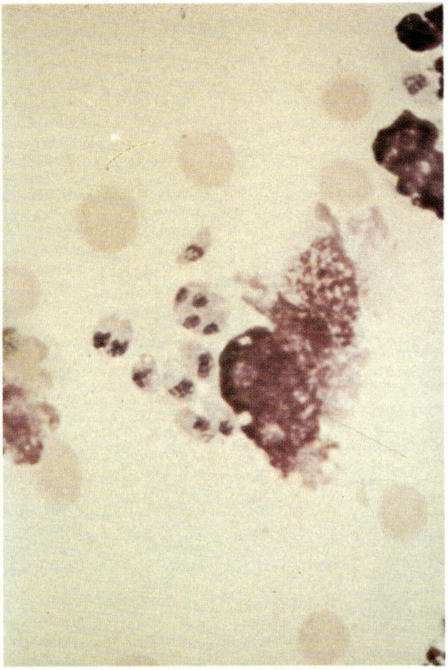

444

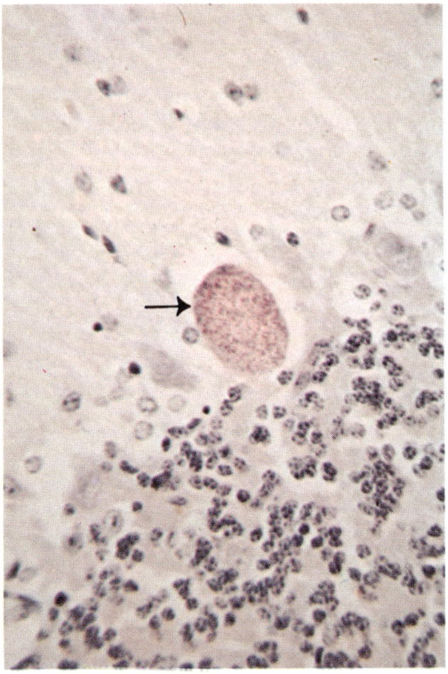

445

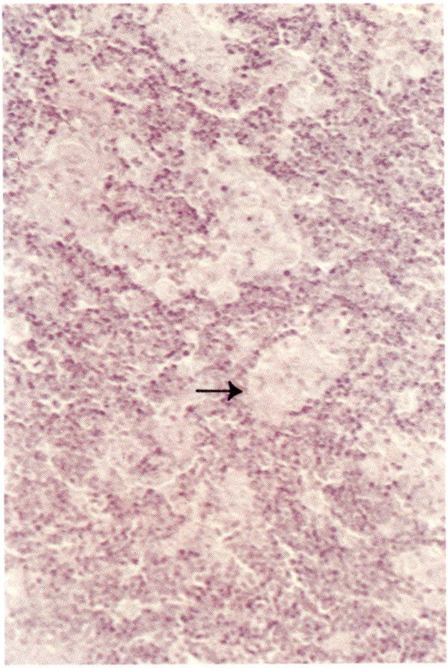

Características clínicas

446 Coriorretinitis aguda.

447 Coriorretinitis crónica. Las infecciones clínicas o subclínicas durante el embarazo pueden dar lugar a la invasión del feto por los trofozoitos. La magnitud de la lesión depende de la edad del feto y de la virulencia de la cepa del toxoplasma. En la infección gestacional precoz se puede producir un aborto, pero en estadios más avanzados los signos de lesión pueden no aparecer hasta varias semanas después del parto. El sistema reticuloendotelial y los músculos sufren una intensa infección inicial, pero el parásito tiende a localizarse en el sistema nervioso central, donde puede provocar graves y persistentes lesiones. La tríada clásica de hidrocefalia, calcificaciones cerebrales y coriorretinitis aparece en el 60% de los casos.

La coriorretinitis es una manifestación habitual de la toxoplasmosis congénita y puede encontrarse al nacimiento o desarrollarse varias semanas después. La lesión es bilateral en la mayoría de los pacientes. Aunque las alteraciones oculares suelen limitarse a la coroides y a la retina, pueden afectarse también estructuras adyacentes y llegar a causar una lesión macroscópica del ojo. Cuando es intensa, la lesión puede resultar evidente al nacimiento, observándose en estos casos un «reflejo» blanco que impide estudiar el fondo del ojo. En los casos menos graves, la lesión puede pasar inadvertida hasta que llama la atención la existencia de estrabismo y nistagmo. Las alteraciones del fondo de ojo se descubren a veces al hacer una exploración sistemática de niños escolares con defectos de la visión. En ocasiones, niños mayores o adultos pueden sufrir reactivaciones, acompañadas de turbidez del humor vítreo y disminución de la agudeza visual.

Una vez que cede el estadio agudo, se absorbe el tejido necrótico, dejando una cicatriz avascular a través de la cual se suele ver la esclerótica. Estas cicatrices tienen tamaños variables y pueden ser múltiples. Están rodeadas por un pigmento negro de origen coroideo.

446

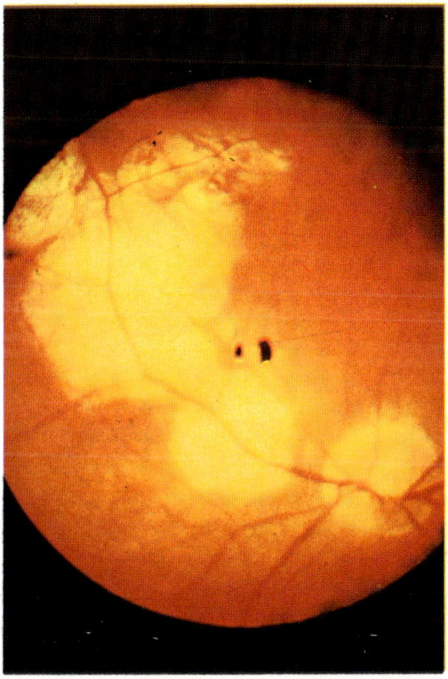

447

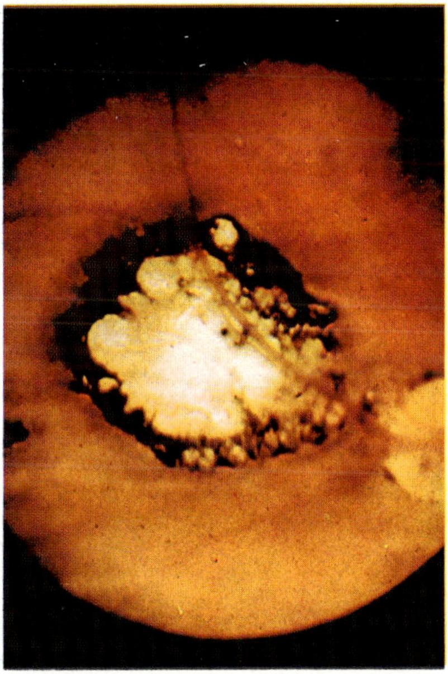

448 Hidrocefalia. La lesión encefálica es frecuente, aunque puede ser difícil de reconocer en los primeros meses de vida. Suele haber retraso mental, a menudo acompañado de epilepsia. El líquido cefalorraquídeo es xantocrómico y muestra un aumento de las proteínas y de las células, sobre todo mononucleadas.

Los focos inflamatorios con áreas de necrosis se encuentran en todo el encéfalo y en la médula espinal, siendo especialmente numerosos en la capa subependimaria de las paredes de los ventrículos laterales. Pueden desprenderse fragmentos necróticos hacia los ventrículos, con bloqueo del acueducto, o bien el edema inflamatorio agudo puede comprimir sus paredes, lo que provoca en ambos casos una hidrocefalia obstructiva.

La destrucción del tejido nervioso del feto puede ser tan amplia que el encéfalo aparece fino como el pergamino y arrugado, en tanto que la mayor parte de la cavidad craneal está ocupada por un líquido cefalorraquídeo amarillo. Los «seudoquistes» pueden encontrarse en el interior de áreas de necrosis y constituyen un hallazgo diagnóstico. La búsqueda cuidadosa puede permitir el hallazgo de trofozoitos libres en el encéfalo, aunque es más fácil detectarlos inoculando el líquido cefalorraquídeo a un ratón joven.

449 Radiografía de cráneo que muestra calcificaciones intracraneales. Durante la cicatrización, las sales de calcio se depositan en el tejido necrótico y pueden ser detectadas en radiografías. En ocasiones, se encuentran calcificaciones al nacimiento, aunque otras veces su aparición se retrasa varios meses.

En las radiografías pueden encontrarse bandas lineales paralelas a las paredes de los ventrículos laterales, detectándose opacificaciones irregulares bajo la corteza y en los núcleos de la base. Sin embargo, hay que tener en cuenta que sólo el 50% de los niños menores de un año con calcificaciones cerebrales o con coriorretinitis sufren toxoplasmosis.

448

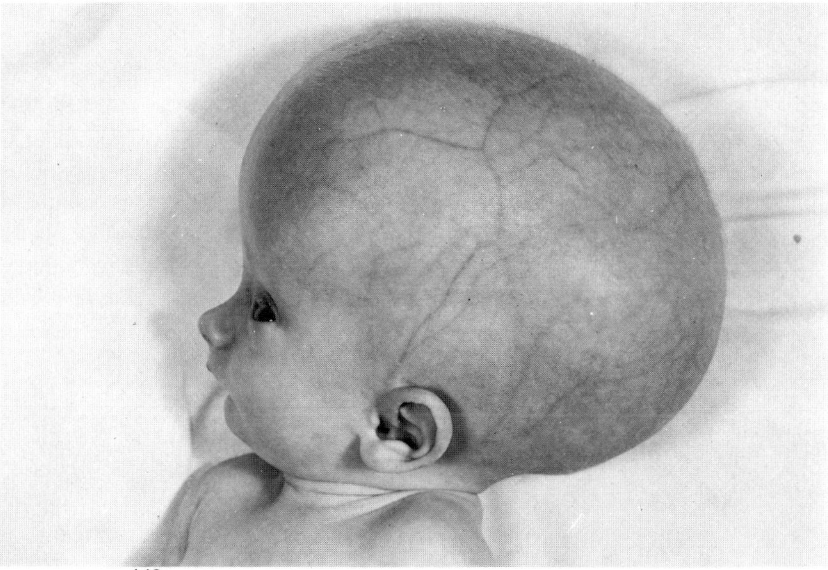

449

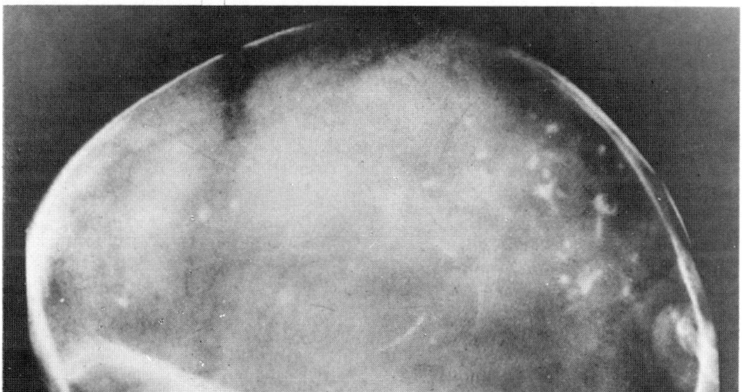

OTROS PROCESOS

Infección por micoplasmas

Los micoplasmas, antes conocidos como microorganismos de tipo pleuroneumonía, son parásitos o saprofitos muy pequeños que se encuentran ampliamente distribuidos en la naturaleza. Son los responsables de enfermedades respiratorias en el hombre y en numerosos animales. *Mycoplasma pneumoniae* (agente Eaton) es el agente causal de las enfermedades respiratorias en el hombre, mientras que *Mycoplasma hominis* tipo 1 se ha visto implicado como posible causa de la uretritis inespecífica y de otras infecciones genitales. Muchas especies son comensales en la boca y aparato genital del hombre y de los animales.

Microorganismo

450 Colonias de micoplasma en un medio de cultivo de agar. Los micoplasmas son microorganismos pleomorfos muy pequeños, cuyo diámetro varía entre 0,125 y 0,3 μm. Contienen DNA y RNA, pero no poseen una pared celular rígida. La mayoría de las especies crecen de forma aerobia en un medio sin células enriquecido con suero, pero otras requieren anhídrido carbónico adicional. El crecimiento comienza por un gránulo (corpúsculo elemental), que aumenta y se divide por fisión múltiple, dando lugar a gránulos o filamentos nuevos. Los gránulos pueden permanecer unidos a la célula precursora, produciendose así formas muy distintas. En medio de agar sólido, los gránulos pasan por acción capilar a los intersticios del gel, desde donde crecen hacia la superficie, en la que se expanden para formar una fina capa, desde el centro hacia la periferia de la colonia, en la película de agua que existe sobre la superficie del agar. La parte central y granular elevada, rodeada por el borde transparente, produce la típica imagen en «huevo frito». Las colonias crecen lentamente, pero se observan a simple vista al cabo de 7 a 12 días. Su morfología depende de cada especie. Pueden utilizarse antisueros específicos marcados con fluoresceína para teñir las colonias e identificarlas.

451 Hemólisis beta causada por *M. pneumoniae*. Algunas especies de micoplasmas producen lisis de los hematíes de carnero o de cobaya. La hemólisis puede ser de tipo α o β y extenderse de 2 a 5 mm alrededor de las colonias. La fermentación del azúcar se emplea para distinguir *M. pneumoniae* de las cepas comensales del hombre. Las distintas especies de micoplasma parecen ser antigénicamente diferentes.

450

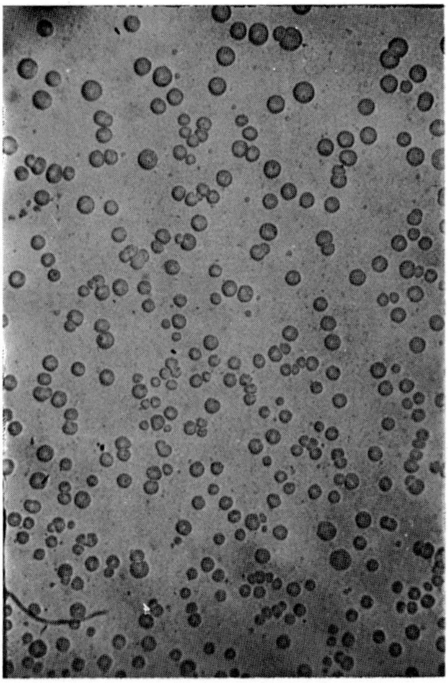

451

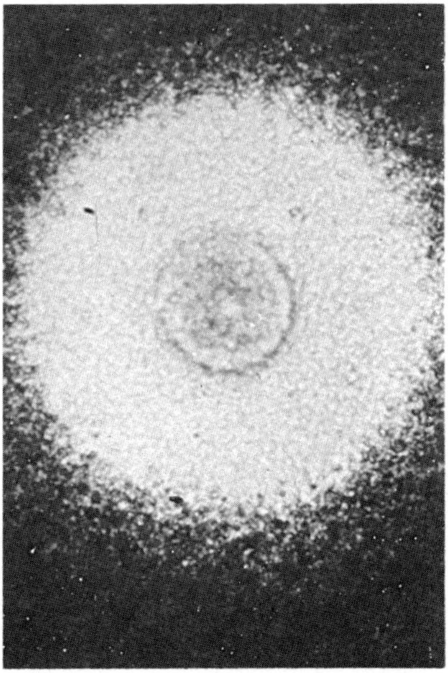

452 Colonia de micoplasmas. La morfología de la colonia es peculiar, por lo que es utilizada para una identificación preliminar. Al corte transversal, la colonia tiene el perfil de una chincheta. La parte central es densa, debido en parte al crecimiento del microorganismo en los intersticios del agar y en parte a la proliferación de los microorganismos en la superficie. La zona periférica es fina y se limita a la superficie del agar.

Enfermedades causadas por *Mycoplasma pneumoniae*

Enfermedad respiratoria aguda

Mycoplasma pneumoniae provoca brotes de enfermedad respiratoria aguda, sobre todo en comunidades cerradas. Las epidemias pueden presentarse a intervalos irregulares en la población general. La infección por micoplasmas puede ir acompañada de un síndrome de Stevens-Johnson. La miringitis ampollosa es una rara manifestación, en la que aparecen ampollas hemorrágicas en el tímpano.

Durante la evolución de la enfermedad, se desarrollan anticuerpos frente al micoplasma que pueden demostrarse con técnicas de fijación de complemento, neutralización o fluorescencia inmune. Además, muchos pacientes producen aglutininas que reaccionan a bajas temperaturas con *Streptococcus MG* y con hematíes humanos del grupo O.

453 Histología del pulmón en la neumonía por micoplasma (H y E). Durante el estadio agudo, se produce una amplia inflamación del parénquima pulmonar y de las paredes alveolares, que se encuentran engrosadas e infiltradas. Existe una importante bronquitis y bronquiolitis, y puede haber ulceración de la mucosa. Tapones de moco, pus y restos pueden bloquear las luces de los bronquiolos, provocando el colapso de algunos alveolos y distensión compensadora de otros. El exudado inflamatorio está formado, sobre todo, por células mononucleadas y eritrocitos. El corte muestra un aspecto característico del estadio avanzado de la enfermedad, con numerosos folículos linfoides adyacentes a un bronquiolo. (A = bronquio, B = folículo linfoide, C = alveolo.)

452

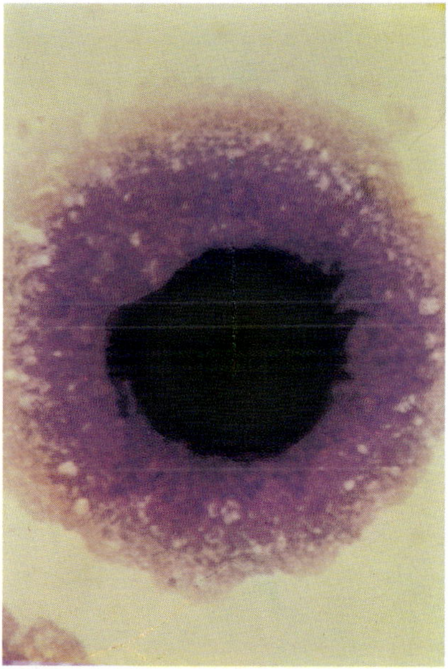

453

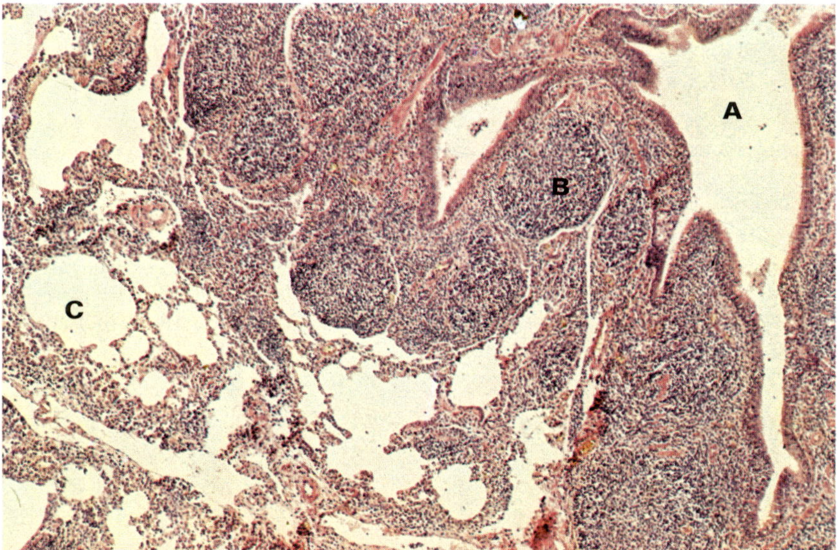

454

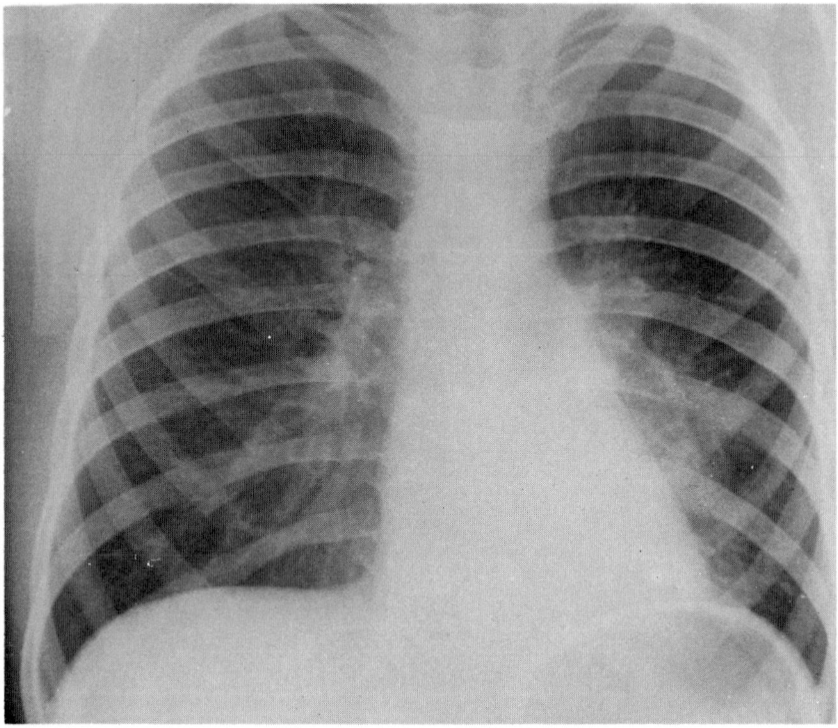

454 Radiografía de tórax: congestión peribronquial. La aparición de la enfermedad es gradual, con síntomas generales como cefalea, escalofríos, mialgia e importante laxitud. El paciente desarrolla en uno o dos días signos de infección respiratoria alta, con inflamación de la garganta, a la que sigue una molesta tos y dolores retrosternales debidos a la traqueobronquitis. El esputo es escaso y su aspecto puede ser mucoso o mucopurulento. A veces se pueden ver estrías sanguinolentas. La radiografía del tórax de estos pacientes puede mostrar una sombra estriada, que se debe a la congestión peribronquial.

455

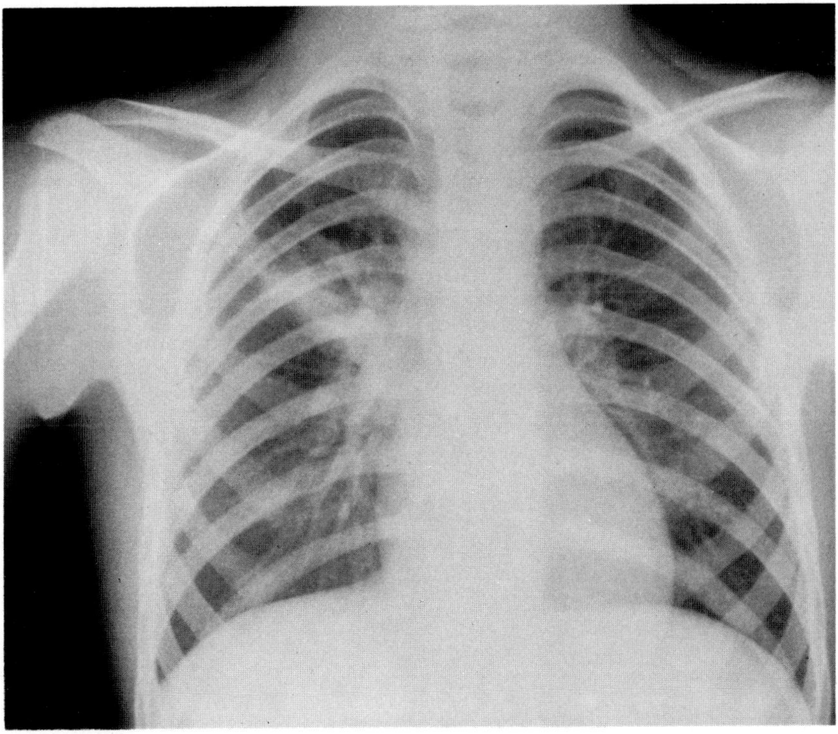

455 Radiografía de tórax: infección lobulillar. La intensidad de la enfermedad y la amplitud de la infección pulmonar son muy variables. Las características principales son fiebre, malestar general y cansancio excesivo. Es poco frecuente que exista dificultad respiratoria y la exploración clínica del tórax es normal, salvo por la existencia de algunas crepitaciones. El bloqueo de los bronquiolos que da lugar a pequeñas zonas de atelectasia y la extensión de la inflamación al tejido pulmonar que rodea a los bronquiolos se manifiestan en las radiografías de tórax por una sombra miliar blanda o por un fino moteado nodular.

456 Radiografía de tórax: llamarada hiliar. Las radiografías muestran a veces opacidades en vidrio esmerilado que parecen surgir en forma de abanico a partir del hilio. Este hallazgo no se limita a las neumonías por micoplasmas, sino que también pueden encontrarse en las causadas por el agente de la psitacosis-ornitosis, *Coxiella burnetii,* y por varios virus, entre los que se encuentran el sincitial respiratorio, el adenovirus, el de la parainfluenza y el de la influenza. Para hacer un diagnóstico definitivo, es necesario demostrar una elevación de hasta cuatro veces superior a la original de los anticuerpos frente al agente causal. Suelen utilizarse pruebas de fijación de complemento que, aunque no son tan sensibles como las otras pruebas de anticuerpos en las infecciones por micoplasmas, tienen la ventaja de su mayor sencillez. Hasta el 50% de los pacientes con neumonía por micoplasma desarrollan aglutininas frías frente a los hematíes humanos de tipo O y más del 60% poseen también anticuerpos aglutinantes frente a *Streptococcus MG.*

456

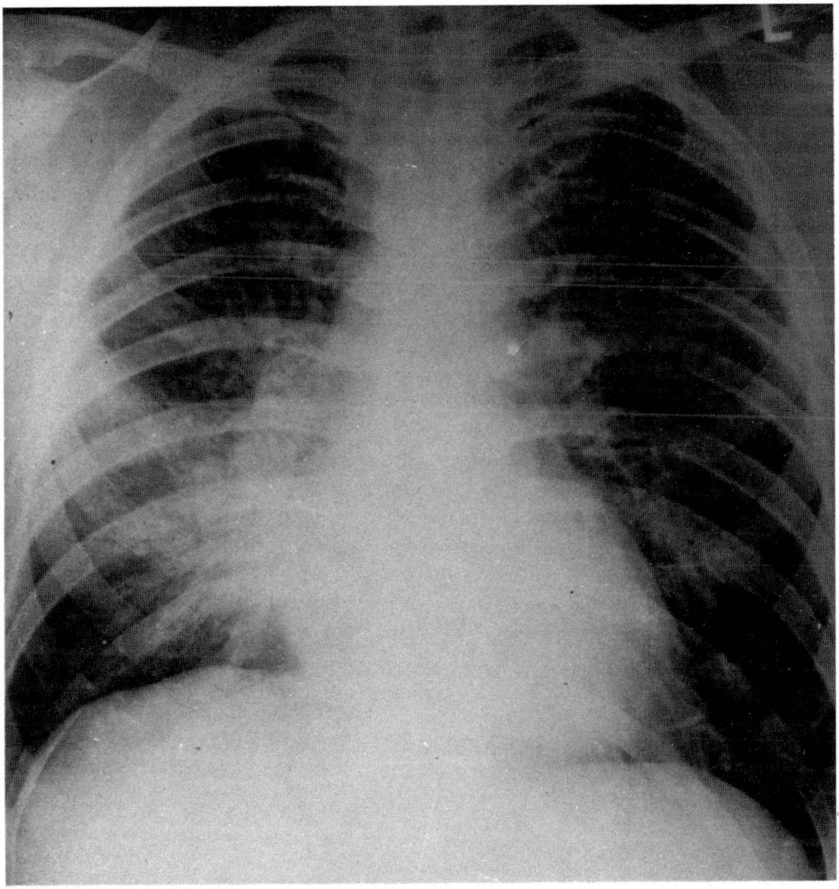

457 Radiografía de tórax: infección lobar. El aspecto de los pulmones en las radiografías varía considerablemente y no se correlaciona con el estadio clínico. Las sombras pueden ser aisladas y estar diseminadas por ambos pulmones, o bien confluir y limitarse a un lóbulo, sobre todo al inferior. Las sombras emigran a veces de un área a otra.

El recuento leucocitario suele ser normal, pero puede aumentar hasta $15 \times 10^9/l$. La velocidad de sedimentación globular supera los 80 mm/h en al menos un 40% de los casos. Aunque la evolución suele ser benigna, la recuperación es lenta y las alteraciones radiológicas pueden persistir durante semanas. Es raro que sea fatal y también son poco frecuentes las complicaciones.

457

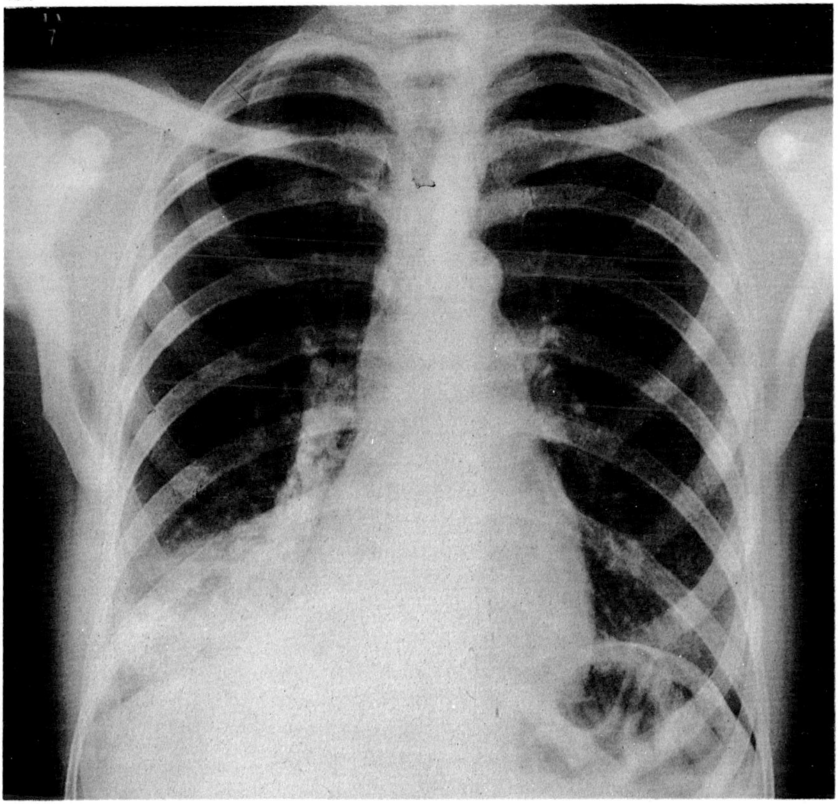

Síndrome de Stevens-Johnson

458 Micoplasma y síndrome de Stevens-Johnson. *Mycoplasma pneumoniae* puede provocar un síndrome de Stevens-Johnson, con o sin signos de infección pulmonar. El síndrome totalmente desarrollado comporta conjuntivitis, estomatitis, vulvitis o uretritis y una erupción pleomorfa (véanse **460** a **463**).

Las conjuntivas muestran gran inflamación y los párpados pueden estar pegados por un pus coagulado. Cuando la afectación oral es intensa, se desarrollan amplias ulceraciones que hacen dolorosa la deglución. Hacia el final de la segunda semana, la lesión mucocutánea comienza a ceder y el estado general del paciente mejora rápidamente.

459 Micoplasma y síndrome de Stevens-Johnson. En pacientes con síndrome de Stevens-Johnson se ha cultivado *Mycoplasma pneumoniae.* Dado que la afectación es tanto dérmica como epidérmica, se observa una considerable variación en el aspecto clínico de las lesiones. Existe un notable edema de la dermis y fuerte infiltración por leucocitos neutrófilos y eosinófilos. Los pequeños vasos sanguíneos están dilatados y rodeados de linfocitos, pudiendo formarse vesículas en la epidermis y en la dermis. Las subepidérmicas pueden confluir, formando grandes ampollas. El centro de las lesiones muestra a veces una alteración del color debida a la hemorragia.

En las dos lesiones cutáneas de esta ilustración se puede observar el típico aspecto de escarapela. Sobre una base eritematosa, existe una gran ampolla con una zona central oscura debida a la hemorragia.

458

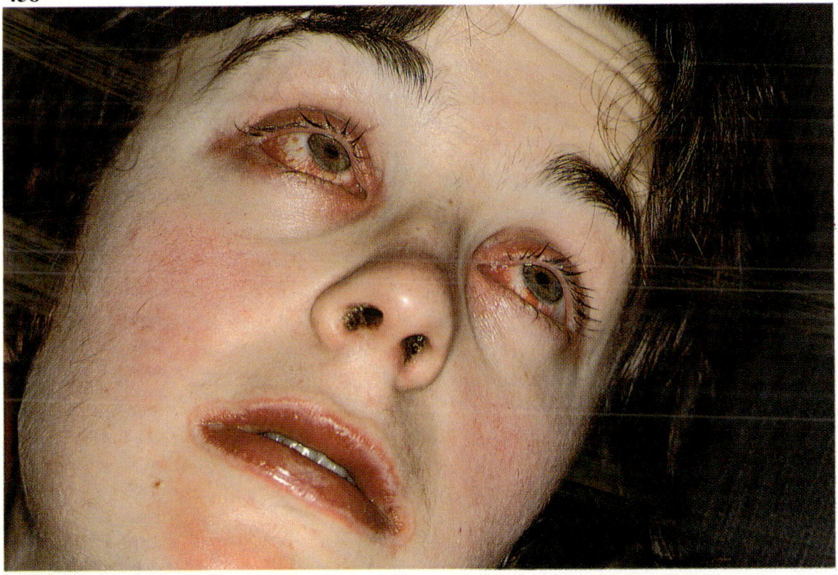

459

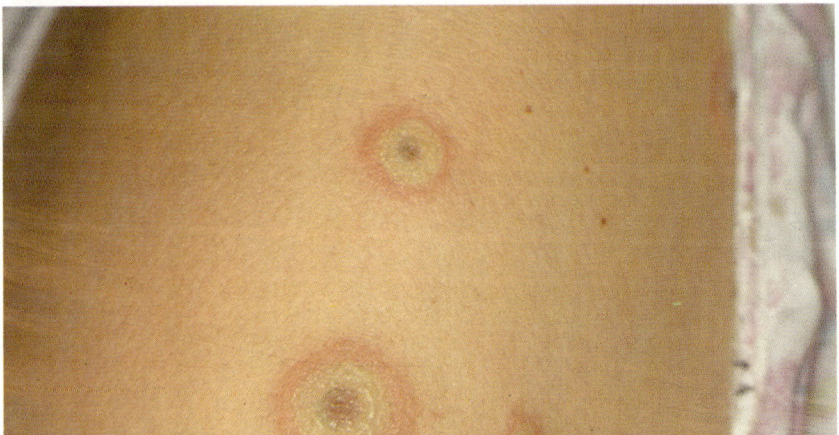

Síndrome de Stevens-Johnson

El síndrome de Stevens-Johnson consiste en la combinación de una erupción pleomorfa con intensas ulceraciones de la boca y lesiones inflamatorias de los ojos y la uretra. Se trata de un cuadro de hipersensibilidad aguda y probablemente sea una variante grave del eritema multiforme. El factor desencadenante puede ser una infección, en especial de garganta, o puede aparecer tras el uso de determinados fármacos, como las sulfamidas o los antibióticos (véase también página 374).

460 Síndrome de Stevens-Johnson: boca y cavidad oral. La enfermedad suele iniciarse con fiebre y cierto mal estado general, seguidos de las lesiones de las mucosas y de la piel. La estomatitis es muy molesta, ya que las úlceras orales son dolorosas y tienden a sangrar. Los labios suelen estar ennegrecidos con sangre coagulada, y puede ser difícil abrir la boca. Cuando las úlceras orales y faríngeas son graves, la deglución se transforma en un suplicio. Las ulceraciones pueden extenderse a la tráquea y a los bronquios e ir acompañadas de neumonía.

461 Síndrome de Stevens-Johnson: ojo. Existe una intensa inflamación de la conjuntiva y los párpados suelen estar pegados entre sí por el pus.

La uretritis produce dolor a la micción y suelen existir lesiones en los genitales externos. El paciente permanece agudamente enfermo durante una semana o diez días, antes de que las lesiones comiencen a ceder de manera gradual.

460

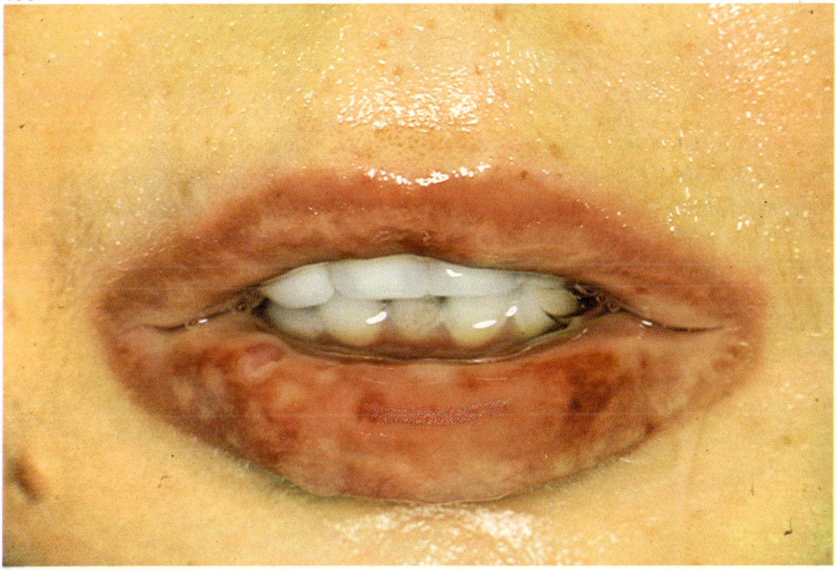

461

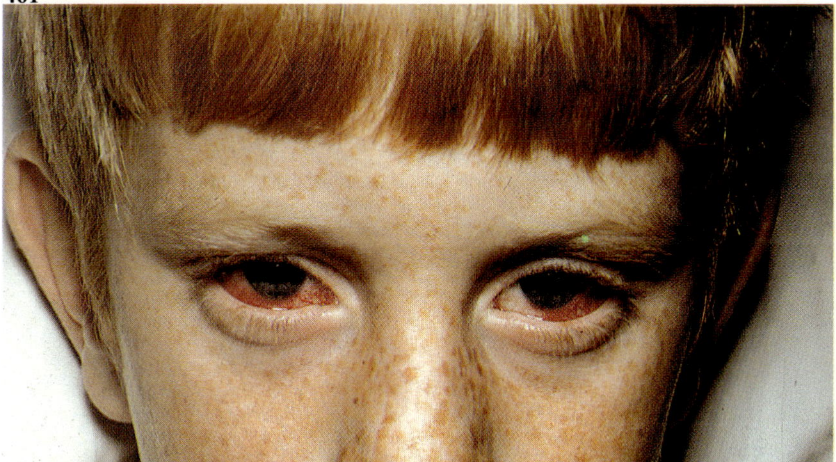

462 Síndrome de Stevens-Johnson: erupción en el tronco. La erupción puede preceder o seguir a las restantes manifestaciones. En los casos leves, aparece sobre las superficie de extensión de las extremidades y sobre el dorso de las manos y pies; en los casos más graves, afecta al tronco, cuello y cabeza, e incluso a las palmas y a las plantas. Es rara la afectación del cuero cabelludo. La distribución centrífuga de la erupción puede parecerse mucho a la de la viruela, con la que solía plantear problemas de diagnóstico diferencial. Algunas erupciones son morbiliformes, pero no evolucionan de arriba abajo; las superficies de extensión están mucho más afectadas que en el sarampión (véanse **348** y **355**).

463 Síndrome de Stevens-Johnson: imagen próxima de la erupción. La erupción típica consiste en lesiones eritematosas circulares con anillos concéntricos de colores distintos. Estas lesiones en diana o en iris miden alrededor de 1 cm de diámetro y aparecen sobre todo en las extremidades. La erupción es muy variable y puede estar formada por manchas eritematosas, vesículas, pústulas o ampollas en distintas combinaciones. Algunas lesiones pueden sangrar, con el consiguiente cambio de coloración.

El estudio histológico de la piel muestra que los pequeños vasos sanguíneos están congestivos y rodeados de células mononucleadas. El líquido exudado distorsiona las capas celulares, dando lugar a pápulas, vesículas y ampollas.

464 Síndrome de Stevens-Johnson: artritis. Además de la piel y las mucosas, pueden afectarse otras muchas estructuras. La neumonía es una complicación frecuente y en ocasiones se pueden producir miocarditis, pericarditis, encefalitis y enteritis. Esta paciente con síndrome de Stevens-Johnson tuvo una tumefacción dolorosa de las pequeñas articulaciones de las manos durante el estadio agudo de la erupción. La artritis persistió durante semanas, cediendo después sin dejar incapacidad funcional.

462

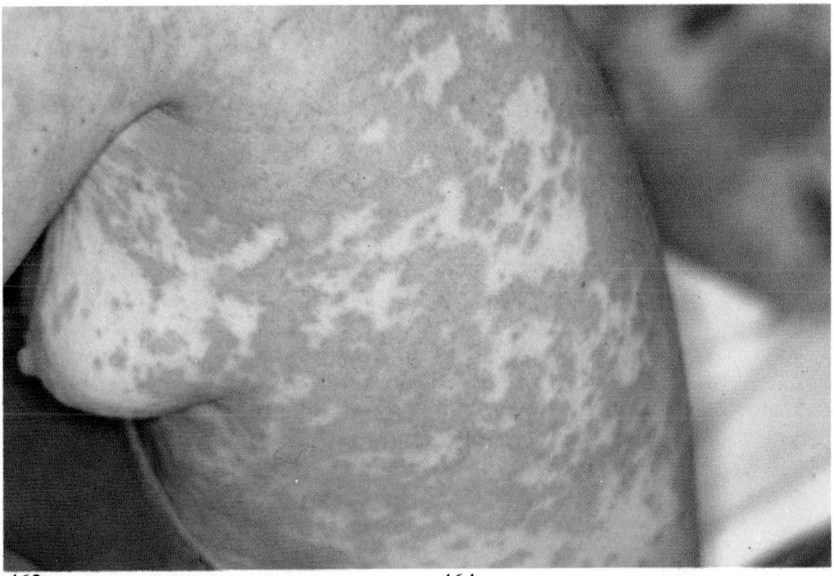

463

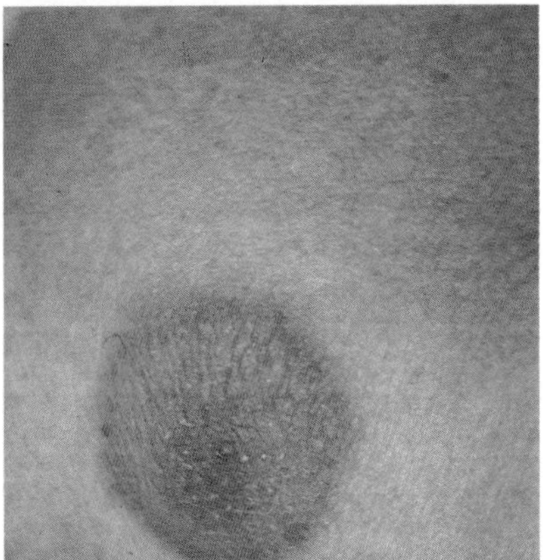

464

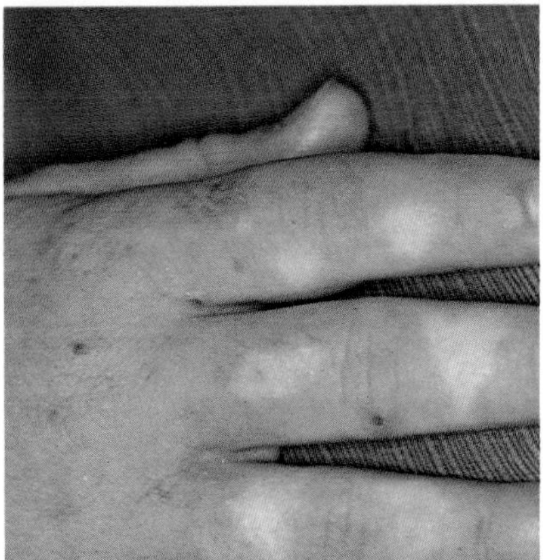

Síndrome de la piel escaldada (necrolisis epidérmica tóxica)

El síndrome de la piel escaldada (necrolisis epidérmica tóxica) se asemeja al síndrome de Stevens-Johnson, aunque las lesiones cutáneas son distintas a las de éste. Existen grandes zonas de epidermis necrótica extraordinariamente dolorosa que se desprenden de la piel subyacente a la más mínima presión, dejando amplias áreas desnudas. El cuadro en conjunto es el de un escaldamiento.

Parecen existir dos tipos de síndrome de piel escaldada: uno provocado por fármacos y otro debido a la infección por *Staphylococcus aureus*, generalmente del fagogrupo II. La separación de la epidermis en la necrolisis provocada por fármacos aparece en las capas subepidérmicas, mientras que en la infección estafilocócica se produce en la epidermis. La forma estafilocócica afecta a pacientes de menor edad y su mortalidad es baja. Las cepas de estafilococos que se asocian al síndrome de piel escaldada son las que producen impétigo, pénfigo neonatal y enfermedad de Ritter (véanse **55** y **56**). Los estafilococos pueden encontrarse en la piel o en otras localizaciones, donde producen una exotoxina (exfoliatina) que es la responsable de la necrolisis.

465 Síndrome de la piel escaldada: lesiones de la cara. La piel tiene un aspecto escaldado. La capa superficial de la epidermis se ha separado y deslizado sobre la capa más profunda, adoptando un aspecto arrugado. Los labios presentan una intensa inflamación y están parcialmente cubiertos de costras.

466 Síndrome de la piel escaldada: efectos destructivos. La necrolisis de las capas subepidérmicas puede dar lugar a lesiones permanentes de la piel. Esta niña tuvo un grave ataque durante el cual su ceja derecha se deslizó hacia la frente antes de desprenderse junto con la piel necrótica. La paciente sobrevivió al estadio agudo, pero los pelos de su cejas no se regeneraron y aparecieron cicatrices queloideas por todas partes.

467 Síndrome de la piel escaldada: cara de una mujer india. La intensa congestión conjuntival puede ir acompañada de queratitis, con una secuela de cicatrices que dificultan la visión. La superficie epidérmica ha desaparecido de la piel de los párpados; los labios están ulcerados y cubiertos de costras oscuras en los lugares en que han sangrado. La cavidad bucal está ampliamente ulcerada.

465

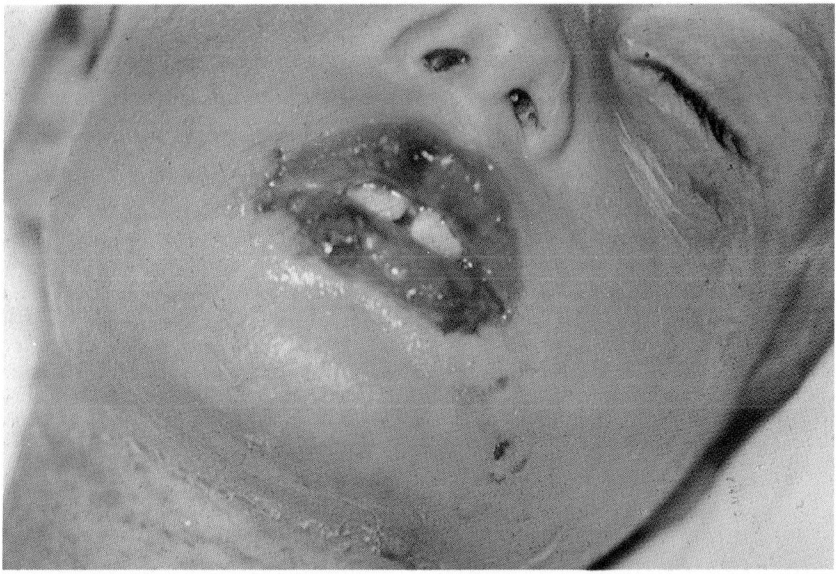

466

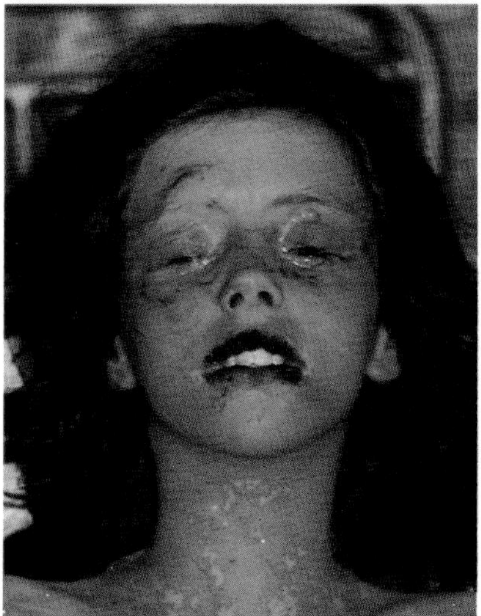

467

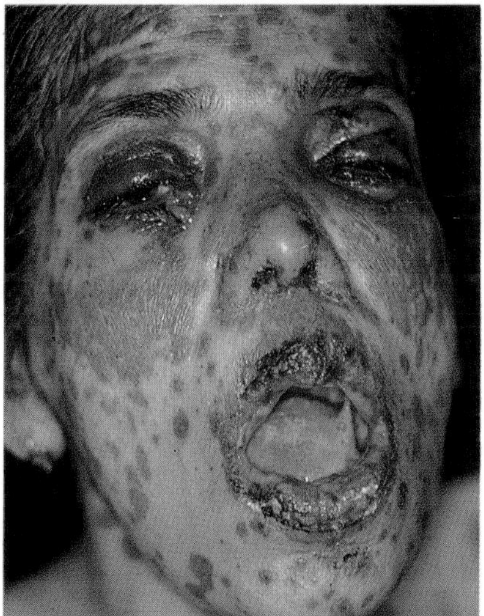

468 Síndrome de la piel escaldada: lesiones del tronco. Las capas pigmentadas superficiales pueden desprenderse durante el estadio agudo en los pacientes de piel oscura, pero durante la convalecencia la pigmentación vuelve a la normalidad.

469 Síndrome de la piel escaldada: imagen próxima de la piel. La epidermis necrótica se desliza sobre la piel subyacente a la más mínima presión. Ello constituye el signo de Nikolsky, que no es patognomónico, ya que también se puede encontrar en otras enfermedades cutáneas, como el pénfigo.

468

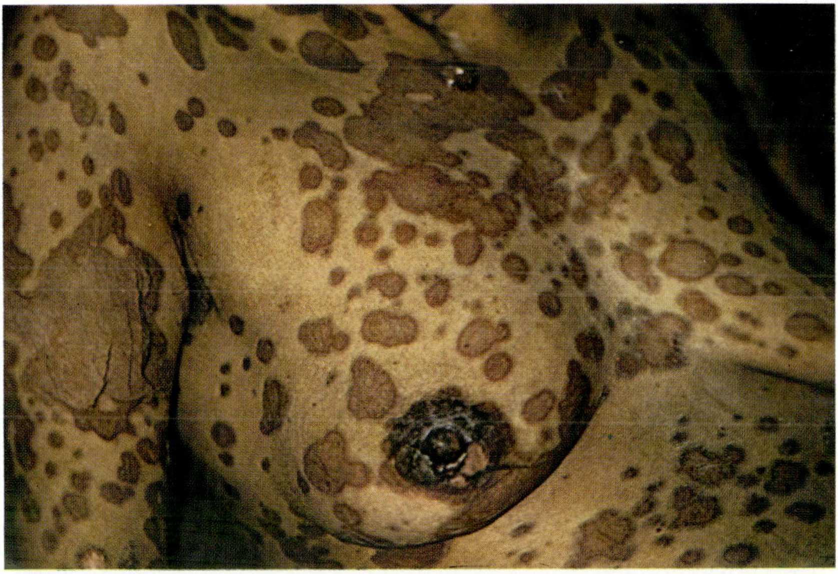

469

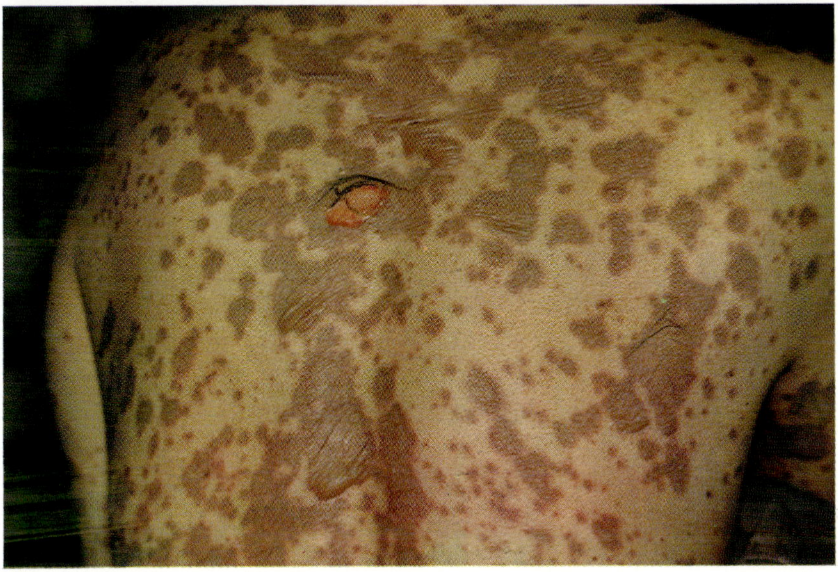

Enfermedad de Kawasaki

La enfermedad de Kawasaki, también denominada síndrome mucocutáneo ganglionar, afecta a niños y se ha observado en muchos países, sobre todo en Japón, donde se describió por primera vez. Su etiología es desconocida, pero se cree que está causada por un agente infeccioso. No existen pruebas específicas y el diagnóstico se establece de forma clínica cuando aparecen cinco de los seis criterios siguientes:

1 Fiebre de etiología desconocida

- De cinco o más días de duración
- Que no responde a los antibióticos

2 Conjuntivas: congestión bilateral

3 Labios y boca

- Labios secos, con enrojecimiento y formación de fisuras
- Lengua: aspecto en «fresa»
- Orofaringe: enrojecimiento difuso de la mucosa

4 Periferia de las extremidades

- Estadio inicial: enrojecimiento de las palmas y las plantas, con edema acompañante del dorso de manos y pies.
- Estadio avanzado: descamación membranosa que comienza alrededor de la punta de los dedos.

5 Exantema: erupción pleomorfa, sobre todo en tronco, sin vesículas ni costras

6 Adenopatías: aumento de tamaño agudo y no supurativo de los ganglios linfáticos cervicales.

470 Enfermedad de Kawasaki: conjuntiva. Alrededor del 90% de los casos presentan conjuntivitis bilateral. Las conjuntivas bulbares son las más afectadas, pero las palpebrales también están ligeramente enrojecidas.

471 Enfermedad de Kawasaki: labios. La misma proporción de pacientes (90%) tienen labios secos, enrojecidos y agrietados.

470

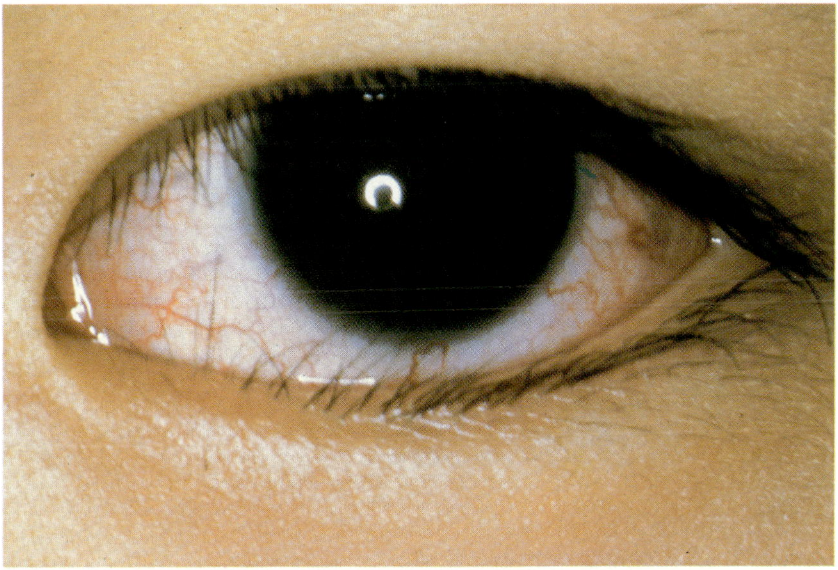

471

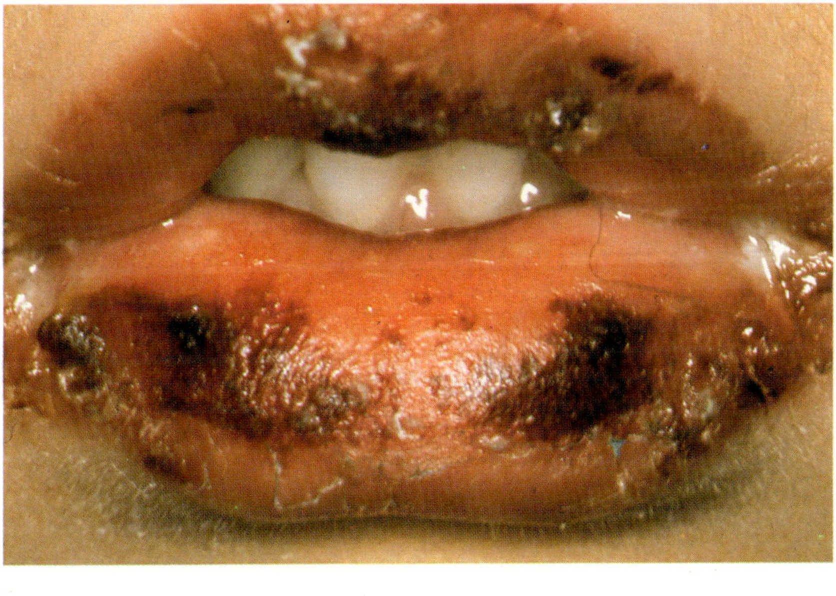

472 Enfermedad de Kawasaki: lengua. La mucosa oral y de la garganta está enrojecida y seca; la lengua, con papilas rojas prominentes, se parece a la lengua aframbuesada de la escarlatina.

473 Enfermedad de Kawasaki: adenopatías. Los ganglios linfáticos cervicales están aumentados de tamaño y son firmes y ligeramente dolorosos a la palpación. No supuran.

474 Enfermedad de Kawasaki: exantema. En los primeros días de evolución y tras la aparición de la fiebre, surge una erupción que suele persistir durante alrededor de una semana. Es más importante en el tronco, pero puede afectar también la cara y a las extremidades. Es eritematosa y puede simular un exantema del sarampión o un eritema multiforme.

472

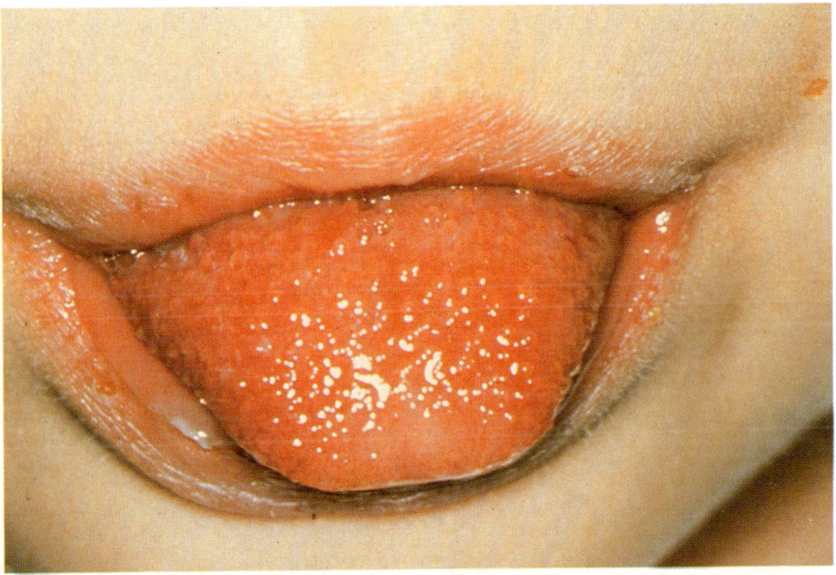

473

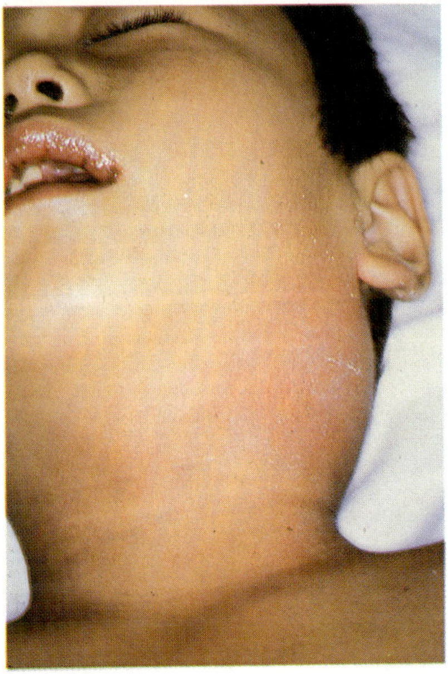

474

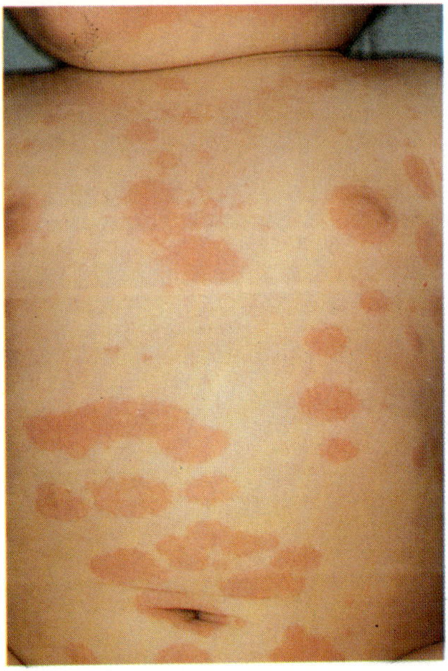

475 Enfermedad de Kawasaki: extremidades. El edema indurado del dorso de las manos y pies es una manifestación precoz que puede ir acompañada de enrojecimiento de palmas y plantas.

476 Enfermedad de Kawasaki: descamación membranosa. Durante la segunda o tercera semana de la enfermedad, la piel comienza a desprenderse alrededor de los pliegues ungueales y pueden separarse en largas tiras de los dedos.

475

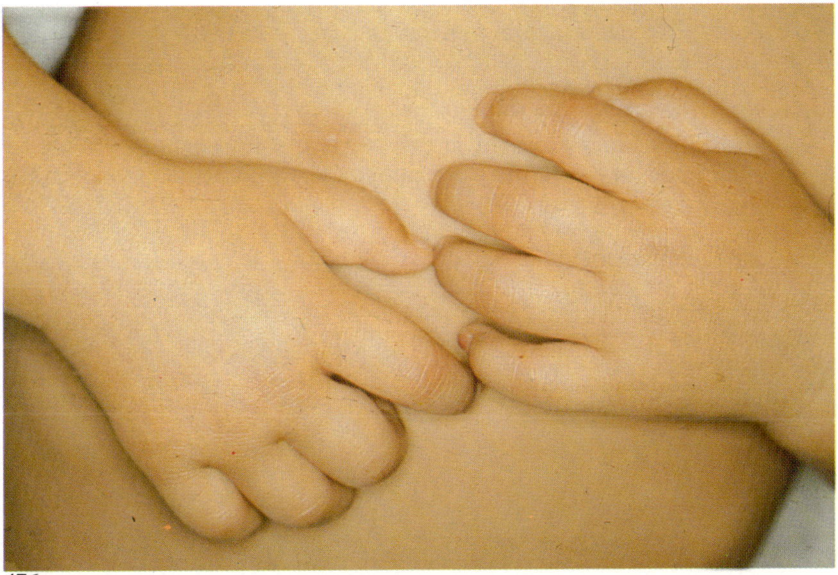

476

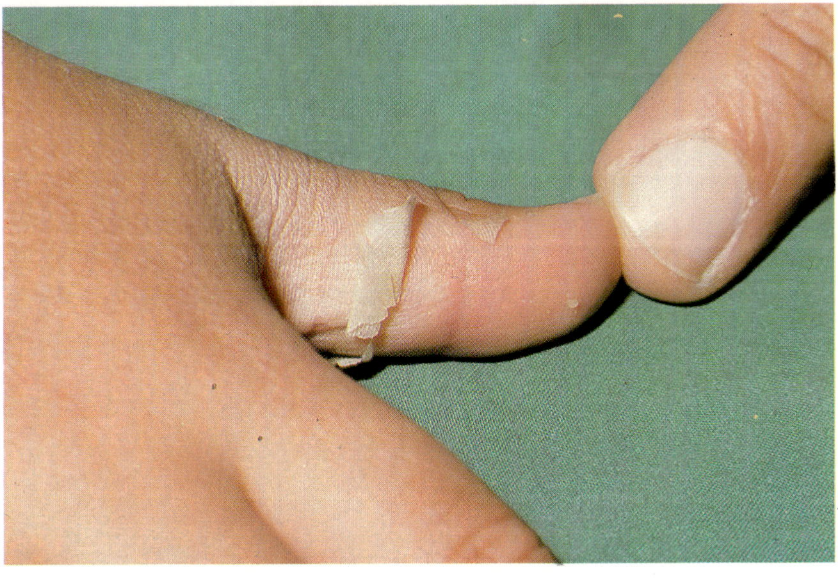

477 Trombosis de la arteria coronaria. La carditis es un hallazgo frecuente y la principal causa de muerte. Puede asociarse a angeitis de los vasos coronarios, que provoca aneurismas y trombosis. El pronóstico es peor en los niños varones menores de un año que han tenido fiebre prolongada y una erupción acompañada de velocidad de sedimentación muy elevada. Durante la segunda y tercera semanas de la enfermedad, es frecuente una trombocitosis importante, lo que puede predisponer a la trombosis. La mortalidad es del 1 al 2%.

478 Angiografía coronaria. Alrededor del 60% de los pacientes estudiados en una serie presentaron anomalías de las arterias coronarias. Algunos tenían aneurismas, mientras que otros mostraban arterias irregulares, tortuosas o estenóticas. La imagen arteriográfica de algunos enfermos volvió a la normalidad.

477

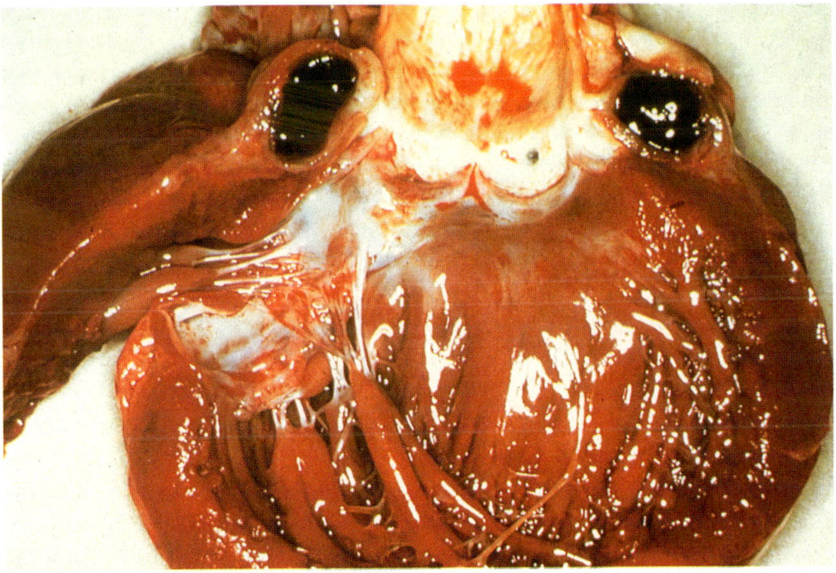

478

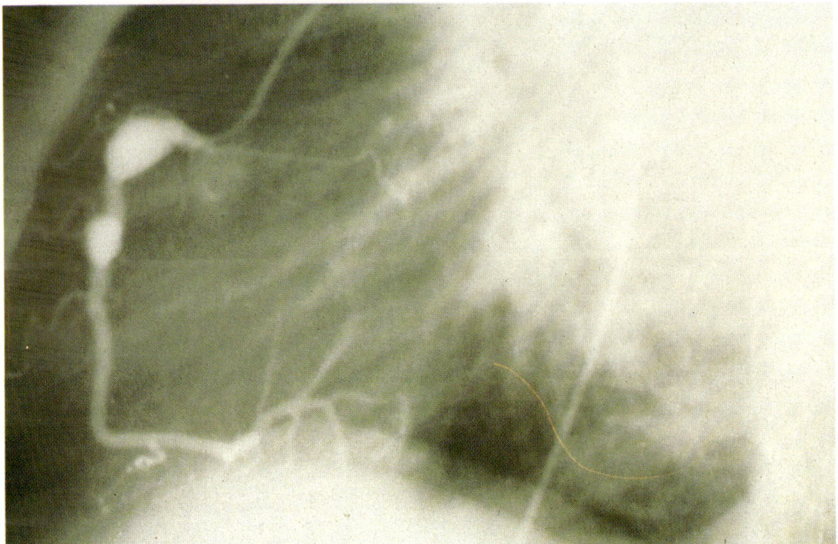

479 Hidropesía de la vesícula biliar. En cualquier estadio de la enfermedad pueden aparecer diarrea y dolor abdominal. Las molestias abdominales se asocian a veces a hidropesía de la vesícula biliar, que se demuestra aquí mediante ecografía; en este niño, cedió de forma espontánea. Otros hallazgos ocasionales son meningitis, artritis, uretritis y otitis media. (A = hígado, B = vesícula biliar, C = riñón.)

479

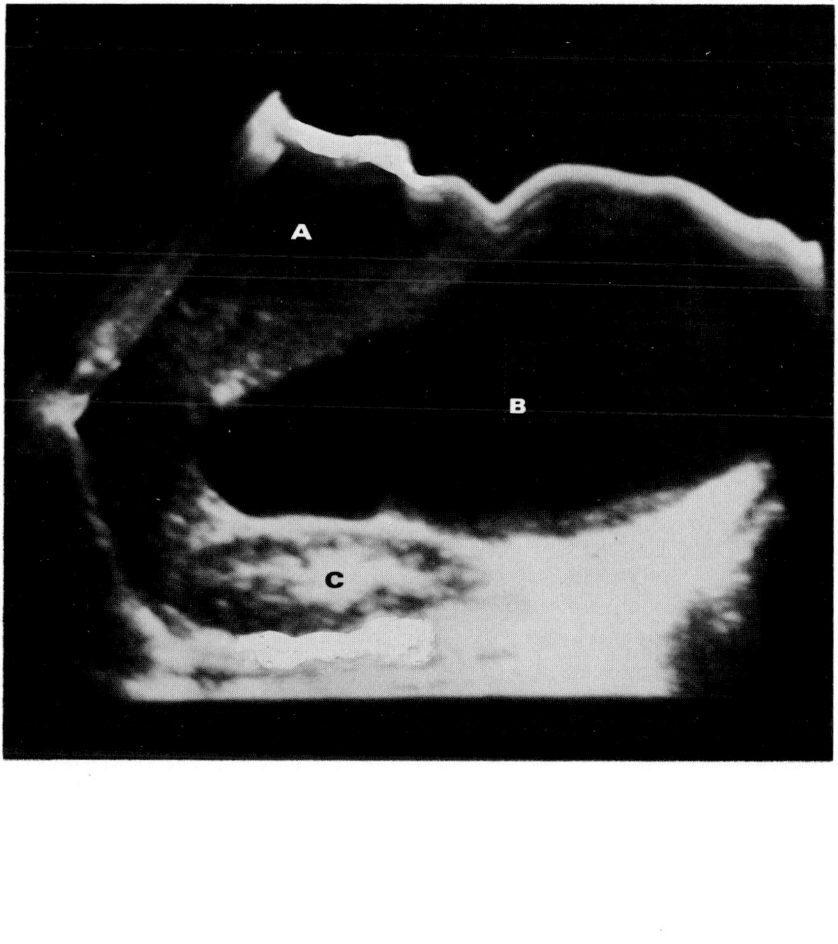

INFECCIONES EN PACIENTES CON ALTERACIONES DE LA INMUNIDAD

No existe una neta distinción entre patógenos, comensales y saprofitos, ya que la inmunidad del huésped desempeña un papel decisivo en el control de la infección por microorganismos. Cuando la inmunidad es defectuosa, la invasión oportunista por comensales y saprofitos puede provocar graves enfermedades, e incluso la muerte. El aumento de la susceptibilidad a la infección puede ser consecuencia de trastornos primarios de los mecanismos inmunes o deberse a otros procesos patológicos o a tratamientos inmunosupresores. Las infecciones oportunistas han sido puestas de manifiesto por el uso progresivo de fármacos antimicrobianos y citotóxicos y por la aparición del síndrome de inmunodeficiencia adquirida (SIDA), causado por el VIH (LAV/HTLV III).

480 Enfermedad de Hodgkin y varicela. Los pacientes que sufren enfermedades que afectan el sistema reticuloendotelial son especialmente vulnerables a la infección y pueden sucumbir a cuadros que, en sí mismos, son triviales. Esta paciente con enfermedad de Hodgkin contrajo la varicela por contagio a partir de su hijo y presentó rápidamente muy mal estado general. A pesar del tratamiento con suero hiperinmune, la erupción se mantuvo, su situación se deterioró y murió al cabo de tres o cuatro semanas. Obsérvese el gran tamaño de las pústulas, que eran estériles al cultivarlas. También el hemocultivo fue estéril.

Los pacientes susceptibles que sufren leucemias, enfermedad de Hodgkin u otras enfermedades linfoproliferativas no deben verse expuestos a la varicela ni al herpes zóster.

481 Herpes zóster y carcinomatosis. Alrededor del 80% de los pacientes que ingresan en un hospital con herpes zóster tienen una enfermedad subyacente, del tipo de leucemia, enfermedad de Hodgkin, mieloma múltiple o carcinomatosis. El ataque también puede ser desencadenado por la radioterapia o por fármacos inmunosupresores. La depresión de la inmunidad en estas circunstancias permite que el virus latente se disemine, con las consiguientes consecuencias desagradables y, a veces, desastrosas.

Las lesiones zóster suelen ser hemorrágicas y necróticas, y la erupción es generalizada y profusa. La muerte puede ser consecuencia del crecimiento incontrolado del virus y de la amplia destrucción celular.

480

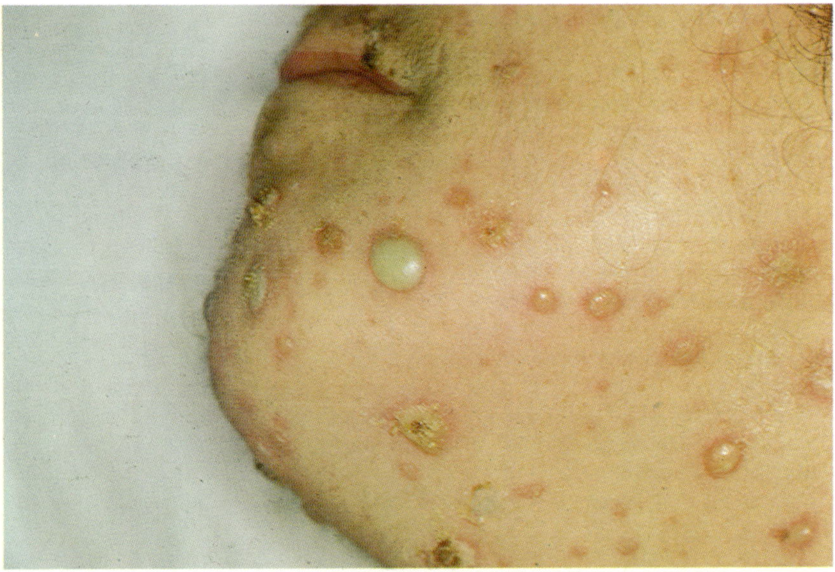

481

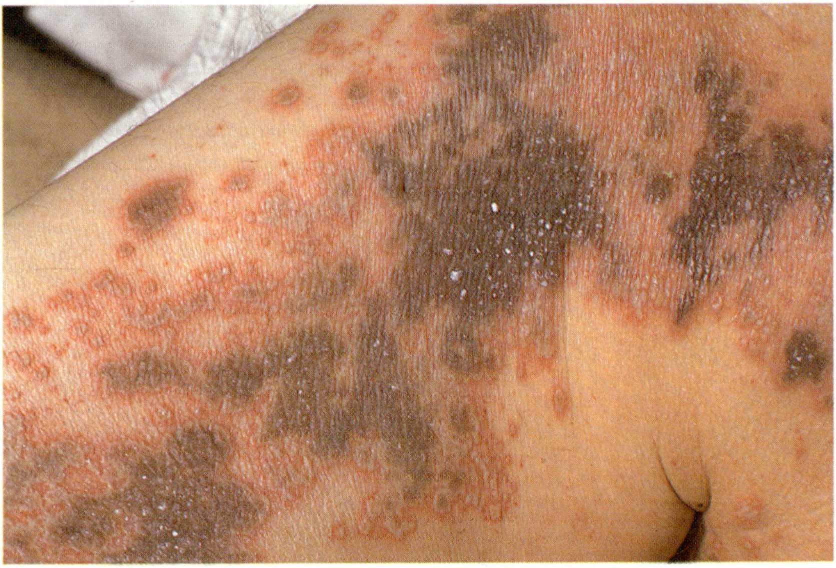

482 Infección por citomegalovirus y tratamiento inmunosupresor. En los pacientes con reticulosis o que reciben fármacos inmunosupresores tras un trasplante quirúrgico, puede aparecer una enfermedad generalizada con cuerpos de inclusión. Los pulmones y los riñones se afectan con gran frecuencia y es posible encontrar al virus en la garganta y en la orina (véase **297**). Es probable que el trastorno de la inmunidad permita la reactivación de un virus latente.

En las células epiteliales que revisten el túbulo distal, en el centro de la fotografía de este corte del riñón, pueden verse los típicos grandes cuerpos de inclusión intranuclear. (Flecha = túbulo renal revestido por grandes células que contienen las inclusiones.)

483 Infección de una escara de decúbito: carcinomatosis. La inmunidad cae en los estadios finales de la carcinomatosis y permite a los gramnegativos ambientales invadir los tejidos o la sangre, provocando la muerte. Las endobacterias y las pseudomonas pueden colonizar las úlceras de decúbito en estos enfermos debilitados, y contagiarse desde ellos a otros pacientes. Durante sus últimas horas de vida, los pacientes agónicos pueden eliminar estafilococos patógenos.

484 Tuberculosis y tratamiento con corticoides. La administración de corticoides puede provocar la reactivación de una infección tuberculosa latente, que se diseminará. En este corte del cerebro se observa la típica imagen histológica de una meningitis tuberculosa. Existe una reacción granulomatosa de las meninges con caseificación, infiltración por células redondas y formación de células gigantes. (A = tejido cerebral, B = tubérculo de las meninges, C = célula gigante.)

482

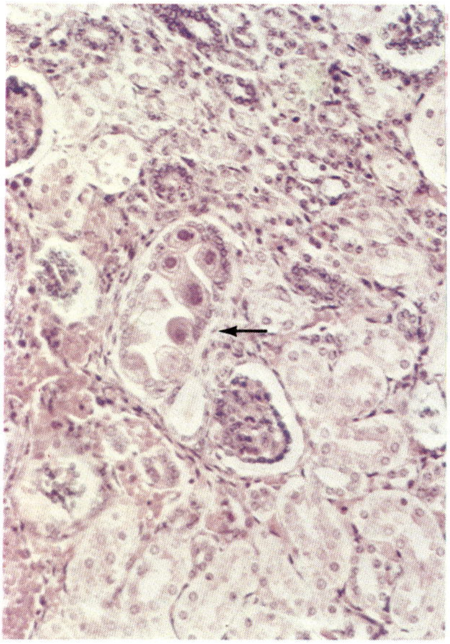

483

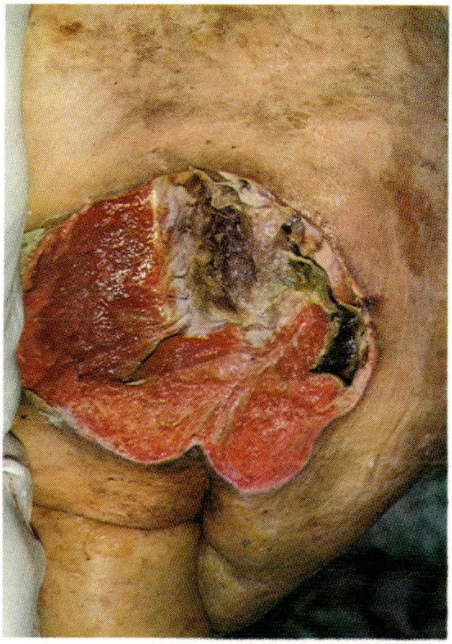

484

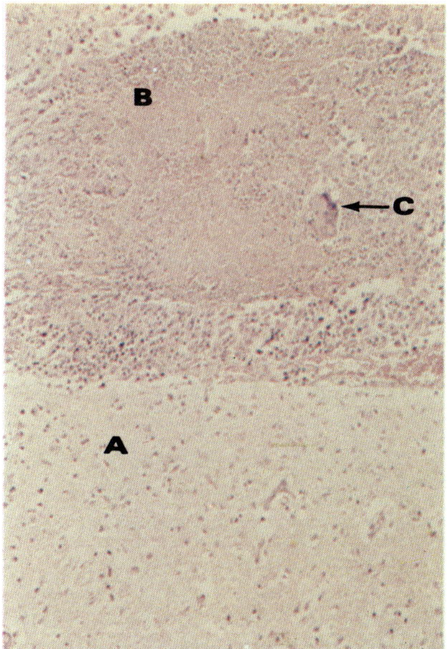

485 ***Cryptococcus neoformans*: tinción nigrosina.** *Cryptococcus neoformans* es una levadura verdadera que se reproduce por gemación y no forma micelios. Las células son esféricas y miden de 5 a 20 μm de diámetro. Son grampositivas y tienen una gruesa cápsula gelatinosa claramente visible en preparaciones teñidas con tinta china o negrosina. Los criptococos crecen lentamente en medios selectivos, como el agar glucosa de Sabouraud o el agar telurita malta. Puede establecerse su patogenicidad inoculándolo al ratón.

486 **Meningitis criptococócica y reticulosis.** *Cryptococcus neoformans* produce infecciones esporádicas en el hombre y en los animales. En el caso del hombre, el foco infeccioso es dudoso, aunque la levadura se encuentra a menudo en mamíferos y aves y resiste a la desecación en el suelo y el polvo. El estiércol de paloma es la fuente conocida más abundante de cepas virulentas. También es dudosa su forma de transmisión, pero parece que el microorganismo penetra a través de los aparatos respiratorio o digestivo.

Es raro que los criptococos produzcan enfermedades en personas sanas, en las que a veces puede encontrarse sobre la piel o en el contenido intestinal. Las infecciones pulmonares suelen ser un hallazgo casual benigno. La enfermedad criptococócica del encéfalo y las meninges suele tener una evolución subaguda o crónica que tiene una mortalidad muy elevada.

Los pacientes con reticulosis son especialmente susceptibles a la meningitis criptococócica. El comienzo es insidioso y la evolución es similar a la de la meningitis tuberculosa, pero las concentraciones de proteínas, azúcar y cloro en el líquido cefalorraquídeo suelen mantenerse en valores normales hasta que la enfermedad ha alcanzado un estadio avanzado. Es frecuente el aumento de la cifra de linfocitos. Existen muchas levaduras que pueden ser confundidas con linfocitos, células endoteliales o eritrocitos, a menos que se haga una extensión y se tiña con una técnica adecuada.

Los criptococos pueden invadir los tejidos y multiplicarse por gemación sin provocar inicialmente una reacción inflamatoria, aunque si existen en gran número acaban por desencadenar una infiltración por células redondas y macrófagos. Se forman lesiones granulomatosas, sobre todo alrededor de la base del cráneo. En este corte de la corteza cerebral, las flechas señalan la presencia de criptococos esféricos encapsulados.

485

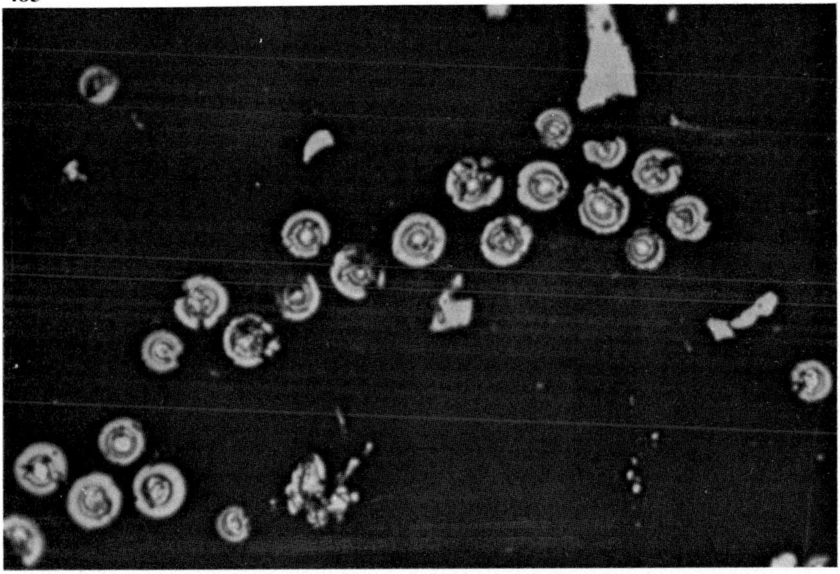

486

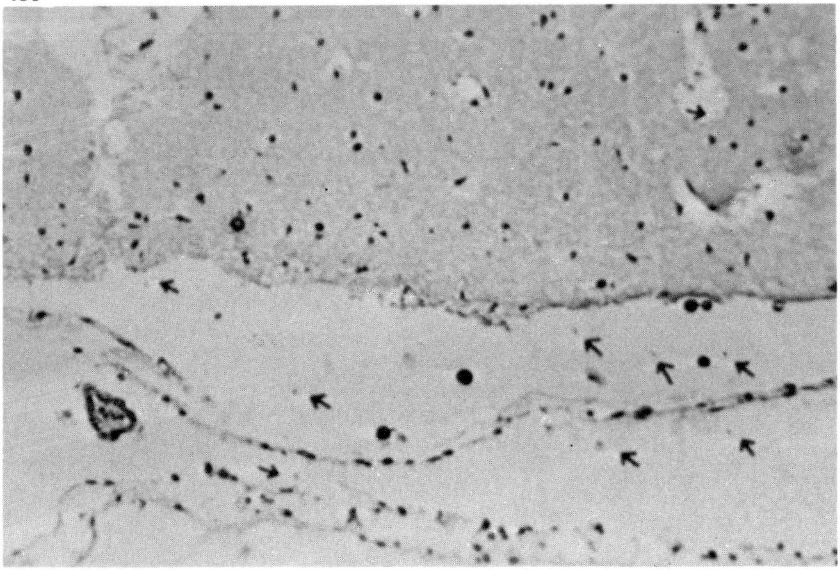

487 Infección por *Pneumocystis*: corte de pulmón (H y E). *Pneumocystis carinii* es un protozoo que se encuentra a menudo en animales y que no es raro en el hombre. La infección humana suele ser latente, pero este protozoo puede provocar una neumonía intersticial de células plasmáticas, sobre todo en niños prematuros o en niños mayores y adultos con enfermedades crónicas debilitantes o trastornos de la inmunidad. Sin embargo, se han observado casos ocasionales de neumonías fatales desarrolladas como enfermedades primarias. Es dudoso el modo de transmisión, pero pequeños brotes en neonatos sugieren que la infección puede ser aerotransportada. La neumonía por *Pneumocystis carinii* es una presentación muy frecuente del síndrome de inmunodeficiencia adquirida (SIDA). En estos pacientes, la infección pulmonar puede aparecer sola o combinada con otras infecciones oportunistas, como las causadas por citomegalovirus, micobacterias o criptococos.

En la necropsia se encuentran unos pulmones distendidos, con una superficie de corte gris y sin aire. Los tabiques interlobares están engrosados e infiltrados por histiocitos, linfocitos y células plasmáticas. Los alveolos están distendidos por una sustancia semilíquida espumosa que, cuando se tiñe con las técnicas adecuadas, aparece plagada de microorganismos. Las células plasmáticas pueden ser escasas o no existir en los pacientes con agammaglobulinemia o hipogammaglobulinemia. La infección por *Pneumocystis* es especialmente frecuente en niños con aplasia tímica. (A = alveolo distendido por material espumoso, B = histiocitos, C = célula plasmática, D = linfocito.)

488 Neumonía por *Pneumocystis carinii*. Corte del pulmón teñido con el método de impregnación argéntica de Grocott. El parásito se encuentra en los pulmones en forma de pequeños quistes que contienen de dos a ocho cuerpos uninucleados. Son muy pequeños, de 2 a 4 µm de longitud, de forma oval o en semiluna y se dividen por fisión binaria. El protozoo se tiñe con muchos colorantes, pero no con hematoxilina-eosina. Es difícil de detectar en las secreciones de las vías respiratorias, pero puede confirmarse el diagnóstico mediante cepillado endobronquial, aspirado transtraqueal o translaríngeo, biopsia pulmonar o pruebas serológicas, si se dispone de ellas. (Flechas = protozoos.)

487

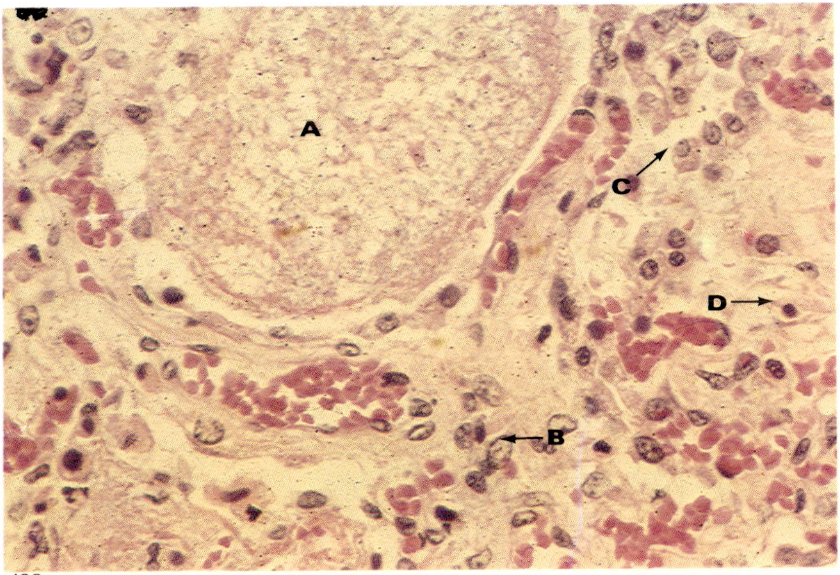

488

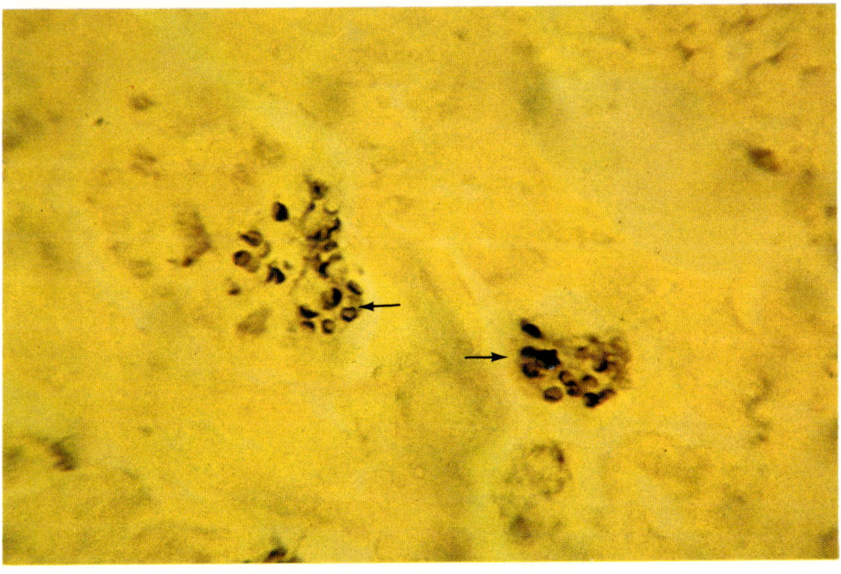

489 Radiografía de tórax de la neumonía por *Pneumocystis*. Siempre se debe pensar en la posibilidad de una neumonía por *P. carinii* en recién nacidos o pacientes con inmunidad alterada que desarrollan dificultad respiratoria desproporcionada a los signos torácicos. El comienzo de la enfermedad puede ser gradual o brusco y puede no haber fiebre. El paciente tiene cada vez más disnea y puede desarrollar una tos persistente no productiva. La radiografía inicial de tórax puede ser limpia, aunque suele mostrar una sombra intersticial pulmonar. Los análisis de gases en sangre suelen indicar una notable hipoxia, aunque el aspecto de la radiografía del tórax sea normal. No es posible hacer un diagnóstico a partir de los signos radiológicos y suele ser necesario recurrir a la biopsia pulmonar. Las pruebas serológicas son a veces útiles.

489

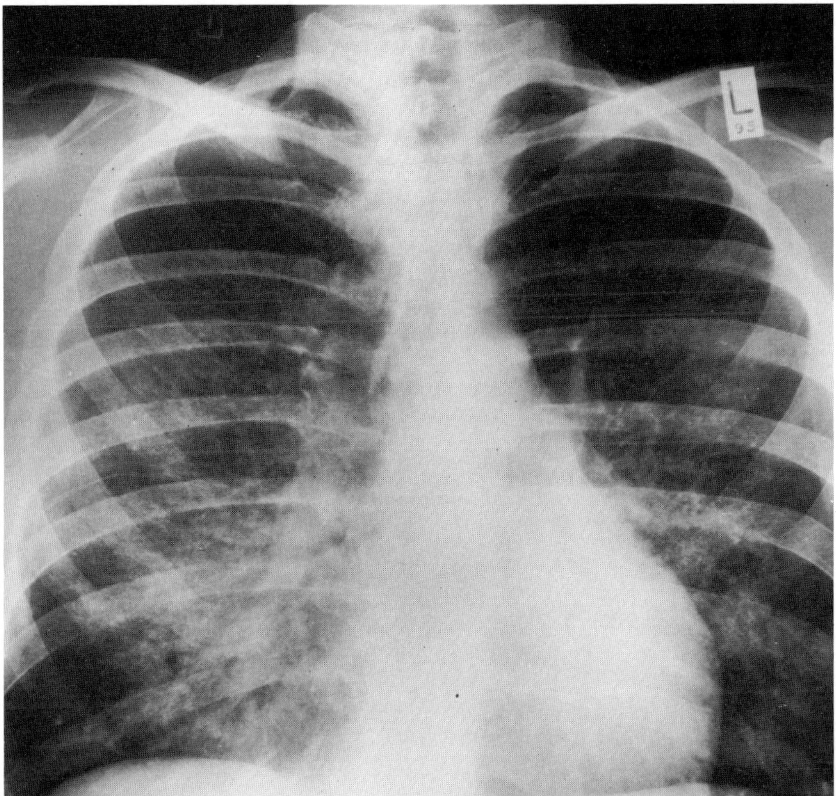

490 Sarcoma de Kaposi: lesión cutánea. Los pacientes con síndrome de inmunodeficiencia adquirida (SIDA) pueden sufrir una amplia variedad de infecciones oportunistas y algunas raras enfermedades neoplásicas malignas. Entre las formas de presentación más frecuentes están la neumonía por *Pneumocystis*, en el 60% de los casos, y el sarcoma de Kaposi, en el 45%. Las lesiones cutáneas del sarcoma de Kaposi aparecen al principio en las piernas en forma de máculas o pápulas aisladas rojizas que más tarde se pigmentan.

Histológicamente, las lesiones consisten en masas lobuladas de tejido celular muy vascularizado situadas en la profundidad de la dermis y separadas por finas trabéculas. El tumor es probablemente un angiosarcoma derivado del endotelio linfático. En estadios posteriores, existe una fuerte tendencia a la hemorragia.

491 Sarcoma de Kaposi: lesiones cutáneas. Las lesiones cutáneas muestran predilección por las extremidades. Las lesiones individuales van confluyendo; algunas pueden desaparecer, dejando una cicatriz, y otras aumentan lentamente de tamaño hasta ulcerarse. En estadios avanzados se pueden desarrollar linfedema y púrpura.

492 Sarcoma de Kaposi: boca. La enfermedad puede extenderse a los ganglios linfáticos regionales o a casi cualquier órgano del cuerpo. El aparato digestivo suele afectarse, lo que se traduce en la aparición de melenas o francas hemorragias. Se observan a veces lesiones en el paladar duro y en las encías adyacentes. Las lesiones de la cavidad oral de este paciente con SIDA se asociaban a muguet. Algunas lesiones poco evolucionadas regresaron y curaron, pero aparecieron otras nuevas en distintas localizaciones orales. Ninguna se ulceró ni sangró.

490

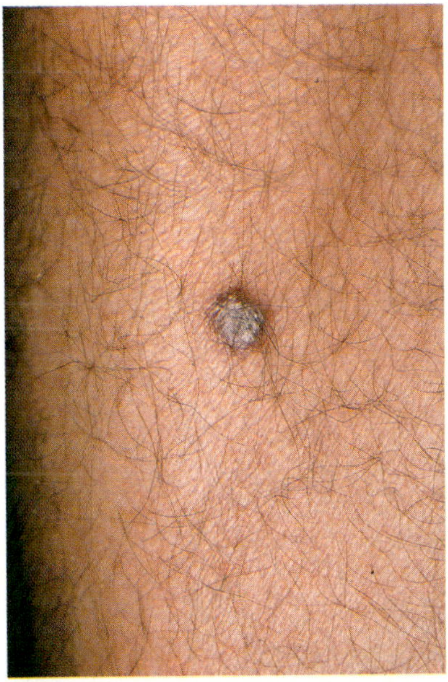

491

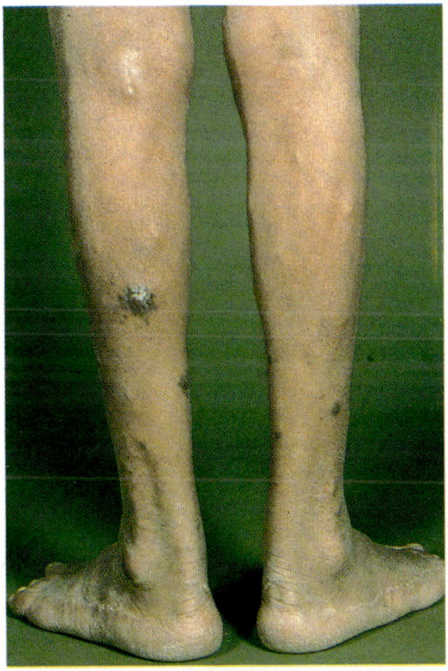

492

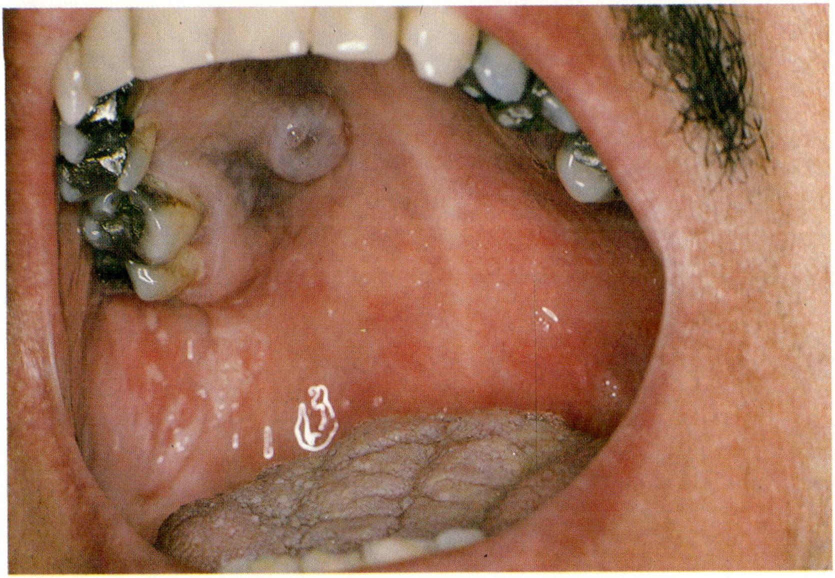

493 Criptosporidiosis: extensión directa de las heces teñida con el método de Ziehl-Neelsen. La criptosporidiosis es una infección protozoaria que se contagia a través de los animales domésticos, incluidos los perros y los gatos, por la carne y productos cárnicos y a partir de personas infectadas, en especial niños. En las personas sanas, la criptosporidiosis es una infección benigna, pero en los pacientes inmunodeprimidos, sobre todo en los que tienen SIDA, puede dar lugar a una diarrea intratable. El diagnóstico se establece al detectar los oocistos en la extensión directa de las heces teñida con auramina, Giemsa o Ziehl-Neelsen modificado. Puede ser necesario concentrar la muestra fecal.

493

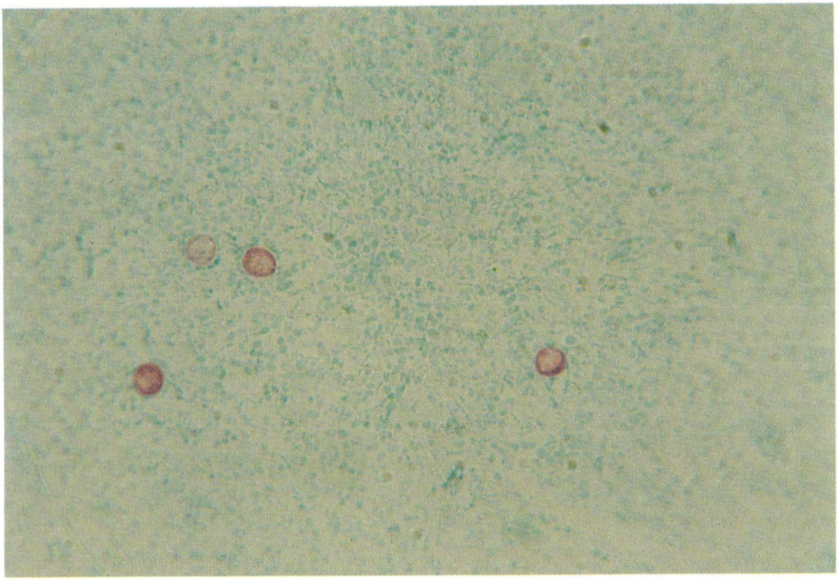

ÍNDICE

(Los números en **negrita** *hacen referencia a las ilustraciones: las cifras restantes a números de página.)*

AGRADECIMIENTOS

Hubiera sido imposible ilustrar tan numerosos aspectos de las enfermedades infecciosas sin la generosidad y el apoyo de tantos amigos y colegas, que nos han proporcionado fotografías procedentes de sus propias colecciones. Les agradecemos profundamente las imágenes siguientes:
Dr. June Almeida, **336**; Dr. Isobel Beswick, **39**; Professor C. P. Beattie, Professor J. K. A. Beverley y el Departamento Fotográfico, The United Sheffield Hospitals, **442-4**, **446**, **448-9**; Dr. A. Bloom, **41** y **57**; Dr. Jean Bradley, **9**, **10**, **45-7**, **67**, **92-3**, **124**, **137**, **452**; el difunto Dr R. T. Brain, **293**; el difunto Dr. E. H. Brown, **130**, **138**, **260**, **329**; Dr. G. Laing Brown, **223-4**; Dr. A. D. M. Bryceson, **150**, **153**; Dr. D. C. MacDonald Burns, **201**; Dr. K. C. Carstairs y el editor de *Proceedings of the Royal Society of Medicine*, **229-30**; Dr. L. S. Carstairs, **225-8**; Dr. A. B. Christie, **231**, **407**; Mr. C. Daniels, **411**; Professor S. Darougar, **184-5**; Mr. D. Downton, **139**; Professor J. A. Dudgeon y el Hospital for Sick Children, Londres, que posee el copyright, **360-1**, **371**, **373**, **376**; Dr. A. J. Duggan, **173**; Professor K. R. Dumbell, **268-9**; Dr. G. J. Ebrahim, **437**; Dr. Anne M. Field y Mr. A. Porter, **205**, **311**, **320**, **378**, **404**; Dr. W. J. D. Fleming, **299**; Dr. T. H. Flewett, **112**; Dr. J. A. Forbes, **160**; Dr. W. Frain-Bell y el Departamento de Dermatología, University of Dundee, **50**, **419-20**; Dr. G. A. Gresham, **163**, **415**, **453**; Mr. N. D. F. Grindley, **91**; Dr. S. Haider, **284**; Dr. K. K. Hussain, **109**; Dr. W. M. Jamieson, **20**, **87**, **131**, **133**, **165**, **343**, **405-6**, **408-10**, **418**; Mr. J. J. Kanski, **181**; Dr. T. Kawasaki, **470-5**, **477-8**; Dr. S. G. Lamb, **15**, **34**, **210**, **251**, **286**, **300**, **355**, **447**, **465**; Professor H. P. Lambert, **377**, **450-1**; Dr. J. H. Lawson, **171**; Dr. J. J. Linehan, **344**, **352**, **368**; Dr. S. Lucas, **147-8**, **431**, **440-1**; Dr. J. Luder, **73**, **356**; Mrs. S. D. Marston, **298**; Dr. J. M. Medlock, **17-19**, **42**, **52**, **126**, **158**, **381**; Mr. I. McCaul, **58**; Dr. G. D. W. McKendrick, **60**, **78**, **159**, **199**; Dr. W. F. T. McMath, Dr. K. K. Hussain y los editores del *British Medical Journal*, **485-6**; Dr. E. Montuschi, **84**; Dr. J. McC. Murdoch y Dr. J. A. Gray, **29** y **53**; Dr. R. O. Murray, **107-8**, **110**; Professor I. C. S. Normand, **370**; Dr. R. J. Olds, **48**, **85**, **121**, **123**, **125**, **141**, **157**, **168**; el difunto Dr. E. P. O'Sullivan, **55, 56, 86, 88, 215, 359, 374, 393**; Dr. G. Pampiglione, **358**; Dr. J. D. J. Parker, **290-1**; Dr. H. G. Prentice, **297**; Dr. J. I. Pugh, **272-3**, **277**, **487**; Dr. C. S. Ratnatunga, **188**, **200**; Dr. G. H. Ree, **203-4**; Dr. D. Taylor-Robinson, **206-7**; Dr. G. Sangster y Dr. J. A. Gray, **95-6**; Dr. I. Sarkany, **43**; Professor P. Schever, **425**; Professor C. Scully, **398**; Mr. J.C. Smale, **399**; Dr. O. D. Standen, **172**; Dr. H. Stern, **294-5**, **482**; Dr. J. Stevenson, **382-4**; Dr. R. N. P. Sutton, **270-1**, **182**, **322**, **324**, **326**, **337-8**, **379-80**, **401**; Dr. Frances Tatnell, **491**; Dr. M. M. Esiri y Dr. A.H. Tomlinson y el editor del *Journal of The Neurological Sciences*, **236**; Dr. A. H. Tomlinson, **275-6**; Dr. J. M. Vetters y el Departamento de Patología, University of Glasgow, **40**, **51**, **101-2, 134-5, 169, 208-9, 235, 237, 274, 296, 312-14, 323, 339-42, 445, 484, 488**; Dr. R. V. Walley, **170**; Dr. J. F. Warin, **117-18**; Dr. D. A. Warrell, **161, 400, 402-3**; Dr. D. I. Weiss y el editor de *American Journal of Diseases of Childhood,* **375**; Dr. P. Welsby, **396-7**; Departamento de Patología, Whittington Hospital, **69**; Dr. P. H. A. Willcox, **416-17**; Dr. I. Zamiri, **127, 129.**

Queremos expresar también el mayor agradecimiento a nuestros colegas, Dr. A. M. Ramsay y Dr. Hillas Smith, del Departamento de Enfermedades Infecciosas del The Royal Free Hospital, y al Dr. J. I. Pugh, del The City Hospital de St. Albans, por su ayuda y consejo durante la preparación de este atlas. También estamos en deuda con el Dr. Ratnatunga, de The Royal Free Hospital, y con Mr. Martin Jones, del Departamento Fotográfico del North London Group of Hospitals. Muchas de las reproducciones en color proceden de los miembros de la Association for the Study of Infectious Disease, a quienes expresamos nuestro reconocimiento. También nos gustaría agradecer a la Dra. Susan Young su ayuda en la lectura y crítica de las galeradas. Hemos hecho todo lo posible por identificar la fuente de las ilustraciones, pero si hemos cometido algún error, ofrecemos nuestras más sinceras disculpas.